全国高等医药院校药学类专业第六轮规划教材

医药伦理学

第6版

（供药学类专业用）

主　编　赵迎欢

副主编　董晓丽　陈　佳　唐至佳

编　者　（以姓氏笔画为序）

马运彬（沈阳药科大学）

王来友（广东省人民医院）

刘战雄（华南理工大学马克思主义学院）

陈　佳（东北大学马克思主义学院）

赵迎欢（沈阳药科大学）

宫　建（沈阳药科大学）

唐至佳（上海市药品和医疗器械不良反应监测中心）

唐跃洺（中国医科大学）

董晓丽（沈阳药科大学）

樊玉录（上海健康医学院）

潘恩荣［中山大学哲学系（珠海）］

中国健康传媒集团

中国医药科技出版社

内 容 提 要

本教材为"全国高等医药院校药学类专业第六轮规划教材"之一。教材共分15章，分别介绍了医药伦理学的历史发展、理论基础、规范体系及医药道德的基本原则、基本规范、基本范畴、医药科研领域道德、新药开发中的道德、药品生产领域的道德、药品经营领域的道德、医院药学领域的道德、药品质量监督管理领域的道德、医药道德教育与监督、医药道德评价与修养、当代国外医药伦理学的进展等内容。本教材为书网融合教材，即纸质教材有机融合电子教材、教学配套资源（PPT、微课、视频等）、题库系统、数字化教学服务（在线教学、在线作业、在线考试），使教学资源更加多样化、立体化。

本教材主要供高等医药院校药学类专业教学使用，也可作为其他专业对学生进行思想道德教育的教学参考书，还可作为医药企业对职工进行职业道德教育的优选读本。

图书在版编目（CIP）数据

医药伦理学／赵迎欢主编． -- 6版． -- 北京：中国医药科技出版社，2025. 1． --（全国高等医药院校药学类专业第六轮规划教材）． -- ISBN 978-7-5214-5094-1

Ⅰ. R-052

中国国家版本馆 CIP 数据核字第 2025086CS5 号

美术编辑　陈君杞
版式设计　友全图文

出版　**中国健康传媒集团**｜中国医药科技出版社
地址　北京市海淀区文慧园北路甲 22 号
邮编　100082
电话　发行：010 - 62227427　邮购：010 - 62236938
网址　www. cmstp. com
规格　889mm×1194mm $\frac{1}{16}$
印张　16
字数　478 千字
初版　2002 年 6 月第 1 版
版次　2025 年 1 月第 6 版
印次　2025 年 1 月第 1 次印刷
印刷　北京金康利印刷有限公司
经销　全国各地新华书店
书号　ISBN 978 - 7 - 5214 - 5094 - 1
定价　**59. 00 元**

获取新书信息、投稿、为图书纠错，请扫码联系我们。

"全国高等医药院校药学类规划教材"于20世纪90年代启动建设。教材坚持"紧密结合药学类专业培养目标以及行业对人才的需求，借鉴国内外药学教育、教学经验和成果"的编写思路，30余年来历经五轮修订编写，逐渐完善，形成一套行业特色鲜明、课程门类齐全、学科系统优化、内容衔接合理的高质量精品教材，深受广大师生的欢迎。其中多品种教材入选普通高等教育"十一五""十二五"国家级规划教材，为药学本科教育和药学人才培养作出了积极贡献。

为深入贯彻落实党的二十大精神和全国教育大会精神，进一步提升教材质量，紧跟学科发展，建设更好服务于院校教学的教材，在教育部、国家药品监督管理局的领导下，中国医药科技出版社组织中国药科大学、沈阳药科大学、北京大学药学院、复旦大学药学院、华中科技大学同济医学院、四川大学华西药学院等20余所院校和医疗单位的领导和权威专家共同规划，于2024年对第四轮和第五轮规划教材的品种进行整合修订，启动了"全国高等医药院校药学类专业第六轮规划教材"的修订编写工作。本套教材共72个品种，主要供全国高等院校药学类、中药学类专业教学使用。

本套教材定位清晰、特色鲜明，主要体现在以下方面。

1.融入课程思政，坚持立德树人　深度挖掘提炼专业知识体系中所蕴含的思想价值和精神内涵，把立德树人贯穿、落实到教材建设全过程的各方面、各环节。

2.契合人才需求，体现行业要求　契合新时代对创新型、应用型药学人才的需求，吸收行业发展的最新成果，及时体现新版《中国药典》等国家标准以及新版《国家执业药师职业资格考试考试大纲》等行业最新要求。

3.充实完善内容，打造精品教材　坚持"三基五性三特定"，进一步优化、精炼和充实教材内容，体现学科发展前沿，注重整套教材的系统科学性、学科的衔接性，强调理论与实际需求相结合，进一步提升教材质量。

4.优化编写模式，便于学生学习　设置"学习目标""知识拓展""重点小结""思考题"模块，以增强教材的可读性及学生学习的主动性，提升学习效率。

5.配套增值服务，丰富学习体验　本套教材为书网融合教材，即纸质教材有机融合数字教材，配套教学资源、题库系统、数字化教学服务等，使教学资源更加多样化、立体化，满足信息化教学需求，丰富学生学习体验。

"全国高等医药院校药学类专业第六轮规划教材"的修订出版得到了全国知名药学专家的精心指导，以及各有关院校领导和编者的大力支持，在此一并表示衷心感谢。希望本套教材的出版，能受到广大师生的欢迎，为促进我国药学类专业教育教学改革和人才培养作出积极贡献。希望广大师生在教学中积极使用本套教材，并提出宝贵意见，以便修订完善，共同打造精品教材。

中国医药科技出版社

2025 年 1 月

数字化教材编委会

《医药伦理学》（第6版）教材坚持正确的政治方向和社会主义核心价值观，体现党和国家对教育的基本要求；坚持"立德树人"根本任务，将思想教育与专业知识培养有机融合，遵循教育教学规律和人才培养规律，系统阐述本学科专业的基本理论、基本知识和基本方法，体系经典完整、研究视角宽阔、理论基础深厚、学术创新鲜明；坚持修编并举原则，以伦理学基本理论为基础，新增了责任论作为医药伦理学的理论基础之一，构建了包括人道论、美德论、义务论、公益论、价值论和责任论内容的医药伦理学六大理论基础，深化了对医药伦理理论基础的理解。

为适应医药科学的快速发展需要，教材新增核酸药物研发风险与道德、"人工智能"在药物研究中的关注点等前沿热点问题的探索，具有前瞻性。在实践调研基础上，采用责任分析方法对药品审评视角下药品安全责任进行深入分析；对药物临床试验中的伦理责任进行研究和探索；深入解读我国药物研究的伦理审查规范以及药品临床监察员（CRA）道德。在总结国外医药伦理发展时，凝炼了各个时期的医药道德思想，充分借鉴国外先进思想经验，博采众长。在各章节中更新了教学实例，使之适应新时期特点和科学技术发展的新要求。在思维方式上，教材以跨学科研究思维方法，介绍了当代世界，如美国、欧盟和英国医药伦理学最新进展情况，立足当代医药科技发展的前沿，探索医药科研和新药开发中的伦理难点，如"基因组学"研究中涉及的尖端生物技术引发的伦理道德争议、动物实验道德、基因药物的道德考量等问题。教材融入现代高科技研究的最新成果，如生物工程制药伦理、再生医学伦理以及纳米技术制药伦理、人工智能设计、核酸药物研发、先进疗法药物研究与应用等学术前沿的热点进行研究和探索，使教材内容新颖，专业性强。教材以技术社会学（STS）维度，紧密结合药学实践领域的特点，分析医药科研、新药开发、药品生产、经营、医院药学及药品质量监督管理六大实践领域的伦理关系，使之区别于医学伦理学，是国内仅见的一部系统研究药学实践的应用伦理学，针对性和实践功能强。本教材将药事法学、药事管理学与伦理学有机结合，丰富全书内容，强化知识说理，逻辑严谨，并在编写体例上采用案例增强理论的说服力，使读者易于接受。部分章节的内容是全新撰稿。教材在第五版基础上精简附录，增加具体内容和精品案例分析。配套制作包括题库、课件、知识点体系和部分微课的教材数字化资源。

本教材由赵迎欢担任主编，董晓丽、陈佳、唐至佳担任副主编。参加本书编写的有（以姓氏笔画为序）：马运彬（撰写第八章）、王来友（撰写第十二章第一节、第二节）、刘战雄（撰写第十三章，第十五章第二节、第四节）、陈佳（撰写第二章第三节、第五章、第六章）、赵迎欢（撰写第一章，第二章第一节，第四章，第五章，第六章，第十四章，第十五章第一节、第二节、第三节、第四节及收编附录）、宫建（撰写第七章）、唐至佳（撰写第七章、第十一章）、唐跃泷（撰写第二章第二节）、董晓丽（撰写第三章、第四章第二节、第九章、第十章）、樊玉录（撰写第十二章）、潘恩荣（撰写第十五章第五节）。初稿完成后，由主编赵迎欢教授统稿、修改、定稿。

配套制作的数字化教材由董晓丽担任主编，陈佳、宫建、马运彬担任副主编。题库、课件、知识体系、微课的制作分工为：马运彬制作第六章、第八章，第十四章；刘战雄制作第十三章；陈佳制作第五章；宫建制作第七章、第十五章；唐至佳制作第十一章；唐跃泷制作第二章；董晓丽制作第一章，第三章，第四章，第九章，第十章；樊玉录制作第十二章。全套数字化教材由董晓丽教授统稿、定稿。

　　本书在编写过程中，参阅和借鉴了大量国内有关资料和国外部分资料及相关研究，在此深表感谢。特别感谢沈阳药科大学程卯生、郭春、孙利华三位教授，中国医科大学王丽宇教授，浙江大学马晓微教授，为本书初版和再版所做的贡献；感谢沈阳药科大学袁红梅教授、北京理工大学刘平青教授、沈阳药科大学夏焕章教授、锦州医科大学张洪江教授为教材再版和本版教材提供的支持和指导。由于主、客观诸多条件所限，本书错误和疏漏在所难免，敬请学界同仁和广大读者批评指正。

编　者

2024 年 9 月

目　录

第一章 绪 论

📖 学习目标

　　1. 通过本章学习，掌握道德的含义及特征，职业道德的含义、特点及职业道德的构成要素，医药职业道德的特殊本质及特征，医药伦理学的研究对象、发展阶段及特点；熟悉医药伦理学与其他学科的区别及联系；了解职业道德的形成过程和学习医药伦理学的意义。

　　2. 具有了解伦理学及相关领域基本理论并综合运用伦理学知识分析和解决药学领域实际问题的能力。

　　3. 树立科学的世界观、人生观和价值观，能深刻理解药学工作者的责任，在学习医药学的同时重视培养和提高医药道德水平，为将来更好地为人民群众的健康服务奠定坚实的思想基础。

　　医药伦理学是研究医药道德的一门科学。医药道德与医药学相伴而生，共同发展，两者都是为了维护和增进人类健康服务的。随着祖国医药事业的发展，加强医药职工队伍和药学实践人员的道德建设，重视行业内的道德理论研究，有利于实现依法治国和以德治国的有机结合，有利于促进社会的精神文明建设。医药院校学生在学习医药学的同时重视培养和提高医药道德水平，为将来更好地为人民群众的健康服务奠定坚实的思想基础。

第一节 道德与职业道德 🔲微课1

PPT

　　我国著名教育家陶行知说：道德是做人的根本……没有道德的人，学问和本领愈大，就能为非作恶愈大。道德惟贤惟德，惟智惟才，是古今治国安邦所必需，是社会生活祥和的条件。道德可以使人追求崇高，道德可以使人生永砺。

一、道德的概念及其本质

（一）道德的含义

　　在过去很长一段时间里，人们对道德的概念有不同的解释：古希腊哲学家苏格拉底认为知识即道德；中世纪经院哲学家阿柏拉德认为道德就是使人们为善为恶的心灵的德性；18世纪法国唯物主义者爱尔维修和19世纪德国唯物主义者费尔巴哈认为道德是幸福；德国著名哲学家黑格尔认为道德是"主观意志的法"；……上述看法都具有合理的因素，但也存在着局限。

　　从中国古代的典籍中考察可见，道即道路、道理，引申为规则、规范，事物的规律。德，即有所得，"德者，得也"。古代的德与得相通，认识"道"的人，内得于己（提高觉悟），外施于人（助人为乐），就是道德。如果给道德下个科学的定义，可表述如下：道德是社会的意识形态，属于上层建筑。它依靠社会舆论、传统习俗和内心信念来维持，是以道德善恶评价为标准，调解人与人、人与社会、人与自然之间关系的行为原则、规范的总和。剖析这个概念可以看出包含三个方面的具体内容。

　　1. 道德的起源 在人类发展的历史上，关于道德的起源主要有三种观点："神意说"认为道德起源于上帝的意旨或圣人的启示；"人性说"认为道德起源于人的本性，或善或恶是先天决定的；"生物进化观"强调人类的道德起源于动物界，人类与动物一样，其道德是生物本能的表现。马克思主义则认为道德产生于人类社会一定的生产方式或经济关系，受社会生产条件的制约。社会关系的形成和人类意识的产生是道德出现的重要条件。道德是人们在社会生活实践中形成和发展的一种社会现象。人们的社会生活实践是动态变化的，因而道德观念和标准也将发生改变。总之，道德是人们相互之间、人与自然之间随历史变化的社会联系形式。

2. 道德的评价标准　道德评价不同于其他评价，道德评价标准就是善恶。道德的善即利于他人和社会幸福的行为，也称道德行为。道德的恶即危害他人和社会幸福的行为，也称不道德行为。因此道德评价始终是以高尚和卑劣为界限的。

3. 道德的评价方式　道德的评价方式独具特点，它不同于政治、法律的评价方式。政治评价一般采用组织鉴定或做出文字结论，形成决议等形式；法律评价通常按起诉、调查、审讯、定案、宣判等程序进行；而道德评价是依靠社会舆论、内心信念和传统习俗这些非强制力量进行的。

（二）道德的本质

道德是由经济关系决定的，道德关系是经济利益的反映，是经济关系的产物，并且被物质社会关系所决定。道德既受政治、宗教、科技、文化、社会心理等因素影响，同时又始终受经济基础的制约。故而道德的一般本质在于道德属于社会的上层建筑，由经济基础决定并反作用于经济基础，有什么样的经济基础就会产生与之相适应的道德；经济基础发展或改变了，道德也会随之发展和改变。人类社会次第出现五种社会形态，道德也就演变经历了五种类型：即原始社会道德、奴隶社会道德、封建社会道德、资本主义社会道德和共产主义社会道德（含社会主义社会道德）。每种社会形态的经济基础不同，道德也呈现出各自不同的内容和要求。道德的特殊本质在于它是一种特殊的社会规范，在实践中它始终调解道德的基本问题即道德与利益关系问题。道德与利益的关系问题是伦理学的基本问题，这个问题包括两个方面：一方面是经济利益和道德的关系，即经济关系决定道德还是道德决定经济关系，以及道德对经济关系有无反作用的问题，这个方面决定着如何解决道德的根源、道德的本质、道德的社会作用以及发展规律的问题；另一方面就是个人利益和社会整体利益的关系问题，即个人利益服从社会整体利益还是社会整体利益从属于个人利益的问题。要深入研究道德的本质问题，我们还有必要认识道德现象的结构。因为人类社会生活中道德现象是伦理学研究的对象。

道德现象是由相互联系、相互制约、相互作用、相互渗透的三个方面组成，即道德意识现象、道德规范现象、道德活动现象所构成的有机整体。

道德意识现象是指道德活动中形成并影响道德活动的各种具有善恶价值的思想、观点和理论体系。如道德观念、道德情感、道德理想、道德理论观点、道德理论体系等。

道德规范现象是指在一定社会条件下评价和指导人们行为的准则。如道德戒律、道德格言、道德规范和道德要求等。

道德活动现象是指在道德意识支配下，围绕善恶而进行的，可以用善恶标准评价的群体活动和个体行为的实际表现。如道德教育、道德修养、道德评价等。

三者相互作用、相互影响。道德活动是形成道德意识的基础，并对已形成的道德意识有巩固和深化作用；道德意识形成后又指导和制约道德活动。道德规范是人们在道德活动和道德意识基础上形成的理论性概括，同时作为一种特殊的社会规范又约束和制约着人们的道德意识和道德活动，集中体现道德意识和道德活动的统一。要深刻认识道德本质，就要首先认识道德现象的结构。

理解道德的本质还要认识道德是一种特殊的社会意识形态，其特殊性表现在以下五个方面。

（1）道德的长远性　道德存在于人类社会的自始至终，它不像其他上层建筑是随着阶级和国家的产生而产生的。

（2）道德的自觉性　道德不像法律依靠外在的强制力量来实行，道德依靠一种内在的自觉性，它把一定社会的道德规范转化为内心信念来支配自己的行为。道德行为的这一特殊性是任何其他社会意识和上层建筑所不能替代的。

（3）道德的广泛性　道德作用的范围广泛，法律作用不到的领域或个人，道德可以作用，这就是道德法庭的威力所在。

（4）道德的示范性　道德受社会经济基础决定，同时受其他因素的制约和影响，具有现实性，但道德同时又高于现实具有示范作用，它要求人们通过榜样的力量引导人们追求崇高的道德境界。

（5）道德的践行性　道德具有知行统一的特征。要践行道德，首先要提高道德认识，激发道德情感。如果没有道德认识，不辨是非善恶，当然不可能谈什么道德行为。但如果知道了道德规范却在行为上背离了这些规范的要求就是不道德的。道德践行性是指道德规范要求从内在心理认知转化为外在行为效果。没有这个关键性的转化，道德规范就会失去实在意义。道德总是与行为联系在一起的，道德的践行性表现在人们道德品质的养成，是道德实践活动的结果。

二、道德的基本特征及社会作用

（一）道德的基本特征

从上面分析中我们可以清楚看出：道德作为一定社会上层建筑中的一种社会意识形式，具有以下基本特征。

1. 阶级性　在阶级社会中由于人们所处的阶级地位不同，形成了不同的道德观。道德的阶级性是指阶级社会的各种道德体系都是从一定社会的阶级利益和要求中产生的，都是为特定阶级的阶级利益和要求服务的，因而总是表现为一定阶级所具有或承认的道德心理和道德行为体系。因此在人类历史上，道德也是各式各样；在不同的历史时期，道德具有不同的类型；在同一历史时期，不同的阶级在生产关系中有着不同的地位，有着不同的物质利益和生活方式，决定了他们对善恶、美丑、荣辱、正义与非正义等的认识和评价标准会截然相反，故而在同一时期，不同阶级信奉的道德原则和规范也不同。

2. 共同性　道德不但具有阶级性，而且也有共同性。道德的共同性含义是指在人类历史发展的全过程中，不同时代的道德体系之间有着某些共同的或一致的地方；在不同时代或同一时代的阶级社会里，不同阶级或对立阶级的道德之间有着共同性或一致性，如都用扶老携幼、见义勇为、不偷盗、遵守公共秩序等道德规范来调节人们的社会公共生活，这说明在阶级社会中，人们之间除了主要表现为阶级关系之外，还有些非阶级的关系，共同的道德渗入到阶级道德之中，并通过阶级的道德表现出来，也就是说道德总是阶级的道德，在阶级道德中又或多或少包含有共同道德的成分，这就是道德的阶级性和共同性的关系。

3. 继承性　道德的继承性是指每个历史时期的道德建设总是根据自己时代的经济关系和利益要求，对历史上的道德遗产进行加工改造，取其精华，弃其糟粕，把千百年来在道德发展中形成的各个社会、各个阶级都需要遵循的基本道德规范和正义的准则继承下来，沿袭下去。道德的继承性说明道德科学的发展同其他科学发展一样，是不能割断历史的，它是道德纵向发展的阶梯。正如儒家文化创始人孔子在论治国之道时主张先"富之"后"教之"，认为经济发展是文化发展的必要基础，这一道德思想在今天仍具有意义。

4. 特殊的规范性　在人类社会中，用来调整人与人之间、人与社会之间相互关系的行为规范，除了道德规范之外还有政治规范、法律规范、纪律规范、宗教规范以及社会习俗等。但道德规范却是极为特殊的规范。其特殊性表现在道德规范调整人的行为不靠外在强制力，而完全依赖于个人内在的自觉性。它必须是在人的内心接受或部分接受的情况下才能发挥作用。如果一个人违背了道德规范，他虽然不会受到法律的制裁或纪律的惩罚，但要承受社会舆论的谴责和自己良心的责备。从这个意义上说，道德的潜在力量和影响、教育作用是其他行为规范所不及的。

（二）道德的社会作用

道德功能的发挥和实现所产生的社会影响及实际效果，就是道德的社会作用。道德同其他上层建筑意识形式一样，受社会经济关系的决定和制约，同时又对社会经济关系具有积极的、能动的反作用。任何夸大和贬低道德作用的观点都是错误的。

在历史上，"道德决定论"者片面夸大道德的决定作用，认为道德决定一切，只要人们道德水平提高了，一切社会问题就可以迎刃而解了；而"道德无用论"者贬低甚至否定道德的能动作用。我们认为道德积极的、能动的作用主要有两个方面。

1. 道德对社会的经济基础具有保护和促进作用　道德总是以自己的善恶标准去论证产生它的经济基础的合理性和正义性，并运用社会舆论、榜样的力量、理想人格等，通过鼓励和表扬有利于经济基础的思想和行为来培养人们的内心信念，以形成有利于社会和经济发展的道德行为及道德品质。

2. 道德改变和维护社会秩序　道德渗透于社会生活的各个领域来调整各种社会关系，以改变和维护社会秩序。如社会公德要求人们爱护公物，在任何公共场所不做损人利己的事情；职业道德要求各行各业人们与广大民众处理好各种关系，以维护社会的安定团结，促进经济发展和社会进步。

三、职业道德及特点

（一）职业道德的涵义

职业是人们由于社会分工和生产内部的劳动分工而长期从事的具有专业和特定职责，并以此作为主要生活来源的社会活动。职业道德与社会职业紧密联系。职业是一种社会现象，它表现社会不同分工之间的联系和区别。随着社会的发展，社会分工和生产内部分工的日益精细，职业的种类越来越多。为了适应各种职业的要求，调整职业关系和职业矛盾，每个职业都具有各自的职业道德。所谓职业道德就是从事一定正当职业的人们，在自己特定的劳动和工作中应该遵循的行为规范的总和。正如恩格斯曾经指出："实际上每个阶级，甚至每个行业，都各有各的道德。"因此我们也可以说职业道德是一定社会或一定阶级对一定职业的人的道德要求，是社会道德在职业生活中的具体体现。生产力的发展和社会劳动分工的出现是职业道德形成和发展的客观基础。随着社会生产力的发展和生产关系的变革，职业道德的内容要求也发生着具体变化。在职业道德的形成和发展过程中，我们可以概括出职业道德构成的八个要素，即职业理想、职业态度、职业责任、职业技能、职业纪律、职业良心、职业荣誉、职业作风。这八个方面的内容要求相互联系，各有重点。

职业理想是职业道德的灵魂，它是指人们对未来职业或正在从事的职业所产生的成就设想和道德追求。

职业态度是劳动者在生产过程中的客观状况和主观态度，也叫劳动态度，一般来说分为积极和消极两种。

职业责任是企事业责任和劳动者责任的统一，它揭示国家、集体、个人三者之间的责、权、利关系。

职业技能是一个人从事某种职业所具有的技术专长，即掌握和运用专业技术的能力，这是一个人从事职业活动的基础。

职业纪律是一种行为规范，它指导人们应该怎样做、不应该怎样做，是法规性与道德性的结合统一。

职业良心是职业劳动者对自己应尽的职业责任的自觉认识，它以内心信念为表现形式，往往左右着人们职业道德的各个方面。

职业荣誉是职业良心和职业责任的价值尺度，它包含着人们对职业行为的社会价值所做出的公认的客观评价及正确的主观认识。

职业作风是职业劳动者在职业实践和职业生活中的一贯态度。它通常表现为一个人的行事风格，如军人雷厉风行、医务人员风雨无阻、教师勤勉育人等。

上述八个方面综合统一，构成职业道德的丰富内涵。

（二）职业道德的特点

职业道德的形成和发展一定要经过三个时期：即他律时期、自律时期和价值目标的形成时期。道德本身就是他律性与自律性的统一。道德的他律性是通过外部的道德教育或道德影响、客观的道德评价等方式提高人们道德素质的过程。道德的自律性则是指一个人通过自我道德教育、自我道德修养、自我道德评价等方式，将外在的社会道德原则和规范内化为自己的信念，践行道德。道德品质的形成就是他律与自律的统一。他律是自律的基础，自律是他律的升华。一般来说在职业道德形成的三个时期各表现以下特点：他律时期主要以职业义务为核心内容，规定和要求人们"应该怎样做""不应该怎样做"，体现着外在的强制性；而在自律时期则是以职业良心为核心，变"要求我怎样做"为"我要怎样做"，体现着自觉性；价值目标的形成时期则是他律和自律的高度统一时期，此时期个体的职业道德达到了相当高水平的成熟程度，并在实践中自觉表现道德行为。经过三个时期形成的职业道德由于反映着不同的职业内容，以及由于职业或行业的不同所形成不同的职业心理、职业习惯、职业传统和职业责任，因此表现出自身的基本特点。

1. 范围上的有限性 职业道德是在特定的职业生活中形成的，每一种职业道德只能对从事该职业的人们的行为起调节和约束作用，对在这个职业之外的人往往不适用，正好比"隔行如隔山"。像"每问必答""微笑服务"是对"窗口"服务行业人员的道德要求，而对于从事保密工作的人员就不要求"每问必答"。因此职业道德的适用范围不是普遍的、无边的，而是特殊的和有限的。

2. 内容上的稳定性 职业道德总是同相应的职业生活联系在一起的，并反映着各种职业的特定要求。所以从业人员在职业实践中形成比较稳定的职业心理和职业习惯并由此形成相应的职业道德品质。同时职业道德在不同的社会形态中，也包含着相对稳定的因素，并被世代传习、继承和完善，表现出世代相袭的职业传统。职业人员总是自觉或不自觉地受到历代相习的职业道德的约束和影响，并在职业生活的实践中逐步形成自己的职业心理，完善自己的职业生活习惯。这种职业心理和职业生活习惯又会给后来的从业人员以强烈的影响。这些都表明职业道德在内容上的相对稳定性和连续性。

3. 形式上的多样性 职业道德是适应职业活动内容和交往形式的要求形成的，同时它表现为适应职业活动的环境和具体条件而形成的原则性规定和具体要求。它以生动活泼、便于记忆和诵读为特点，表现在制度、规章、守则、公约、须知、誓词和条例中，也可以用标语口号进行宣传教育。

四、医药职业道德及特殊本质

（一）医药职业道德的含义及本质

医药职业道德简称医药道德，是职业道德的一种，是一般社会道德在医药学实践领域中的特殊表现。

在人们长期从事物质生产的社会实践活动中，要不断与疾病做斗争以保障自身的健康。因而伴随着生产力的发展和社会进步，出现了医药学和医药工作实践这样一种社会现象。人们在医药学实践的过程中，自然会遇到人与人、人与社会之间关系的调整，因此，医药道德这样一种特殊的社会意识形式产生了。而作为上层建筑组成部分的医药道德归根结底也是当时社会经济状况的产物，是社会经济关系的反映。由于医药科学的特殊性，医药道德的特殊本质表现如下。

1. 作为一种特殊的社会意识形式，医药道德反映的领域特殊 众所周知，政治思想是国家、政治制度、各个阶级和社会集团在政治生活中的各种关系的反映；法律思想是法律制度和规范、相互的法律关系的反映；而医药道德是医药学领域中各种道德关系的反映。其作用不是维护阶级利益和阶级统治，而是在于促进医药人员更好地为人类健康服务。

2. 作为一种特殊的职业道德，医药道德揭示的内容特殊 虽然各种职业道德都是调整职业生活中的人与人之关系，但医药职业道德是调整医药学领域中人与人之关系，它涉及人的生命、疾病和健康这种最切身利益，关系到千家万户的悲欢离合。这种特殊规范的内容具有其他职业道德规范所不具有的特别稳定性。这也是由药品的特殊性决定的。药品具有商品的一般属性，但它又是一种特殊的商品，其特殊性表现如下。①药品的专属性：表现在一种药品对症治疗某种疾病，互相不可替代性。②药品的两重性：表现在药品既有防病治病的一面，同时又有不良反应的一面。用之得当可治病救人，造福人类；用之不当则危害人们健康，乃至危及人的生命。③药品质量的重要性：表现在药品只能是符合法定质量标准的合格品而无其他商品的一级品、等外品和次品等，只有经专业人员依法定的药品标准和测试方法鉴别的合格品才能保证疗效。④药品的时限性：表明药品生产、经营部门应该备药等病，不可病等药用。即使有些药品需求量少、有效期短，也要做到宁可到期报废，也需必要储备。有些药品即使无利可图，也必须保证生产以满足供应，解决人们用药之急需。

基于以上药品的特殊性存在，医药道德在揭示药品的科研、生产、经营、使用、管理等实践领域中的道德要求时形成了其他职业道德所不具有的独特内容。

由上可见，医药道德的本质受社会经济基础的决定，受社会道德和医药科学发展的制约，它是医药学领域内调整医药人员与患者、服务对象关系和医药人员同仁关系，医药人员与社会关系和医药人员与医药科学发展的关系，医药人员与自然关系的行为原则、规范的总和。

（二）医药道德的基本特征

医药道德作为一种特殊的职业道德，除具有一般职业道德的特点之外，还具有自身的基本特征。

1. 广泛的适用性 医药科学同其他科学一样本身是没有国界的，并且无阶级性，都是为全人类健康服务的，为世界各国度不同肤色、不同阶级之人所广泛应用。因此医药人员应具有为全人类服务的道德观念。为达到这一崇高境界，就应充分认识医药科研成果和应用技术不因阶级而异；人们希望药品质量合格、安全有效、防病治病、维护自身健康的意愿也不因时代、民族、阶级、性别和年龄而有所不同；各种致病因素对人体的作用机制以及身体反应尽管存在个体差异，但不会因为阶级不同而表现不一，因此各种医药道德的具体要求在实践性极强的医药学领域中表现出某些相同的、全人类的、广泛的适用性。如《药品生产质量管理规范》（GMP）中的许多要求在世界范围内药品生产中都适用。

2. 普遍的人道性 在某种意义上说，医药学是普遍的人道的产物。古今中外都要求医药人员在医药学实践中一视同仁，关心患者，尊重患者的人格和权利，维护患者利益，珍视患者的生命。在医药学实践中，平等地对待精神病患者、残疾人、囚犯、战俘等，决不应用医学知识做违反人道、法律的事情，视人的生命贵于千金。如1969年世界医学协会修订形成的《日内瓦宣言》中指出："我不允许宗教、国籍、政治派别或地位来干扰我的职责和我与患者之间的关系。我对人的生命，从其孕育之初，就得保持最高的尊重，即使在威胁下，我决不将我的医学知识用于违反人道主义规范的事情。"这个宣言成为世界各国制定医药学道德规范的指导原则。

3. 完全的自主性 医药学是为人类健康服务的，决不可以作为残害人类或政治斗争的工具。医药道德完全的自主性表现在两个方面：一是医药人员的行为完全是自己选择的；二是患者、服务对象有自主选择、决定行为的权利。这一点充分体现在人体试验的知情同意原则中。任何忽视、违背和剥夺这种权利的行为都是违背医药道德要求的。

4. 鲜明的时代性 医药职业道德在不同的历史时期随着医药科学的发展显示出不同的时代特色。当代医药道德不仅继承了优秀传统，还总结和概括了医药实践中出现的新问题、新经验，从而表现出鲜明的时代性。例如人体试验中的道德、安乐死药物的研制和使用中的道德、基因工程药物研究中的道德、干细胞制剂生产中的道德、纳米药物研发中的道德等热点问题相继被提出来并在实践中逐渐解决，由此赋予了医药学及医药道德研究内容的鲜明的时代性特点。

第二节 伦理学与医药伦理学 微课2

PPT

一、伦理学的研究对象及其分类

（一）伦理学的含义

伦理学在西方也叫"道德哲学"，是研究道德问题的哲学思考并形成的系统科学。在中国"伦理"合为一词，意思就是处理人与人、人与社会之间的关系的道理和规则。"伦"的本意主要有两种：一种认为"伦"是类的意思；另一种认为"伦"的本意为"辈"，由此引申为人与人之间的不同辈分关系。孟子把"父子有亲，君臣有义，夫妻有别，长幼有序，朋友有信"称为"五伦"。因此"伦"就是指人与人之关系；"理"则指道理或原则、规则。通常人们把道德和伦理作为同义词，其实二者有区别。道德一般是指道德现象，而伦理比道德更深入一层，是对道德的概括并上升到理论，即是道德现象的系统化和理论化，故而两个名词在使用上的差别表现在"道德"较多地指人们之间的实际道德关系及其表现，"伦理"则较多地指关于实际道德关系及其表现的道理。随着人类文明的发展，"伦理学"成为学科名词，一般用来表示关于道德的理论；而"道德"则用来表示实际生活中的道德现象。在西方，伦理学的首创者是古希腊伟大的思想家亚里士多德，被人们称为"伦理学之父"，其著作为《尼可马可伦理学》。在中国，古代思想家孔子的《论语》是世界上最早的伦理思想丰富的著作。

📎 **知识链接**

《尼可马可伦理学》

《尼可马可伦理学》是西方哲学史上伦理学的经典著作，其思想主要聚焦人类如何追求幸福与美德。书中讲述了幸福的本质、幸福与外在善的关系，幸福的由来和机遇对幸福的影响等。亚里士多德在书中系统阐述了德性、至善、幸福等伦理学基本概念，他认为人生最高目的是求得至善，德性在于合乎理性的活动，至善就是幸福。幸福就是灵魂合乎德性的活动。书中讨论了美德和道德义务等，用中道原则对勇敢、节制、高尚、卑鄙等道德规范加以说明，阐明人要依靠理性判断是非善恶。《尼可马可伦理学》是西方伦理学的开山之作，为西方近现代伦理学奠定了深厚基础。

（二）伦理学的研究对象

由伦理学的基本含义可以清楚看出，伦理学是以道德为唯一研究对象的，这个对象的确立是人类思想发展的必然，也是它本身能作为一个独立学科列于人类知识之林的基石。伦理学的形成是一个历史过程。从中外历史上看，伦理学的产生比道德现象晚许多年。早期的伦理思想古而有之，但未形成体系和独立学说，尤其在原始社会，道德就以一种独立的社会意识形态存在，随着生产力的发展，人类从原始社会步入奴隶社会。在奴隶社会里，一方面由于阶级斗争的需要，奴隶主阶级的思想家把适合于本阶级的道德观念系统化，提出了自己的道德学说；另一方面，由于当时生产力的发展，已可以养活一批脱离直接生产劳动的思想家，这在客观上使道德科学的系统化成为可能。可见，随着人们物质文化生活的不断增长，社会实践的不断扩大和深入，人们对客观世界的认识越出原来的那种笼统的轮廓性的状态，而达到对客观世界的每一现象、关系、过程及其各个方面的更具体、更深邃的了解。这样就使原来混杂在其他知识体系中的伦理思想基于具体深入认识道德的需要而逐渐分化出来成为相对独立的学科。同时正由于历代伦理思想家把社会的道德现象作为学科的唯一对象加以研究、探索，进行有条不紊的深入探究，推动人们的道德思考不断深化，使伦理学获得长足发展。在世界，道德学说的发展经历了两次重大变革，一次是17、18世纪资产阶级对封建宗教的道德观进行的无情揭露和批判，把道德观念从神学中解放出来；另一次是马克思主义的创立，从无产阶级和整个社会利益出发，在科学世界观和方法论指导下，把对社会道德现象的研究推向深入，从而使伦理学具有严密的理论体系及科学形态。因此从道德与伦理学的形式关系上说，道德是研究对象，伦理学则是研究成果。

（三）伦理学的类型

伦理学的理论在其发展过程中多姿多彩，依据研究重点不同和角度差异，伦理学大致可以分为元伦理学和规范伦理学两类。

元伦理学（meta‐ethics）又叫分析伦理学（analytic ethics），是对道德语言即道德概念和判断的研究。它不研究人行为的价值，主要研究：一是伦理学的基本概念如善恶、正当、应该等并给予它精确的定义，以及由这些价值词构成的伦理判断的性质、意义和作用；二是伦理或价值判断的根据，如"图财害命是恶的行为"这个命题中，元伦理学的任务不是判断"图财害命"行为的恶行的性质，而是研究"恶"的意义是什么？这样的伦理判断在逻辑上是否成立。

元伦理学在理论形式上分为直觉主义伦理学和新实证主义伦理学。其代表人物和首创是英国新实证主义创始人G·E摩尔（G·E Moore，1873—1958）。他于1903年发表《伦理学原理》，创立直觉主义伦理学体系。直觉主义伦理学包括价值论直觉主义和义务论直觉主义，它们强调的是对道德的直接认识和把握；新实证主义伦理学包括感情主义和语言分析学派，它们更关注于对道德的科学求证。总之，元伦理学家认为伦理学的首要任务是使道德语言、道德判断规范化、精确化，从而使伦理学体系更加严密。但二者也有局限，即无论是直觉主义者还是实证主义者，他们都把价值与事实、道德与科学对立起来，把伦理学的研究局限于道德概念的语言和道德判断的逻辑分析上，排斥道德的实际内容和客观标准，从而使伦理学陷入了形式主义和相对主义。

规范伦理学（standard ethics）立足于价值——规范的方法，侧重于道德规范的论证、判断和实施来研究道德，其中涵盖了理论伦理学和应用伦理学的内容。它不仅让人们知道什么是道德，更重要的是培养人们成为一个有道德的人。

规范伦理学就其理论形式有两种，即规范义务论和规范价值论。

规范义务论也叫义务论伦理学，它把义务判断和原则作为最基本的东西，目的在于指导人们在特殊情况下做出关于行动的决定和判断。即它讨论"应该如何""我们应该行善""我们应该做有益于人民的事"。

规范价值论也叫德性伦理学。它把道德品质判断当作最基本的东西，它探讨的不仅仅是关于"是什么"的问题，还是关于"做什么"的问题。

由此我们可以看出，元伦理学只研究道德概念的含义，对道德概念、道德判断进行语言的逻辑分析，而不涉及人们的道德行为、道德品质的实际内容，这些内容对人们的行为和人际关系的调整不起指导性作用。而规范伦理学研究人的行为规范，揭示道德现象的本质和功能及其在社会生活中的作用。因此，自伦理学成为一门独立的学科起，它一直是伦理学的代表，并围绕着道德价值、道德义务和道德品质问题展开理论形式。它是伦理学体系中的主体与核心。马克思主义伦理学是以科学世界观为基础的规范伦理学。

二、医药伦理学的研究对象及任务

（一）医药伦理学的研究对象

我们已经知道伦理学是一门关于道德的科学，它以道德现象作为自己的研究对象。而医药伦理学要成为一门科学，首先在知识形态上必须具有严密的内在逻辑结构，形成较完备的理论体系；其次就任何学科体系而言，要真正成为科学的体系，必须按照其对象的客观内在联系，根据指定的任务，并运用正确方法加以建立。基于此，我们可以概括地认为：医药伦理学是一般伦理学原理在医药实践中的具体反映，它是运用一般伦理学的道德原则来调整、处理医药学实践和医药科学发展中的人们相互之间、医药学与社会之间关系问题而形成的一门科学。它与一般伦理学的关系是特殊和一般的关系。它的具体表述是：医药伦理学是以一般的道德原则为指导，研究医药学领域这一特殊职业道德产生、形成、发展与变化的规律，进而形成自身的道德原则、规范和范畴，是医药道德的理论化和系统化，是研究医药道德的科学。医药伦理学是具有特殊实践领域的应用伦理学。

医药伦理学以医药学领域中的道德现象和道德关系为自己的研究对象。

医药道德现象是医药学领域中人们道德关系的具体体现。它包括医药道德意识现象、医药道德规范现象和医药道德活动现象。

医药道德意识现象指在医药道德活动中形成并影响医药道德活动的各种具有善恶价值的思想、观点和理论体系。如医药道德理论观点、医药道德规范体系等。

医药道德规范现象指在一定条件下评价和指导医药人员的行为准则。如医药道德规范、医药道德要求等。

医药道德活动现象是指在医药道德意识支配下，围绕着善恶而进行的医药学群体和医药人员个体行为的实际表现。如医药道德教育、医药道德监督、医药道德评价、医药道德修养等。

医药道德关系是指由经济关系决定的，派生在医药学领域中人与人、人与社会、人与自然之间的关系，其主要内容如下。

1. 医药人员与患者、服务对象的关系　在医药学实践中，医药人员与服务对象关系是最首要的关系。这里的服务对象包括患者、保健对象及其家属，这种关系是否协调、融洽，医药人员能否做到想服务对象所想，急服务对象所急，直接关系到服务对象的生命健康和医药人员的服务质量。从大范围看，这种关系还将影响到社会的精神文明建设，它是医药伦理学研究的核心问题和主要研究对象。

2. 医药人员同仁关系　包括医药学科研人员彼此关系、医药学科研人员与生产人员和营销人员之间的关系及各类人员彼此关系、包括医药人员与行政管理者之间的关系等。医药人员之间的相互尊重，团结协作对于医药科学的发展及药品质量的保证、提高均具有直接意义。医药伦理学把医药人员相互关系作为重要研究对象。

上述两个方面均反映了医药学实践中的人与人关系。

3. 医药人员与社会的关系　医药实践活动总是在一定的社会关系下进行，必然与社会之间发生直接或间接联系。医药人员对许多问题的处理必然要考虑到服务对象及局部利益，但也要顾及他人、后代及社会的责任。如计划生育药品的研制、优生优育措施的采取、医药有限资源的合理利用等，都要求医药人员必须站在历史发展和时代高度认识自己肩头的责任，并从社会利益角度规范自己的行为。医药人员与社会关系道德是医药伦理学研究的对象之一。

4. 医药人员与医药科学发展的关系　随着生命科学的迅速崛起，基因工程制药方法的广泛使用在医药科学发展中带来许多道德难题。如安乐死药物研究与使用、基因药物的制备及其过程中的参与与不参与是否道德的问题就显得较为尖锐、突出。因此，医药人员与医药科学发展之间的关系亦成为医药伦理学的研究对象。

上述两个方面均反映了医药学实践中的人与社会的关系。

5. 医药人员与自然的关系　人与自然的关系在哲学史和科学史上很早就引起人们的重视了。医药伦理学从人类的健康出发探索人与自然的关系，从而确立了人类所必须具有的环境意识和环境道德。尤其是在药学实践中许多药物的研制、开发、生产均与天然植物、动物、海洋生物、与人类生态环境中的其他部分发生关系，人如何处理好与自然的这种关系，既获得所需又维护生态平衡，成为医药伦理学必不可少的研究对象。

（二）医药伦理学的主要任务

根据上面对医药伦理学主要研究对象的分析，可以清楚看出医药伦理学覆盖了下列内容：其主体包括医药道德基本理论、医药道德基本规范和医药道德基本实践三大部分。在医药道德的基本理论中包括医药道德思想的起源及其发展规律、医药道德的理论基础、医药道德的原则和范畴等；在医药道德的基本规范部分包括医药道德基本规范、医药学不同领域中的具体道德要求等；在医药道德的基本实践部分包括医药道德的教育与监督、医药道德的评价与修养等。

综合以上医药伦理学的基本内容，可见医药伦理学的主要任务如下。

（1）构建医药伦理学的科学体系，丰富和完善伦理学关于职业道德理论和内容，肩负起建设社会精神文明的重任。

（2）深入学习和了解医药伦理思想的起源和历史发展规律，深入研究和探讨在医药道德实践基础上形成的医药道德的基本原则、规范和范畴，在职业实践基础上培养医药人员发扬优良的道德传统形成新的道德观念，在医药学各个不同实践领域中按照医药道德要求践行道德。

（3）深入开展医药道德的教育与监督，评价与修养这一内外相互作用的道德实践活动。针对当前医药行业的不正之风，有的放矢地开展学典范、学先进、批邪风等活动，提高医药人员道德修养水平，促进医药事业的全面发展和进步。

三、医药伦理学与其他学科的区别及联系

医药伦理学是由伦理学与医药学结合而形成的，因此它既离不开一般的伦理学的理论指导，同时又与医药学紧密结合，是适应 21 世纪人才培养和医药科学发展的一门新兴的、文理渗透的交叉科学。

1. 医药伦理学与伦理学的关系　医药伦理学与伦理学是特殊和一般的关系。伦理学是一般，医药伦理学是特殊。医药伦理学是一般伦理学原理在医药实践中的具体运用和特殊表现，是运用伦理学原理研究医药实践领域中的道德现象、道德关系的学说。因此，医药伦理学必须以伦理学原理为基础，但它不等同于一般伦理学，它是具有药学特色和专业特征的一门实践伦理学。因而也可以说医药伦理学是伦理学的一个分支学科。

2. 医药伦理学与医学伦理学的关系　医学伦理学是一般社会道德在医疗卫生工作中的特殊表现，是研究医学道德发展变化及其规律的科学。它以医务领域的道德现象作为主要研究对象。而医药伦理学是研究医药道德思想的起源及其发展规律，医药人员在药学实践领域中应坚持的道德原则、规范和主要义务的理论体系。它主要以药学实践领域中的道德现象为研究对象。医务工作与药学实践有着极其密切的关系，都是防病治病，为人们的健康服务。药品质量的好坏直接影响医疗工作的后果。在我国古代医药一家，许多知名的医家都精通药物的性能，医生在药店坐堂行医，大都是医药兼顾。而历代著名药学家也是深研医理，使行医用药密切结合。正是由于医药的密切联系，使医与药的职业道德融为一体。但

随着医药事业的发展与分工的日益精细，医与药逐渐分业化，药学已发展成为一门独立的科学，因而医学道德与药学道德研究的领域和内容既有联系又有区别，各有不同的侧重点。医学道德是医务人员在临床、护理、预防保健等医疗活动中应遵循的道德原则和规范以及应具备的道德品质；而医药道德主要是医药人员在药品科研、生产、经营、使用、管理等实践活动中的道德原则、规范和具体的道德要求。随着医药科学的飞速发展，医药道德的内容越来越丰富、广泛，如医药实践中的动机与效果、目的与手段、药学科研中的成果评定、药品生产与环境保护、药源性疾病的预防、生物工程制药、纳米制药中涉及的行为选择等实践活动中的伦理道德问题，都成为医药道德研究中不容回避的崭新课题。

3. 医药伦理学与医药学的关系　医药学是研究人类生命过程以及同疾病做斗争的一门科学，是以人的生命为对象；而医药伦理学则是探讨、揭示人们在探索人类生命过程中和与疾病斗争中处理人们相互关系的道德行为准则和规范的一门科学。两者均以维护和增进人类健康为目的，但是分工不同，方向不同。前者探索具体的科学方法，后者探索对人行为加以道德约束的具体准则，两者在同一过程中相互渗透，相互影响。

4. 医药伦理学与药事法学的关系　在阶级社会里，道德与法律、法规的交互作用表现在三个方面。①在内容上相互吸收：统治阶级的法律体系和道德规范体系有许多内容是相互通用的。一般来说，法律、法规所禁止的行为也就是道德应该谴责的不道德行为，即从内容上说"法是道德的最小限度"。②在社会功能上相互补充：在阶级社会里，同一统治阶级的法律、法规和道德目的均在于把人们的行为纳入一定的秩序范围，因此它们在维护统治阶级利益和秩序方面常常是彼此补充的，当某些行为不便于进行法律、法规制裁时，便采用道德手段加以调解，一旦行为不能靠道德手段调解，就可能采用法律、法规制裁。③在实施过程中相互凭借：道德可以用来防范尚未发生的违法行为，而法律、法规则可用来制止已经发生的违法和严重不道德行为。

医药道德与药事法规的关系也如同上面一样。它们都是调解医药实践中各种道德关系的手段，目的在于保证药品质量，使医药事业更好地为维护人类健康服务。在内容上它们相互包含、相互补充、相互交叉、相互促进。一方面药事法规赋予医药道德规范以权威性，促进了道德法制化。比如药品生产质量与经营质量管理规范（GMP与GSP），起初是医药行业内对生产经营的技术规范与道德规范，现在已上升为国家的法规。另一方面加强医药道德能有效地提高从业人员的素质，从根本上防范和减少违法乱纪行为的发生。凡法律所禁止的，均为道德所谴责，凡法律所鼓励的，均为道德所提倡。如在药品经营中，法律要求应遵循"自愿、平等、公平、诚信"的原则，同时这也是基本的药品商业道德规范。如制造销售假药、劣药行为，既违背了医药职业道德的要求，又违反了药事管理法规，严重的甚至违背刑法构成犯罪，这样的行为既受道德谴责，同时又受到法律、法规的制裁。药事法规不同程度地体现了医药职业活动中的基本道德要求，它使人们了解国家允许和不允许的界限，能够从"令行禁止"中逐渐养成自觉的道德习惯。目前，国家有关部门已颁布一系列法律法规，对药品的研制、生产、经营、使用各个环节进行法律监管，这充分体现了国家的意志，这些法律法规皆由国家强制力保证实施。但法律不可能对药品经济生活中的全部内容作出规定，如药品促销应当怎样行为？药品的市场调节价应当如何合法规定？当法律不完善时，道德公约、社会舆论、良心、职业道德规范就成为调节人们行为的主要工具。可见，伦理道德具有其他经济因素无法替代的功能，它可以调节人与人、人与社会和人与自然之间的利益关系，在实现经济利益的同时，具有完善人内心世界的功能。在上面二者相互联系的基础上还有区别。①调节范围不同：医药道德调解的范围宽，而药事管理法规调解的范围窄。如医药同仁之间缺乏团结协作精神，医药人员服务态度不好、不热情，这样的行为不构成违法，法律、法规不得干预，但要受到道德的约束。②调解方式不同：药事管理法规的执行依靠外在强制力，即凭借有组织的惩罚机关和强制的惩罚措施。处理方式是法律、法规制裁，对于违法情节较重的依法给予没收、罚款、吊销执照、判刑等法律、法规制裁。而对于未触犯法律、法规违背职业道德的行为，则主要通过社会舆论、人的内在自觉性调节发挥作用，即依靠个人的职业良心进行谴责。所以，二者是有紧密联系和明显区别的。

5. 医药伦理学与药事管理学的关系　管理是人类最基本的社会实践活动。现代管理学不仅要研究如何提高经济效益，还要研究如何提高社会效益；不仅对内力求使组织成员得到全面发展，对外还要实现促进社会的全面进步。药事管理是指对药学事业的综合管理。它是人类管理活动的一部分，是运用管理科学的基本原理和研究方法对药学事业各部分的活动进行研究，总结其管理活动规律，并用以指导药学事业健康发展的社会活动。① 药事管理学是一门自然科学与社会科学相交叉的药学类边缘学科，同时它也是管理学的一个分支。

医药伦理学作为伦理学的一个分支有自己独特的学科基础、特定的研究对象和研究方法。它与药事管理学的联系在于：①二者对于药学事业的规律研究均采用了社会科学的原理和方法，医药伦理学以伦理学原理为基础，而药事管理学以法学、管理学、社会学和经济学原理为主要基础；②二者在研究领域上交叉，医药伦理学研究的领域主要有药品的科研领域、新药开发领域、药品生产领域、药品经营领域、药品使用领域及药品质量监督管理领域，药事管理学研究的主要领域同样是药品科研、药品生产、药品流通、药品使用和药品管理。

当然，二者在具有联系的基础上也有区别，正是因为区别的存在，使得二者的研究产生不同的学科。①二者的研究对象不同：药事管理学的研究对象是药事管理活动，管理主体是人；而医药伦理学的研究对象是医药道德现象和医药道德关系。②二者研究的特性不同：药事管理学具有动态性、经济性和科学性；而医药伦理学具有规范性和践行性。

此外，医药伦理学与科技伦理学、商业伦理学也具有区别和联系。但医药伦理学作为一门独立的崭新学科，无论从理论上还是从内容上都有一个日益完善的过程，伴随着人类对真善美永无止境的追求，相信医药伦理学将以深邃的思想，富于哲理的艺术笔触、现实的内容、缜密的科学体系，启迪广大医药人员在自己神圣的医药职业岗位上，为履行"天使"职责兢兢业业，忘我工作，达到至善至美的最高境界。

第三节　学习和研究医药伦理学的意义及方法

PPT

一、学习医药伦理学的意义

人类的行为一般分为两大类，一类是有关善恶价值的行为叫伦理行为；一类是无关善恶价值的行为叫非伦理行为。在伦理行为中有利于他人和社会的行为叫善的行为或道德的行为，而有害于他人和社会的行为是恶的行为也叫不道德的行为。

现实世界是一个活的实体，人类行为是由一系列无限连续和不断继起的活动组成的。如何在实践中规范自己的行为，选择自己的行为方向，是每个人不能摆脱的实际问题。怎样才能使自己的行为符合社会道德规范的要求，对他人、对社会有益，是每个人必须严肃思考和正确面对的实际。因此，在医药实践领域中的从业人员及医药院校的广大师生，深入学习医药伦理学，开展道德的他律与自律活动，对于提高自身素质，使自己行为体现较高的道德价值，促进社会物质文明和精神文明建设均具有重大意义。

1. 学习医药伦理学有利于提高医药人员的自身素质，从而提高医药行业的服务质量　医药伦理学在伦理学的基本原则指导下，既研究整个社会的精神文明建设，又研究医药人员个体道德品质和道德行

---

① 杨世民. 药事管理学［M］. 2 版. 北京：中国医药科技出版社，2006：3.

为。医药人员道德水准的提高是促成社会精神文明的关键。深入开展医药道德教育对于提高医药人员素质，改善行业服务质量，纠正行业不正之风均有积极意义。

2. 学习医药伦理学有利于促进社会的精神文明建设 社会的精神文明建设与物质文明建设相辅相成。伴随社会物质生活水平的不断提高，人们在精神领域的需求层次也会越来越高。与此同时，社会对人们精神文明水平的期待也必将显现出鲜明的时代特点。在《中共中央关于社会主义精神文明建设指导方针的决议》中指出：在我国社会的各行各业要大力加强职业道德建设。医药道德是职业道德建设的一个重要方面，它直接关系到千家万户的幸福及千百万人的生命健康，医药道德水平是检验社会道德水平的"窗口"。学习医药伦理学，可以使医药人员提高全心全意为人民服务的自觉性，推动全社会的精神文明建设，使人人深切地感受到社会医药科学的进步与发展，感受到医药人员的道德水准产生的良好社会效益和效果。

3. 学习医药伦理学有利于培养德才兼备的医药学人才 科学技术是一把双刃剑已为世界各国所共识，有德之人掌握它可以造福人类，无德之人掌握它可以危害人类和社会。在医药科学的发展过程中已充分证明医药道德与医药技术的统一。医药院校的大学生及医药实践领域中的从业人员学习医药伦理学有利于促进个体将德与术有机统一，把思想道德修养和业务能力培养结合起来，造就一代德才兼备的医药学人才。

4. 学习医药伦理学有利于推动医药科学事业的发展 医药伦理学在依赖于医药科学发展的同时又反过来促进医药科学的发展。这种促进作用集中体现在医药科学发展中遇到的道德问题能否正确解决与医药科学能否正常、健康地发展之间的关系，同时医药科学的发展又需要医药科学家具有高尚的医药道德品质和为医药科学献身的忘我境界及责任感。因此，学习医药伦理学可以培养医药科学家和医药学人才具有崇高的道德境界，并激发他们的才智和潜能，推动医药科学事业的发展。

二、研究医药伦理学的视角

研究医药伦理学不仅要科学地规定其研究对象，明确其相应的研究任务，还应该从宏观和微观两种视角分析、探索医药道德的本质及其发展规律，结合不断变化的发展实际丰富其内容并找到学习医药伦理学的科学方法。

1. 宏观视角 所谓宏观视角就是从整体和全社会的角度对医药伦理学的学科体系构成及具有的社会作用加以研究、认识。就全社会而言，医药已成为许多地区和国民经济发展中的"龙头"产业或支柱产业，它的兴衰在某种程度上对全社会的经济乃至其他各个领域均产生影响。劳动者的身体素质水平如何、社会人口比例是否协调、劳动者的保健意识及疾病的预防观念等都是构成社会能否良性运行和协调发展的要素之一，而这些方面要实现较高水平离不开医药科学的发展及医药人员的道德素养。因此，研究医药伦理学的学科意义应立足于全社会利益这样一个较高的宏观视角。就整体而言，应将医药人员个体行为纳入到医药实践单位群体行为中加以分析、研究，探索个体行为对群体所产生的意义及发生的影响，以帮助医药实践单位树立良好的医药道德形象，在社会的精神文明建设中起表率作用。

2. 微观视角 所谓微观视角是指对医药人员个体行为的研究和认识。任何群体都是由个体构成的，而群体又成为社会的基本组织形式。群体医药道德水平及社会医药道德水平均源于医药人员个体的医药道德水准。因此，研究医药伦理学的基本理论及思想观点，均以医药人员个体在实践中所表现的行为现象为基础加以提炼和升华。从医药人员个体在医药学的各个不同实践领域中的具体表现来揭示医药道德的基本原则、规范和范畴，概括医药道德的具体要求，深刻体现了马克思主义的实践、认识、再实践、再认识的认识发展规律，对于医药伦理学系统、完整理论的形成和内容的丰富具有直接的深远意义。

三、学习医药伦理学的方法

正确的学习方法是取得成效的重要手段。学好医药伦理学不仅需要有高度的自觉性,还需要掌握科学的学习方法。

1. 比较的方法　比较法是探求和论证某一事物与其他事物的共同点和不同点的一种方法。学习医药伦理学通常采用纵比、横比、同比、异比的方法。纵比是从时间上比较古今医药道德观念的历史变迁和发展,以批判地借鉴历史和了解现今医药道德的思想渊源。横比是从空间上比较不同地域、不同社会条件和文化背景下的医药道德观念和习俗的异同,以借鉴外国的有益经验。同比是将同一道德观念和习俗进行比较,以发现相同的程度和性质,揭示出相同背后的不同。异比是将两类截然不同的医药道德观念或行为放在一起比较,以显示出它们的差异,并揭示其背后的根源。有比较才会有鉴别,有鉴别才会有所提高。学习医药伦理学采用比较的方法可以使医药人员辨明是非、善恶、美丑,清楚哪些是科学的、进步的、正确的,哪些是伪科学的、落后的、腐朽的,进而扬其精华,弃其糟粕,不断加强自身的品行修养,达到自我教育、自我提高、自我修养、自我完善的目标。

2. 理论联系实际的方法　理论联系实际是马克思主义的一条基本原则,也是学习医药伦理学的正确方法。要做到理论联系实际,首先必须认真学习医药伦理学的基本理论及相关学科的知识,同时还要注意把握医药科学发展的动态,即将学习医药科学知识、医药法律知识和医药道德知识有机地统一起来,运用马克思主义联系的观点综合考察和分析医药道德对各个医药实践领域中的医药人员的具体行为的指导意义,而不满足于对抽象概念的探讨,并能及时地将医药科学中遇到的道德新问题运用掌握的医药道德理论加以分析、阐述,只有如此,才能在实践中发挥医药伦理学的积极作用。

3. 历史与逻辑相统一的方法　医药道德是一定历史条件的产物。每一种医药道德思想和观念的产生总是与当时的社会经济和医药科学发展状况相对应,并受当时的社会诸多文化条件的影响,这也从另一侧面说明人类的知识既不是从天上掉下来的,也不是人的头脑里固有的,而是在人类的社会实践中产生和发展起来的,是人类思想意识精华的继承和发展。医药伦理学的全部内容均具有其历史的必然和合乎逻辑的发展,是一门继承古今中外传统文化精华,并适应中国当前社会的一门现实性极强的道德学说。因此,学习这门课程就要坚持历史和逻辑相统一的方法,以历史为基点,深入研究医药道德产生和发展的基础并探索其产生和发展的根源和条件,只有如此,才能科学说明医药道德的产生及其发展规律。

4. 归纳和演绎的方法　归纳法是指由一系列的具体事实概括总结出一般原理的一种思维方法。演绎法是指从某一前提出发以逻辑关系推导出结论的一种思维方法。若对大量的医药道德现象没有归纳就不能去粗取精,去伪存真的整理;没有演绎就不能由此及彼,由表及里分析而得出正确结论。所以学习医药伦理学应坚持采用这种方法,科学地分析和综合,寻找医药道德现象的本质及医药道德关系发展的规律性,使学习深入、扎实。

思考题

答案解析

1. 简述道德的含义及特征。
2. 简述职业道德的含义、构成要素及特点。
3. 简述医药道德的特殊本质及基本特征。

4. 简述医药伦理学的研究对象。

5. 联系实际，论述学习医药伦理学的意义。

（赵迎欢）

书网融合……

| 本章小结 | 微课1 | 微课2 | 习题 |

第二章 医药伦理学的历史发展

📖 **学习目标**

1. 通过本章学习，掌握中国传统医药伦理思想精华的主要内容，国外医药伦理思想的代表人物及主要观点；熟悉国外医药伦理思想的发展阶段及特点，当代生命伦理学面临的主要道德挑战；了解中国传统医药伦理思想的发展过程、代表人物及主要思想。

2. 具有医药伦理学外文资料阅读能力，自主获取国外医药伦理学思想和知识的能力。

3. 树立终身学习理念，培养严谨求实的科学态度和创新意识。

医药伦理学是一门崭新学科，但是作为其内容的医药伦理思想有着悠久的历史。医药伦理思想伴随着人类医药实践活动而产生，并随着人类医药实践活动的发展而不断地进步和完善。全面地分析和考察中外医药伦理思想产生和发展的历史进程及特点，对于我们继承和弘扬中国传统医药伦理思想的精华，借鉴与吸收外国医药伦理思想的积极成果，促进医药事业的发展乃至全社会的精神文明建设具有十分重要的意义。

第一节 中国医药伦理学的历史发展

PPT

一、中国古代医药伦理思想的起源及发展

中国是世界四大文明古国之一。中国的医药学具有悠久的历史，与医药科学发展相伴，中国古代的医药道德思想也源远流长，具有优良的传统。在中国古代，医药一家，因此，医药伦理思想融为一体，这种思想由最初的某些火花经过历代医药学家不断地丰富、发展，深化其内容，逐步建立起一套具有中国特色的医药伦理思想体系，其具体发展过程分为三个时期。

1. 萌芽时期　从历史阶段看是从原始社会的晚期到奴隶社会的初期。历史朝代包括相传中的五帝时期和夏朝。

中国的历史告诉人们，中华民族的祖先很早就在神州大地上繁衍生息。原始人在最初寻找食物充饥的过程中，在饥不择食的情况下会误食某些有毒的食物，因而发生呕吐、腹泻、昏迷甚至死亡等，经过无数次的尝试，他们发现了某些植物可以治病。在原始社会末期，随着生产力的发展，他们一边从事农业、畜牧业和手工业的生产，改善自己的生活条件，一边还要采集、制造药物，解除天灾、疾病、战争和野兽给人们带来的侵害，探索治病疗伤的方法。由此，以防病治病为主要内容的医药实践活动开始出现了。如中国古籍汉代刘安著的《淮南子·修务训》说："神农……尝百草之滋味，水泉之甘苦，令民知所避就，当此之时，一日而遇七十毒"。《通鉴外纪》也说：远古的时候，"民有疾，未知药石，炎帝始味草木之滋，尝一日而遇七十毒，神而化之，遂作方书，以疗民疾，而医道立矣。"据《帝王世纪·路史》记载："伏羲氏……乃尝味百草而制九针，以拯妖枉焉。"神农、炎帝、伏羲他们均是氏族公社的首领，同时他们又是医药的最早实践者，为了各自部落的繁衍，他们以自身试验的目的是疗民疾、拯夭亡，他们的行为表现出为爱护他人的生命而自我牺牲和勇于探索的精神，是远古时代医药道德思想的萌芽。

2. 雏形时期　从历史阶段看是从奴隶制国家形成到瓦解时期。历史朝代包括夏朝、商朝、西周和春秋时期。

随着社会生产力的进一步发展和奴隶制国家的形成，社会分工越来越明确，出现了专门从事科学文化工作的所谓知识分子。在商代，巫医就是被认为具有较高文化水平，掌握较多医药知识的知识分子。在商代造酒业已相当发达，酒被广泛用于制药。酒剂和汤剂的应用在当时成为中药剂型的创举，极大地提高了药物的疗效。医药技术水平的提高为医药伦理观念的形成奠定了物质基础，促成了中华民族医药伦理思想初具雏形。在周朝，原始社会出现的生命神圣观、生命质量观的萌芽和保健意识在医药实践中得到了进一步的深化和发展。当时在周朝，社会上出现了滋补药、美容药、宜子孙药和避孕药四类特殊药物，这反映出当时的人们不仅注重疾病的治疗，还开始有目的地改善自身的健康状况和生育状况，人们对生命现象有了更深刻和更完善的认识。随着医药实践活动的加深，人们在周朝已经开始对医师的实践活动进行褒贬评价，反映在周代王室官制的《周礼·天官·医师》记载："医师，掌医之政令，聚毒药以供医事。凡邦之有疾病者，……则使医分而治之，岁终则稽其医事，以制其食，十全为上，十失一次之，十失二次之，十失三次之，十失四为下。"人们依此规定对医师业绩开展评价并依评价结果确定俸禄，这既是对医药技术的评价，也是最古老的医药道德评价。

3. 形成和发展时期　从历史阶段上看是中国漫长的封建社会。历史朝代包括从战国时代到清朝末年各个时期。

在漫长的中国封建社会，中国医药学理论形成和发展的主要哲学思想背景是儒家思想。儒家伦理思想的核心是"仁"，其基本观点是"爱人、行善、慎独"。儒家认为医药乃是"仁术"，从事医药实践之人必须是"仁爱之士"，必须以救人活命为己任，以对患者"无伤"为原则。在这一历史时期，中国历史上涌现出一大批著名的医药学家，他们在从事医药实践的进程中，写下了许多不朽的医药学著作，并阐发了医药道德思想，与此同时，中国的医药科学、医药道德和医药伦理思想在此时期形成并发展成为比较成熟的理论体系。

东汉的张仲景（公元150—219年）在其巨著《伤寒杂病论》自序中对医药道德做了精辟的论述。他指出医药方术的宗旨是："上以疗君亲之疾，下以救贫贱之厄，中以保身长全，以养其生。"他主张对患者要认真负责，一丝不苟，坚决反对行医中的"相对斯须，便处汤药"的草率作风。在汉代末年，社会豪强混战，疾病流行，张仲景同情民众的遭遇，在晚年身居长沙太守时，为解除民众疾病之痛，四处行医问药，并逢初一、十五大开衙门，不问政事，专心在公堂上为民诊治疾病，留下"坐堂大夫"的千古美名。

在我国唐代，科技和经济发展均达到鼎盛时期，这时的医药发展水平在世界上居于领先地位。世界上许多国家包括日本在内分别向唐朝派来留学生学习中国的医药技术，朝廷和官府在当时为了医药事业的发展需要，保证人们的用药安全，颁布了我国历史上第一部药典——《新修本草》，同时还颁布了医药法规即医药管理的律令，以保证医药道德规范得以贯彻。在唐律令中明确规定：为人配药有误而伤人命者要判刑；行医卖药不得欺诈患者；奴仆有享受医疗的权利，仆人生病而"上司不为请医救疗者，笞四十；以故致死者，徒一年。"同时还规定对囚犯也要给以医药治疗。在唐代，涌现出著名的医药学家孙思邈（公元581—682年），他一生扶危济困，为医药学发展做出了杰出的贡献。他在不朽之作《备急千金要方》中写有两篇文章《大医习业》和《大医精诚》，在这两篇文章中全面论述了医药人员思想品德、专业学习、对患者的态度、与同道的关系等一系列医药道德要求，系统提出了医药人员必须具备"精"即医术要精；"诚"即品德要好，在品德修养上要安神定志，无欲无求，对患者富有同情心，一视同仁两个方面的基本准则。这两篇文章是标志中国传统医药伦理思想形成的重要文献。与此同时，他在医药实践中身体力行，成为中国古代著名的医药道德思想家之一，被后人誉为"药王菩萨"。

🔗 **知识链接** -

《大医精诚》

孙思邈是我国唐代著名医药学家，他的著作《大医精诚》强调了医药人员在治病救人时应该具有的态度和技术，以及应具备的道德品质。指出：医药人员必须博极医源，精勤不倦，不可道听途说。"医可为而不可为，必天资敏悟，读万卷书，而后可以济世。"医药人员要精医重道，仁心惠世。

- -

宋元明清时期，中国的封建社会逐渐走向衰落，战争频发，疾病流行，人们在同伤病斗争中，在客观上推动着医药科技水平的进步，同时也在医药实践中丰富了医药伦理思想。在宋代，社会建立了中国历史上第一个官办药局"太平惠民和剂局"，宗旨在于为民治病。当时的"和剂局"按官府颁发的药书《太平惠民和剂局方》配制药品，所售药品利润较低，质优价廉，每逢灾荒、瘟疫流行，官办药局还要施放赈药。由于政府加强了对药品制造、供应和使用方面的管理，限制了当时社会上不法药商的投机活动，对确保民众用药安全起到了积极作用。在宋元明清时代，医药学家们对孙思邈提出的医药道德思想也进行了补充和发展。宋代有张杲所著《医说》中的"医以救人为心"篇，无名氏的《小儿卫生总微方论》中的"医工论"；明代名医龚廷贤（公元1552—1619年）在《万病回春》中首次对医患关系做了系统论述，总结出"医家十要"，陈实功（公元1555—1636年）在《外科正宗》中对我国古代医药道德做了系统总结，他概括的"医家五戒十要"篇中提出："首先应戒贫富不等；为妇女看病应有侍者在旁；不可诋毁同道；不可离家游玩；对娼妓等应视为良家子女，不可不尊。""十要"中一要是"先知儒理，然后方知医理……"该篇被美国1978年出版的《生命伦理学百科全书》列为世界古典医药道德文献之一。清代名医俞昌（约公元1585—1664年）在《医门法律》一书中极大地丰富和完善了传统医药道德评价理论，确立了医药道德评价的客观标准。清代对医风的论述较多，张石顽在《张氏医通》中的"医门十戒"篇中强调端正对习俗风尚的态度，不要被坏的社会风气薰染，不同流合污，不乘人之危索取非分之财等。夏鼎在《幼科铁镜》中的"十三不可学"篇中指出十三种有道德素质缺陷之人不应学医。

在宋元明清时期，还涌现出一大批受人爱戴、道德高尚的医药学家，如被誉为"金元四大家"的李杲、刘完素、张从正、朱震亨和明代的大医药学家李时珍等人，他们不慕名利，精求方术、作风正派、忘我献身的崇高境界成为后人学习的道德楷模。

二、弘扬中国传统医药伦理思想的精华 🄔 微课1

纵观中国古代医药伦理思想的发展过程不难看出，其内容博大精深。总结和概括这些具体内容，明确其品德修养的精髓，对于后人加强医药道德修养具有深远意义。

1. 赤诚济世，仁爱救人　孙思邈认为："人命至重，有贵千金，一方济之，德逾于此。"因此，祖国传统医药伦理思想认为医药是"仁术"，以救人活命为本，是一项神圣的事业。医药学家必须以救人疾苦为己任，以仁爱精神为准则。济世救人思想首先应表现为公开秘方，方便患者。孙思邈认为药方"秘而不传"是不道德的。他编著的《千金要方》和《千金翼方》之目的在于公布自己的秘方。虽然古人尚无今人的知识产权保护意识，但也可看到正是这种无私的境界和高尚行为丰富了中华民族的医药宝库。济世救人的思想另一方面体现在选拔和培养人才的标准德才兼备。晋代著名医药学家杨泉在《物理论》一书中说："夫医者，非仁爱之士不可托也；非聪明达理不可任也；非廉洁纯良不可信也。是以古今用医，必选名姓之后。其德能仁恕博爱，其智能宣畅曲解……贯微达幽，不失细小，如此乃谓良医。"在历史上许多古代名医在选拔人才时都坚持了这一标准。如《史记》中记载，长桑君收扁鹊为徒，经过十多年的当面考察，确实感到扁鹊品德优秀，忠诚可靠，才把秘方传授给他。清末江南名医费伯雄说："欲救人学医则可，欲谋利学医则不可。"强调学医必须是为了治病救人，不可有图利的私心杂念。金元四大家之一的李杲晚年选弟子罗天益时就坚持这一标准。他得知罗天益家境贫寒，性情纯朴，有志于学，便招来面试，问"汝来学觅钱医人乎？传道医人乎？"罗天益答："传道耳"。李杲欣然收他为徒，供其食宿，在临终前将自己所有著作交给罗天益并叮嘱说："此书付汝，非为李明之；罗谦父，盖为天下后世"。后来罗天益成为品德高尚、医术高明的名医。

2. 清廉正直，不贪财色　中医药学认为，清廉正直、不贪财色是医药人员品德修养的重要内容，其具体要求是举止端庄、文明礼貌、不贪淫色、不图财利，唯此，才能博得患者信任。孙思邈说："医人不得恃己所长，专心经略财物，但作救苦之心。"宋代张杲说："为医者须绝驰骛利名之心，专博施救援之志。"清廉正直是对医药人员的基本要求。据近代医学家葛洪所撰《神仙记》记载，三国时期有个民间医生名叫董奉，家居庐山，每天给人治病从不索取诊金，他唯一所希望的报酬就是请痊愈后的患者给他栽种杏树，"重病愈之，使栽杏五株，轻者一株。"这个要求对于山乡的百姓极为易做，因此每天门庭若市，前来求诊者人数愈多，"如此数年，得十万余株，郁然成林。"待到杏子黄熟之时，董奉又"于林中做一草仓，示时人曰：欲买杏者不须报奉，但将谷一器置仓中，即自往取一器杏去。"董奉每年又将卖杏换来的粮食，专门去救济贫苦百姓和困难之人，每年都有万人得到他的帮助，这就是流芳千古的"杏林佳话"。今天人们为了表达对医药人员的感激之情，常以"杏林春暖""誉满杏林"等作赞美之词，反映着医药人员高尚的道德情操和精湛的医术。在《嘉兴府志》中也记载，明朝永乐11年（公元1413年）浙江嘉兴府开业医生严乐善，刚正不阿，见利思义，不为重金厚利所诱惑。某天，一人突然串入诊所贸然赠他贵重金银器饰，并跪地求他说："先生请受而后敢言"。当严乐善问其因何重礼相赠时，该人耳语来意，话未说完，只见严乐善大怒，抛掉礼物说："我今切不发汝隐，汝若再求他医，杀汝同气，我必讼汝于官。"原来，此人以贵重财物向严乐善索要一个杀人的毒药方，准备毒害他的一个朋友。历代医药学家还十分强调医药人员作风正派，不畏权势，不欺老幼僧尼，一视同仁，举止安和，不贪财色。宋代张杲在《医说》中记载，宣和年间（公元1119—1125年），有一士人报病残年，耗尽家财，百治不愈，其妻子无奈便将名医何澄请到家中，引入秘室，羞怯地对何说："妾以良人报病日久，典卖殆尽，无以供医药，愿以身酬。"何澄正色曰："娘子何出此言！但放心，当为调治取效，切勿以此相污。"何澄这种"医不贪色"的高尚行为为后世医药人员树立了学习的榜样。

3. 普同一等，一视同仁　中国古代医药学家吸收了儒家"民贵君轻"和墨家"兼爱"的伦理思想，形成了不分贵贱贫富、普同一等的优良传统。历代名医均把普同一等、一视同仁视为自己的行医准则。孙思邈说："若有疾厄来求救者，不得问其贵贱贫富，长幼妍媸，怨亲善友，华夷愚智，普同一等，皆如至亲之想。"明代医家龚廷贤在行医过程中对不分贵贱、普同一等、一视同仁的原则身体力行，对同行中的某些权利之辈进行了严厉批评。他说："医道古称仙道也，原为活人。今世之医，多不知此义，每于富者用心，贫者忽略，此固医者之恒情，殆非仁术也。以余论之，医乃生死所寄，责任匪轻，岂可因其贫富而我之厚薄哉？"历代医药学家特别强调对那些地位低下、经济困窘的普通群众，更要深刻同情，一视同仁，必要时还应无偿奉药，并在经济上给予援助，表现了崇高的道德境界。明代医学家陈实功在《医家五戒十要》中规定："贫穷之家乃游食僧道衙门差役等人，凡来看病不可要他药钱，只当奉药。再遇贫难者，当量力微赠，方为仁术。不然有药而无伙食者，命亦难保也"。医药人员对患者报如此态度，患者也要对医药人员尊重，平等相待，否则医药人员也要不畏权贵，正直无私。元代名医朱震亨被一个权贵请去诊病，这个权贵已病入膏肓依然神气活现坐在公堂上，左右两边排列着三品官的仪仗，显示威风。朱震亨不动声色为其诊脉后一言不发便走了，他身边之人追到大门外问是怎么回事，朱震亨说："你家主人再过三个月就要进阴曹地府了，还摆什么架子"。果然三个月后，这个权贵一命呜呼了。

4. 勤奋不倦，理明术精   古代医药学家把精通医理、药理作为实现"仁爱救人"的一个基本条件。《黄帝内经》指出：医生要"上知天文，下知地理，中知人事"。从事医药而不学无术不仅不能生人，反而会害人。因此医药人员要在学术上达到博学、精通和专约。清代著名医药学家赵晴初指出："医非博不能通，非通不能精，非精不能专，必精而专，始能博而约"。勤奋不倦，刻苦钻研，持之以恒，知难而进是许多著名医药学家成功的法宝。孙思邈所以成为医中之圣，学问渊博，精通内外、妇儿、五官、针灸各科，其原因在于他实践了"博极医源，精勤不倦"的名言。他18岁立志学医，涉猎群书，深研医理，广采各家之长，白首之年，未尝释卷。晋代药学家葛洪自幼家贫，"饥寒困瘁，躬执耕穑"，自恨"农隙之暇无所读"，便背着书箱到处借书，但很难借到所需之书，于是便起早贪黑，砍柴变卖后换来纸笔抄书，由于他勤奋求学，知识渊博，终于在药学领域取得了巨大成就，成为世界制药化学的先驱。

5. 精心炮制，谨慎用药   我国古代医药学家认为，药是治疗疾病的物质基础，其质量的优劣和用药是否适当，关系到治疗的效果和患者的安危，因此他们十分强调制药和用药的道德，注意药品的鉴别、选用、炮制、处方、调剂和使用，以提高药品质量，保证用药安全。在我国最早的中成药制药厂"太平惠民和剂局"非常重视产品质量，制药十分精细，建立了配方、监造、检验的责任制。成品药出局时还配有专人护送到卖药所，以免中途出差错。根据《大明会典》中所载有关医药的刑法有数条用来处罚失职的医药人员。法律规定："凡合和御药，误不依本方及封题错误，医人杖一百，料理拣择不精者，杖六十"……"因而致死及因事故用药杀人者，斩"。以法令形式保证制药质量和用药安全。清末创办的胡庆余堂制药厂以"采办务真""修制务精"为宗旨，凡需药材，均自行采购，精选道地药材，把好原药质量关，在制剂中不惜重金购置设备，严格按照古法炮制，保证了成药的疗效。

6. 谦和谨慎，尊师重道   中国古代医药学家特别倡导同道之间互敬互学、互相帮助的美德。陈实功在《医家五戒十要》中指出："凡乡井同道之士，不可生轻侮傲慢之心，切要谦和谨慎，年尊者恭敬之，有学者师事之，骄傲者谦让之，不及者荐拔之"。明代医药学家李时珍为了编著《本草纲目》到处拜师访友，虚心向老农、药工、山人、皮工、渔民、猎人等请教。金元四大家之一的朱震亨原来跟从许谦学习"理学"，在他30岁那年，由于妻子死亡，加之老母病重缠身，他毅然改变理想，弃儒学医。他废寝忘食，昼夜研习《太平惠民和剂局方》，在行医过程中发现"操古方以治今病，不尽相合"，于是，又游学各地，广投名师，时年已40岁。古代医药学家不仅提倡向名医学习，还倡导大医要虚怀若谷，不耻下问，大医要向草医学习。明代医药学家缪希雍说："凡作医师，宜先虚怀。人之才识，自非生知，必假问学，问学之益，广博难量。脱不虚怀，何由纳受？不耻无学，而耻下问，师心自圣，于道何益？"因此，清人周学霆在《三指禅》中赞叹："病有大医不能治者，而草医却有办法治疗，故大医见草医而惊讶，名医见草医而肃然起敬也"。

7. 治学严谨，开拓创新   医药科学是在人们的防病治病中产生和发展起来的，医药人员肩负着维护人民健康和发展医药科学的双重任务。要完成这两个方面的任务就要求医药人员坚持实事求是的科学态度和治学严谨的科学作风，同时还要不拘古法，不迷信书本和权威，敢于冲破阻力，勇于开拓创新，为推动医药科学的发展做出杰出贡献。明代医药大师李时珍在修订《本草纲目》过程中，对每种药材都认真进行核对。蕲蛇是一种名贵中药材，特产于湖北蕲州，有"适骨搜风，截惊定搐"，治疗风寒湿痹之功效。但蕲蛇行走如飞，牙利而毒，一旦被咬，须立即截肢，否则就会丧命，因此难于捕捉。李时珍为了弄清蕲蛇的形状、颜色、习性等特征，就亲自在当地捕蛇人的帮助下，冒着生命危险，几次登上龙峰山捕捉几条真蕲蛇，经过观察、采访、研究写下了《蕲蛇传》。同时他还经过长时间实地考察，纠正了古书中关于中药的许多错误记载，历经27年，写出传世之作《本草纲目》。清代著名医药学家王清任在行医实践中发现"前人创著医书脏腑错误"导致"后人遵行立论,病情与脏腑不符",便决心予以纠正。为弄清人体脏腑各部关系,他饲养家禽观察,还冒着讥讽去墓地刑场观察死尸,撰写了《医林改错》一书,书中详细绘制了人体的脏器关系、神经与大脑,并大胆发表自己的观点"非欲后人知我,亦不避后人罪我。惟愿医林中人,一见此图,胸中雪亮,眼底光明,临症有所遵循,不致难辕北辙,出言含混,病或少失,是吾之厚望"。这种不畏艰难、探索科学的胆略为后人树立了学习的榜样。

祖国悠久的医药学发展史造就了宝贵的道德传统,对于中国传统医药伦理思想的精华我们应弘扬光大。但与此同时,传统医药伦理思想中由于时代的局限也掺杂着封建伦理观念和迷信思想,对此,我们在弘扬丰厚的优秀历史文化遗产的同时,还要以马克思主义唯物史观为指导,批判和抛弃糟粕,以使历史传统经渭分明,指导现实。

当前,随着社会的进步,人们的思想和道德观念也发生着显著变化。为解决人体器官短缺和挽救人们的生命,许多人立下遗愿在死后捐赠自己的某个器官。一些人的思想认识与过去的传统观念形成鲜明对比。他们认为将某种器官捐赠给其他患者,一方面救助和帮助了别人,体现对生命的珍重;另一方面,也可以感受到亲人生命的延续。2006年,著名歌手丛飞在病故后,将自己的眼角膜捐赠给他人,不仅以行动冲击和反抗了陈腐的封建道德,还以一种无私和奉献成为感动中国人物。在我国南方,一位医学博士在母亲病故后,亲手将自己母亲的眼角膜移植给其他患者,使他们重见光明。这些新时代可歌可泣的事迹,都使人们深切感受到社会道德的进步和文明的曙光。

三、中国近现代医药伦理思想的历史发展

中国近现代医药伦理思想的形成发展过程是伴随着反帝、反封建、反官僚资本主义的革命斗争而形成和发展的,最初是以爱国主义和革命人道主义为特征的。旧中国的中医、中药倍受压抑和摧残。从北洋政府到国民党反动政府都认为祖国的医药不科学,主张废除祖国医药,实行全盘西化。在当时的情况下,为了捍卫祖国的医药学,广大医药人员同反动当局展开了针锋相对的斗争。

1912年,当北洋政府制定"中国医学校标准课程"将中医学排斥于医学教育之外时,中医药界人士联合成立了"医药救亡请愿团",迫使北洋政府在文字上做了表面妥协。

1929年,当国民党政府提出"废止旧医以扫除医事卫生之障碍案",要政府用限期登记,禁止宣传中医,禁止成立中医学校等六条措施来消灭中医时,全国范围内成立了"全国医药团体联合会"与蒋介石政府抗争,迫使蒋介石宣告罢议。

1933年,当汪精卫再度公然宣布中医不科学,中药店应限令歇业时,中医药界人士再度联合起来,三次发起请愿活动,以实际行动保护和推进中医药科学的发展。

1936年,当国民党当局中不学无术的政客扬言"药学不是科学""药学教育根本不需要,药师配方工作可由护士代替"时,许多医药界人士和药科学生群起抗议,坚决抵制,并以实际行动建立起中国自己的中药提取工业,生产出一批药品抵制外商的掠夺。

抗日战争期间,面对当时社会上充斥的"洋车""洋火""洋药"等,爱国名医曹炳章在翻阅大量医药资料的基础上,结合自己多年丰富的医药实践经验,研制出精制高效的"雪耻灵丹"以抵制日本"翘胡子"银丹在中国市场上的倾销。当时医药界人士在现代文明和科学思想的影响下,吸取外国医药伦理思想的积极成果,开展医药道德研究。中国药学会于1935年颁行的《药师信条》是我国最早的一份专门药学职业道德文件,它标志着药学伦理思想的研究已有了新的开端。

中国革命战争时期,在中国共产党的领导下,为了保证革命需要,军民共建了许多制药厂。本着"用科学的方法改进中药"的指导思想生产了大量药品,为革命战争的胜利做出了杰出贡献。

中华人民共和国成立以后,我国的医药事业得到了长足发展,医药的服务对象在扩大,范围越来越

广泛，由医疗用药扩展到预防保健、计划生育，由单纯的医院药品供应扩展为医药教育、科研、生产、经营、使用、药检、药政等多个工作门类，不仅健全了药政管理机构，还颁布了《中华人民共和国药典》和其他药品质量标准，制定了一系列科学、全面的药品管理法规，有效地保证了药品的安全性；不仅发展中、西药品生产，还加强职业队伍建设和精神文明建设，通过制定医药道德守则、公约等规范行为；不仅提高了医药人员的道德水平，还增强了道德责任感，使医药事业成为保障祖国现代化建设事业顺利进行的一个重要组成部分。

改革开放以后，党和政府更加重视医药职业道德建设，许多专家、学者在研究的基础上编写了大量的医药道德教育读本和专著，高等医药院校的大学生中专门开设医药职业道德教育课，高等医药院校凝练了职业誓词，中华医学伦理学会、医学与哲学研究会等学术团体广泛探索医药领域的前沿热点，不断创新理论成果，这些都是新时期我国医药伦理思想研究方面的创造性发展。尤其在今天，我国坚持把"依法治国"和"以德治国"结合起来，更是为医药伦理学的发展带来春天。相信在马克思主义伦理学基本理论指导下，结合中国日益广泛深入的医药实践和国际潮流，医药伦理学在人们思想道德素质的形成过程中，在祖国医药学事业的发展中必将彰显出深远的意义。2019 年 7 月 24 日，中央全面深化改革委员会第九次会议通过《国家科技伦理委员会组建方案》。根据方案要求组建国家科技伦理委员会，完善制度规范，健全治理机制，强化伦理监管，细化相关法律法规和伦理审查规则，规范各类科学研究活动。显然，这一重大决定对医药伦理思想及实践发展具有极大推动作用，对医药伦理实践领域规范行为具有靶向和监督作用，是医药事业可持续健康发展的重要保证。伴随科学技术的突飞猛进，人工智能（artificial intelligence，AI）已经介入诸多实践领域并日益发挥引领作用，有效规范人工智能技术应用过程中的伦理问题，已然成为医药学领域关注的热点。国家科技伦理委员会人工智能伦理分委员会于 2023 年 12 月发布《脑机接口研究伦理指引》，旨在指导脑机接口研究合规开展，防范研究与技术应用过程中的科技伦理风险，促进负责任创新。

器官移植是挽救生命的最后手段之一，是一个国家医学发展和社会进步的重要标志，是健康中国战略的重要组成部分。自愿、无偿是我国人体器官捐献的两大基本原则，生命不可挽救去世后才能捐献是基本前提，遗体器官捐献是器官移植的主要来源。2023 年 12 月 14 日以中华人民共和国国务院令的形式发布《人体器官捐献和移植条例》，以有效规范供体器官的合规获得。

近年，为不断促进治理科技发展中的风险，我国相继颁布多个关涉技术伦理治理的规范和法律法规。如《实验动物管理条例》（2017）、《中华人民共和国药品管理法》（2019）、《中华人民共和国民法典》（2020）、《中华人民共和国数据安全法》（2021）、《中华人民共和国个人信息保护法》（2021）、《涉及人的生命科学和医学研究伦理审查办法》（2023）。2023 年 10 月 8 日，由科技部、教育部、工业和信息化部等十部门联合印发的《科技伦理审查办法（试行）》（以下简称《审查办法》）正式公布，意在规范科学研究、技术开发等科技活动的科技伦理审查工作，强化科技伦理风险防控，促进负责任创新。文件指出，科技伦理审查应坚持科学、独立、公正、透明原则，公开审查制度和审查程序，客观审慎评估科技活动伦理风险，依规开展审查。科技发展不仅改变着工具，还改变着人自身。有许多变化甚至是颠覆性影响。国家有关部委、国际组织的人工智能伦理与治理相关研究工作，着手编写《国家新一代人工智能治理原则》《国家新一代人工智能伦理规范》《联合国教科文组织（UNESCO）人工智能伦理问题建议书》《世界卫生组织（WHO）健康领域人工智能伦理指南》等，研制并发布了"链接人工智能准则平台""人工智能治理公共服务平台""面向可持续发展的人工智能智库平台"等一系列人工智能可持续发展与伦理治理交叉研究与服务平台。试图通过伦理规范的约束和平台技术管理等手段和措施，实现和确保新兴技术造福人类而不被滥用。

第二节 国外医药伦理学的历史发展

一、国外古代医药伦理传统及思想精华 🄴 微课2

（一）古希腊、古罗马医德传统

古希腊文明源远流长，其在实践中形成的医德思想至今影响着西方医药伦理学的发展。古希腊神话中记载了医神——埃斯克雷底斯的故事，他慈悲善良，同情芸芸众生，不畏艰险，考察动植物习性，拯救人类，成为古希腊远古时期人民崇拜的英雄。他右手持杖，杖口缠蛇，左手拿着一束治病救人的草药，这一形象一直流传至今，成为西方医学的标志。古希腊神话充分反映出人类在早期的医药活动中崇拜治病救人、无私奉献等高尚的医德思想。

公元前5世纪，古希腊出现了著名的医学家希波克拉底（Hippocrates，公元前460—377年）。他的全集是西方医学历史上重要的著作，在疾病诊断、治疗各方面希波克拉底均独树一帜，被称为"医学之父"。他在医德学上也是一位奠基者，著名的《希波克拉底誓言》成为古代西方医德的重要规范。希波克拉底要求弟子"尽余之能力及判断力所及，遵守为病家谋利益之信条，并检束一切堕落及害人行为。"由于古代对药性了解甚少，希波克拉底极力主张自然疗法，生病时尽可能不用药物，并要求"不得将危害药品给予他人，并不作该项之指导，虽有人请求亦必不与之。"古希腊时期最著名的医药道德思想是希波克拉底的《誓言》，综合概括古希腊医德学思想，主要有以下精华内容。

1. 平等对待患者，一视同仁 古希腊医学先贤倡导对患者一视同仁的行医准则与职业态度。希波克拉底提出，凡入病家，无论患者是自由人还是奴隶，尤均不可虐待其身心，无论到了什么地方，也无论需要诊治的患者是男是女、是自由民还是奴隶，对他们我一视同仁，为他们谋幸福是我唯一的目的。[①] 在各种社会关系中，都应该公正，公正必然能使人作出伟大的贡献。古希腊医学家将这种思想应用于医疗实践，同时践行了平等的内容。尽管古希腊在整个社会层面不可能普遍实现平等待患，但医学家们的职业理念和身体力行仍然发挥了积极的作用和影响。

2. 精通医术，谨慎用药 希波克拉底强调，要想成为一名合格的医生必须抓紧时间钻研业务。他在《箴言》中指出，医学如果经过屡次挫折仍毫无进展那是一种耻辱。他以"时间之中有机会，而机会之中却没有多少时间"这样一种哲学观点阐述如何行医，认为痊愈需要时间，但有时也需要机会，而机会主要来自医生的医术。[②] 精湛的医术来自于刻苦的钻研。他主张医生的业务必须是全面的，治疗不仅是药物和手术，还包括心灵的修炼。因此，医生要有良好的教育、丰富的经验，用心灵来治病，而非仅仅是一种简单的技术操作，这就要求从医者必须拿出时间认真精研业务。

3. 注重仪表，规范行医 希波克拉底在《礼仪论》中详细地描述了一个理想医生所具备的品格。他强调，医生在实际医疗工作中一定要预先准备全面，接触患者要注意坐姿，说话果断、简明、沉着、镇静。医务工作者良好的仪表不仅可以促进医院的行风建设，树立良好的职业形象，还可以使患者对社会大众产生信任和安全感。古希腊人还规范了从医者的行为。希波克拉底在《预后论》中强调，谁要想准确地预测哪些人会恢复，哪些人会死亡，病情拖延的日子多于或少于多少天，都必须彻底了解全部症状并有能力评论方可。亚里士多德提出，医生不能偏私，不能够受情绪的影响。医生应当具有理性和不偏私的精神，在医疗行为中不能受到任何消极情绪的影响，且需做到客观、审慎。古希腊医学哲学强

---

① 韩玉龙，苏振兴. 论古希腊医德思想及其当代价值［J］. 中国医学伦理学，2018，31（05）：654－657.
② 韩玉龙，苏振兴. 论古希腊医德思想及其当代价值［J］. 中国医学伦理学，2018，31（05）：654－657.

调医学实践应基于准确的观察和实证研究。希波克拉底和他的追随者们提倡通过观察患者的症状、体征和病程来诊断疾病，同时进行实证研究以验证治疗方法的有效性。

4. 利他无伤，无私奉献   希波克拉底为从医者设定了较高的道德标准，指出无论何时登堂入室，都将以患者安危为念，远避不善之举。他在其《誓言》中强调，"我之唯一目的，为病家谋幸福"，这实质上是表达了医生要有利他的道德标准。古希腊哲学家也主张要尊重患者权利。亚里士多德在《政治学》中说："患者要是怀疑医师受贿于他的仇敌将有所不利于他时，他可查考药书的疗法和方剂"。亚里士多德提出的患者在受到损害时有知晓病情和治疗方案的权利，既体现了古希腊人本主义的传统，也成为后来西方生命伦理中利他原则的源头和核心内容。

这些思想与古希腊哲学思想息息相关，也是古希腊哲学思想产生的根基。如柏拉图的安乐死思想，主张应该由人自己选择生存还是有尊严的去世。如亚里士多德的思想，胎儿是生命的起源，是有灵魂的，堕胎是不尊重生命要被谴责的行为。

到古罗马时期，医药学家盖伦对药店制药配药和科学用药的要求极高。盖伦坚决反对用动物的唾液和分泌物入药，强调从植物中取药，而且对医药人员要求每日思考医理药理，合理科学用药。

盖伦是古罗马著名医生，他的许多医学论点、药学处方被西方引用达一千年之久。盖伦对西方古代伦理思想也有一定贡献。他医术高明，重视药物的效能，注重用药科学性。他反对用各种动物或人的分泌物作为药物，提倡大量利用植物药配制各种药剂备用，直到现代，西方药店仍把用简单方法配制的药剂称为"盖伦制剂"。他强调医生对医药要有探索精神，要"整天思考它"，提出精诚医德思想。

（二）古代阿拉伯、古印度医药道德

古代阿拉伯人勤劳智慧，在阿拉伯时期，医德思想进一步升华。

考古发现，在古代阿拉伯文明鼎盛时期，阿拉伯人创办了世界上第一个专门的药店或配药所，药店中分工也比较细，有切根人、配药人。药学治疗水平较高，出现世界上第一位专职药物学家底奥斯考里德（Dioscorides，公元40—90年），专门研究药物，著有《药物学》。著名医家迈蒙尼提斯（Maimonides，1135—1208年）著有《迈蒙尼提斯祷文》，成为西方医德的经典文献。祷文中写道："不要受贪欲、吝念、虚荣、名利侵扰，……不要忘却为人类谋幸福之高崇目标；要视患者如受难之同胞；愿绝名利心，服务一念诚，尽力医患者，不分爱与憎，不问贫与富，凡诸疾患者，一视如同仁。"迈蒙尼提斯提出敬畏生命。

古印度也是人类文明的发源地之一。在古印度，外科鼻主名医妙闻说"医生要有一切必要的知识，要洁身自持，要为患者服务，甚至牺牲自己的生命，亦在所不惜。"内科鼻主名医阇罗迦要求"医生治病既不为己，亦不为任何利欲，纯为谋人幸福。"古印度医学影响较大，曾被印成阿拉伯文广泛传播。阇罗迦突出四德：正确的知识、广博的经验、敏锐的知觉、对患者的同情。

古代医药道德思想的主要精神是以人为本。总之，在经验医学阶段形成的医德思想，为后来医药伦理学的发展起到奠基作用。

（三）欧洲中世纪医药道德

欧洲中世纪受宗教影响极大，教会办了许多医院，基督教教义要求教徒有爱心、虔敬、忍耐、节制，对患者要照顾、安慰。要求公平对待患者，尊重患者，保守秘密。中世纪的医药学发展极其缓慢，常采用心理暗示方法等方法治疗患者。

二、国外近现代医药伦理发展

（一）欧洲近代医药伦理

15世纪文艺复兴至19世纪是西方近代实验医学发展时期。文艺复兴反对神道为中心，提出人道主

义口号。这一时期医学伦理把医患关系、医生应具备的美德作为主要的规范范围，并通过各种协会制定出执业规范。

15 世纪，文艺复兴的发源地意大利的一些城市，制定了以道德为主要内容的药剂师规章，规定了药品的合理价格及配制复杂药剂的质量保证措施，并要求药剂师要进行宣誓，服从管理内容。此时，药房最流行的药物为乌糖浆，由 57 味药制成。意大利比萨与佛罗伦萨药剂师规章规定：乌糖浆必须在医师药师权威出席下公开配制。乌糖浆的配制常在公众场所当众配制，以示不假。配制后须经执政官批准，方可在市面上出售。

17 世纪，伦敦药师处于皇家医学会的监督之下，医师有权检查药店，处罚不当的医疗行为。药师必须登录医生的处方，卖药必须有药品说明书。

1847 年，美医学联合会制定了医学伦理规范，其涉及的主要问题是收费方式、广告、医生与他人的关系等。该规范由专业团体发布，违反者由团体对其进行制裁。

18 世纪，德国柏林大学教授、著名医生胡佛兰德发表《医德十二篇》，就行医目的、医生行为、医疗费用、与同行关系等内容提出了具体的道德规范，代表了 18 世纪欧洲医德思想与医德规范。《医德十二篇》规定了医生的权利和义务，第一条要求：医生活着不是为了自己，而是为了别人，这是职业性质所定。不要追求名誉和个人利益，而要忘我工作，救死扶伤，治病救人，不应怀有别的个人目的。第二条要求在患者面前，该考虑的仅仅是他的病情，而不是患者的地位与钱财。第四条要求医生切不可口若悬河，故弄玄虚。他要求，即使患者无药可救时，还应维持他的生命，如果放弃，就意味着不人道。第八条要求尽可能减少患者的医疗费用。当医生挽救他的生命又拿走他维持生活的费用，那有什么意义呢？第十、十一、十二条规范了同行之间的医德关系。

1803 年，英国人托马斯·帕茨瓦尔（Thomas Percival）出版《医学伦理学》一书。全书共分四章：第一章讲述医院与其他医疗慈善机构的职业行为；第二章讲私人医生和一般医疗机构的医疗行为；第三章是关于医生对药剂师的行为与态度；第四章为法律问题。他是第一个为现代医院提出道德准则的医学伦理学家。

（二）国外现代医药伦理发展

20 世纪中叶以前，世界各国相继制定了医药人员道德规范，《日内瓦国际红十字会公约》提出以人道主义精神救护伤病者。20 世纪下半叶，医药伦理学在体系架构与理论基础上得到了较大发展，其显著标志是各类国际性的会议决议与大会宣言得到世界各国医药界的认可，成为国际社会共同遵守的医药伦理规范。

第二次世界大战后，针对战争时期侵犯人权的问题，1946 年纽伦堡国际军事法庭颁布了《纽伦堡法典》，1964 年第 18 届世界卫生大会依据纽伦堡法典通过了《赫尔辛基宣言》，制定了《人体生物医学研究国际道德指南》，提出人体试验必须有利于社会，应该符合伦理道德和法律的基本原则。《赫尔辛基宣言》是医药科研中涉及人体试验的重要文献，此后随着医药的发展多次进行修改，1974 年修改时强调了人体试验一定要贯彻知情同意的原则。

1948 年，世界医学大会认为希波克拉底誓言所提出的道德精神应当加以尊重，会议修改出版了现代《希波克拉底誓言》，并形成了日内瓦协议；次年获得世界医学协会的采纳。1948 年《日内瓦宣言》，是医务界共同准则。1969 年，进一步修订颁布了《医学伦理学日内瓦宣言》，该宣言成为国际医药学界公认的职业公德。1949 年第三届世界卫生大会伦敦会议通过《国际医学伦理学准则》，进一步明确了医生的伦理守则、医生对患者的职责和医生对医生的职责三个方面的内容，标志着现代医学伦理学的诞生。

这些国际会议的内容涉及人道主义原则、战俘问题、人体试验、死亡确定、器官移植等一系列医药学伦理的基本问题。许多决议成为各国政府、卫生医药界人员共同遵循的道德法则。为医药科研领域道德、新药开发中的道德、生命伦理奠定了基础。

20 世纪 60 年代起，世界各国十分重视药品质量管理。符合道德的药品生产规范（GMP）在 1969 年得到推广使用，尔后药品实验室研究管理规范（GLP）、药品临床研究管理规范（GCP）在世界医药产业发达国家率先得到认可。GCP 提出，药物临床试验必须符合科学和伦理两项标准，规定了保护受试者权益的原则，实验过程要公正、尊重人格，力求使受试者最大限度受益和尽可能避免伤害。

1988 年，WHO 拟定《药品促销的伦理准则》并推广发行，该准则于 1994 年 5 月获世界卫生会议采纳，要求 WHO 的所有成员国及其他相关团体特别关注。2012 年 9 月，APEC 经济体在墨西哥提出了生物和制药领域的商业道德准则，即《墨西哥城原则》，号召经济体各成员所有生物和医药行业的利益相关者拥护这一共同的道德标准。药品营销中和促销中应当遵循的道德要求日趋规范。

第三节　当代生命伦理思想的发展

PPT

一、生命伦理思想溯源

如果说医药伦理学经历了古代医德学、近现代医药伦理学阶段，那么到 21 世纪的今天发展到生命伦理学阶段，在某种意义上我们可以说生命伦理学是医药伦理学发展的高级阶段。回顾 20 世纪 50 年代末，沃森和克里克发现了 DNA 的双螺旋结构，人类打开了认识生命现象的大门。

生命伦理学或称生物伦理学，是对涉及人的生命和健康的行为实践中的道德问题进行综合研究的一门应用伦理学。生命伦理学是伴随着生物医学技术的发展和社会伦理观念的变革而产生及形成的，它最早诞生在美国。20 世纪 60 年代以来，美国的生物医学技术发展十分迅速，在医药实践中，人们由遇到的许多技术问题而激发对伦理难题的思考。美国在 1948 年兴起女权运动，探讨妇女节育及生育控制问题，这种权利运动对医疗领域的直接影响是患者权利问题，即患者的自主权。20 世纪 60 年代，伴随着医学技术的进步，器官移植和肾透析等问题引起了人们对社会稀有卫生资源分配的研究。20 世纪 60 年代中期到 70 年代初期，美国两家大医院发生了两件大事，1965—1971 年，纽约的 Willow Brook 医院的医生将肝炎疫苗注射到弱智儿童身上进行肝炎研究；1966 年，在 Brookly 的犹太慢性病医院，在未征得患者知情同意的情况下，将癌的活细胞注射到老年人身上，引发人们对人体试验的伦理大讨论。人体器官移植涉及新的死亡标准。与此相关，飞速发展的生物技术科学、优生学的复兴及精神病学的道德问题，都是促使生命伦理学产生的重要因素。

生命伦理学主要探讨的是应该如何应用生命科学的问题，也就是生命科学应用中的价值选择问题。生命科学与生命伦理学的区别在于前者解决对待生命现象中的"能够"或"不能够"的问题，后者在于解决"应该"或"不应该"的问题。

生命伦理学一词首先由美国生物学家范·伦塞勒·波特（Potter. V. R）使用，最早在他的《生命伦理学：通往未来的桥梁》一书中出现，该书阐述了人类发展过程中面临的一系列生命伦理问题。波特对生命伦理学定义如下："利用生命科学以改善人们生命质量的事业，同时有助于我们确定的目标，更好地理解人和世界的本质。因此，它是生存的科学，有助于人们对幸福和创造性生命开出处方。"生命伦理学不仅具有生命论、人道论、美德论、义务论，还具有社会公益论的思想。它实现了人的生命神圣论、生命质量论和生命价值论三者的统一。生命伦理学的研究对象可以从广义和狭义两个层面来认识：

广义的生命伦理学其研究对象是关于所有生命，包括动物、植物生命在内的伦理合法性问题；[①] 狭义的生命伦理学关注的是与人的生命相关的道德正当性问题或伦理合法性问题，致力于为美好的生命状态进行道德呵护。从这个意义上说，生命伦理学是关于人的生命"应当的伦理学"和"追求美好生活的伦理学"，[②] 任何与人的生命活动相关的技术、理论以及对于生命本质的探讨都应纳入生命伦理的研究范围之中。

当前，在生命伦理学发展中遇到的难题主要有：一是人工授精、体外受精、代理母亲和克隆人；二是器官移植、安乐死和听任死亡；三是基因工程技术在医疗和制药过程中应用引发的伦理难题。这些问题在当前有许多方面的争论，涉及的伦理问题不容回避。它表现的是生物技术方法在其应用改善生命现象的过程中的道德与不道德的行为选择，如克隆技术的应用。

克隆（clone）指通过无性繁殖的手段从单一的植物和动物的任意一个细胞制造出和母体遗传上完全相同的后代的技术。

1997 年 2 月，英国科学家用核移植的方法，克隆出第一只克隆绵羊"多莉"以后，许多研究者利用这种方法克隆出来鼠、猴等动物。据报道，科学家运用克隆技术和基因组学技术正在培育一种奶汁中含有昂贵的药用蛋白的山羊。一头这样的母山羊，每年生产的药用蛋白可以相当于一个投资 1 亿美元的制药厂。这种无性繁殖的技术使得无性繁殖人类也没有任何难以逾越的障碍。当前主要是建立对克隆方法使用过程中的管理法律及道德准则，使这种尖端技术能够造福于人类。

生命科学和生物技术的发展促进了生命伦理学的成熟和完善，在客观上也促进了医药伦理学发展进入到更高级的阶段。如果我们把医药伦理学的发展定义为由古代的医德学，到近代的医药伦理学，再到当代的生命伦理学的演进，那么不难看出，生命伦理学在一定意义上可以说是医药伦理学的最高阶段。

与生命伦理学相关的前沿伦理问题在当前是世界学术研究的热点。

2003 年 4 月，由美、英、日、德、法、中六个国家的政府首脑正式宣布，人类基因组序列图测定完成，至此从 1990 年起步的人类基因组计划的核心部分——基因组测序画上了一个圆满的句号。在初步明确了人类的基因在 3 万 2 千到 4 万个碱基数之间的情况下，人类的基因组研究作为生命科学的热点，已经将主要研究目标从其结构转向了确定基因整体水平上的功能，确定所有基因及其表达谱，确定基因所编码的蛋白质的空间结构之上。由此，人们将其誉为"后基因组（postgenome）"研究，亦称为"后基因组时代"（postgenome era）。

众所周知，生物技术是 21 世纪的关键技术，而在生物技术的应用过程中，其核心技术是基因工程技术。伴随人类对基因研究成果的逐渐深入，人类对疾病和健康的认识也更加深刻。从更高层次上了解人体生长、发育、正常生理活动和各种疾病的病因及发病机制，预防疾病、延年益寿，改变器官的功能，维护身体健康是人类的美好愿望。生物技术上的不断创新，推动着生物医学和药学的快速发展，由于医学和药学又是充满人道的科学，故而理所当然也有许多前所未见的伦理道德问题相伴而生。人们清楚地知道，在"后基因组时代"，在生物技术发展的推动下，人类将步入一个新的生物医学时代，人类也将时刻面临着应对和回答许多伦理难题，面临着协调技术发展与伦理道德关系的新课题。相信，随着人类认识水平的不断提高，观念的不断更新和变革，科技与社会的协同发展是历史发展的必然。

---

① ［德］马库斯·杜威尔. 生命伦理学：方法、理论和领域［M］. 李建军，袁明敏，谢强，马月，译，社会科学文献出版社，2017：19.

② ［德］马库斯·杜威尔，生命伦理学：方法、理论和领域［M］. 李建军，袁明敏，谢强，马月，译，社会科学文献出版社，2017：136－137.

目前，生物技术的应用范围十分广泛，它不仅涉及最新的生物学、遗传学、生物化学的技术和工艺过程，还对医疗、新药开发、动植物及水生生物的品种改良与优化等诸多领域产生巨大的影响，乃至带来革命性的变化。现代的生物工程技术，尤其是遗传工程技术与人类的生活、健康，与现代的物质文明和精神文明建设息息相关。如果说，人类的基因组研究其重大意义在于：一是读出了人类基因组全部核苷酸的顺序；二是读懂了人类基因组的核苷酸顺序，即全部基因在染色体上的位置以及各种 DNA 片段的功能。[①] 那么，"后基因组"的研究则主要包括蛋白质组学（proteomics）研究、干细胞研究及生物信息学研究等，这些研究不仅对阐明生命活动的起因有着极其重要的意义，还对发育生物学及其新药开发有着极为重要的推动作用。

综观现代生物技术的发展，其代表性和前导性的技术是生物芯片技术，它是生命科学和医学领域中最有力的分子检测工具。生物芯片根据科学家排列在硅片上的"探针"的不同分为基因芯片、蛋白质芯片、细胞芯片和组织芯片等。其中当前应用最广泛的是基因芯片，也叫 DNA 芯片。它作为现代人类预防疾病和诊治疾病，全面、系统研究生命现象的尖端技术，已经成为"后基因组时代"生命科学研究的强有力的工具，加速着生命科学研究中思维方式的一场深刻的变革。它以高速度、高效率的分析与诊断技术，同时研究同一组织和不同组织中的上万个基因的表达水平，在最短的时间内做出可靠的定性和定量分析，为临床的基因诊断和基因治疗开辟了广阔的发展空间。

此外，在"后基因组时代"的生物技术研究领域中，组织工程技术和干细胞分化技术是解决人体器官移植中供体器官短缺的关键技术。当前，在我国医疗临床实践中，供体器官短缺是人体器官移植的最大障碍。

有资料统计：一个眼角膜移植患者要获得与之匹配的角膜一般至少需要半年的时间，而内脏器官如心脏、肾脏等的获得需要的时间更长，个别人可能终生不能找到供体。当然，器官短缺背后的原因很复杂，一方面是由于受传统道德观念的影响，许多人不赞同捐献器官；另一方面，一些人认为器官移植带有强烈的功利主义色彩。当然，客观的原因是由于巨大的排斥反应造成的。那么，利用组织工程技术的方法改造动物器官使之适应异种器官移植的要求，利用干细胞定向分化技术，在动物体内培养人所需要的某种特定器官，将对人类抵御疾病，改善健康状况做出积极的贡献。

任何技术的发展和应用都伴随着负面效应的产生，这是技术价值的两重性的客观表现，就像第二次世界大战中使用的原子弹一样，生物工程技术也不例外。从 20 世纪 70 年代开始人类在实验室中成功地进行了重组 DNA 实验以后，人们面对着许多新问题，转基因食品的安全性、生物物种的多样性保护及克隆人等问题。这使人们在清醒认识技术的积极效应的同时，深刻反思技术的负面影响及其给社会发展带来的伦理挑战。

洞察"后基因组时代"的生物技术伦理难题，已经远远不只在于表层的某些现象，在相当高的程度上需要引起社会广泛关注的在于它或许不仅是局部问题，还带有普遍共性的问题。如果说人类在"前基因组时代"研究中存在着一些道德争议，那么，在"后基因组时代"这些道德争议将导致严重的社会问题的发生并变得异常地尖锐，甚至会在某种程度上危及人类的自身安全。如个人基因秘密的随意泄露，将造成人与人之间关系的紧张、社会歧视的产生、个体人格的扭曲及人类自身发展过程中由于对异常基因携带者的恐惧而产生的婚嫁危机，这些既加速了人与社会的矛盾，也加剧了人与自身发展的矛盾。

---

① 郭自力. 生物医学的法律和伦理问题 [M]. 北京：北京大学出版社，2002：172.

二、当代生命伦理思想精华及进展

全面概括"后基因组时代"的生物技术伦理问题，其生命伦理思想实质集中反映在以下三个方面。

1. 尊重人权和人的尊严 人类的基因研究有助于人类揭示重大疾病的遗传因素，并寻找到新的治疗方法。现在人们已经发现，人类许多疾病的发生是由于相关基因的结构和功能的异常所致。生物芯片技术的应用可以清晰地检测出人体的基因表达，预测疾病的发生，同时也蕴涵着巨大的隐患，如在利用和解释遗传信息时，如何维护个人的隐私权，在技术应用过程中如何保护受试者利益和维护知情权等问题。个人的基因图谱是一个人生命的全部秘密，它可以被用于对个人的性格、智力、健康水平尤其是个人的某种潜在素质的解释。基因芯片技术为大规模平行检测不同样品的基因表达差异，推断基因之间的相互关系，揭示基因与疾病发生、发展的内在联系，鉴定和检测某些严重的肿瘤组织中基因表达谱提供了新的科学方法。在基因芯片技术应用和实践的过程中，除了技术的安全性问题之外，能否做到知情同意？个人的隐私权能否得到切实保障？选择权在医生还是在患者？选择的标准是什么？如何公平、合理地使用个人的遗传信息？等等一系列伦理道德问题会接踵而至。由于各种技术的发展都有一个从起步到成熟的发展过程，所以当前采用的任何基因检测和治疗技术都是试验性的，一种技术的不确定性及预后的不可预测性都将对患者造成潜在伤害的可能性，所以知情同意是患者自愿地选择行为的基本原则和前提，也是对患者个人尊严的基本尊重。试验的利益和风险问题既是科研人员、医生、伦理学家要考虑的内容，同时也是受试者本人关注的焦点。而对医生来讲，保守患者的基因秘密是对其人权的尊重和保障。非法泄露个人的基因秘密，就会给个人的升学、就业、保险和婚嫁造成严重影响，同时对个人基本的人权及尊严构成侵犯。

2. 实现公平和公正 基因决定了人们的身材、肤色、身体的其他特征及人们的身体健康的大致状况乃至具有家族遗传，这是众人皆知的。但是"基因决定论"的思想是错误的。尽管科学研究资料表明了某些疾病具有家族遗传性，如心脏病、肿瘤等，但是，人类通过基因的检测与治疗，包括人为地改变人的生活方式是完全可以避免的。目前，世界上有3000多人正在接受试验性的基因治疗，如癌症、艾滋病、冠心病等。[①] 因为某些人具有了某些疾病的家族病史，就断定这个人将会患同一种疾病，而使得他在各种社会性活动中受到歧视和遭到拒绝，是社会的不公平和不公正。2001年4月2日，我国科学家在"联合国教科文组织生命伦理与生物技术及生物安全研讨会"上明确指出：我们必须坚决反对"基因决定论"，因为一个人的智力、性格等必将受到环境、教育和社会的多重影响，基因不能决定一切，比基因重要的是它的表型，即基因表达的结果和功能。[②] 当然，人类对基因的治疗亦即对生命的干预是一项十分复杂的技术，它的费用是相当昂贵的。在美国，一个患有免疫缺陷综合征的儿童一个月的基因治疗费用高达2万美元，对于广大发展中国家的普通民众来讲可望不可及。

可见，基因检测与治疗技术要真正体现社会的公平和公正，就必须在增加安全可靠性的同时，降低治疗费用，以达到在全社会推广，真正满足广大民众的需要。社会的公平和公正体现着人与人之间不论国籍、种族、肤色、宗教信仰的差异，在生命和健康权，在享有医药保健和预防疾病的服务方面机会的均等性。由于种种原因，或许在相当长的一段时间内，基因芯片技术的应用服务范围是有限的。

3. 践行道义和责任 生物芯片技术、蛋白质组学及干细胞研究主要用于医学和药学实践领域，而医药学是充满人道的科学，在中国古代就将其称为"仁学"。生物技术推动着生命科学的发展，生命科

---

① 郭自力.生物医学的法律和伦理问题 [M].北京：北京大学出版社，2002：183.
② 刘祥麟，马胜林，许沈华.认识基因 [M].北京：人民卫生出版社，2003：186.

学是研究生命起源、生物体从生殖细胞的发生到受精、生长发育、成熟、病变、衰老、死亡整个生命过程中变化机制的学科。它旨在研究生物体整个生命周期发展变化的规律，从而利用这些规律调节和控制其生命健康，以促进社会发展和造福于人类。科学家在控制生命、实践生物技术的过程中，其行为时刻面对着道德选择。由于人胚胎干细胞研究与"克隆人"仅仅是"一步之遥"，在人胚中收集胚胎干细胞必须要考察行为人的动机。人的胚胎是生命的一种形式，它具有发育成一个个体人的潜力，随意破坏人的胚胎是在扼杀人的生命，是不道德，也是非人道的。尽管世界各国的政府和科学家对"克隆人"技术表示强烈反对，但是对于人类胚胎干细胞克隆技术应用于人体医学科技领域给予了高度关注。如英国政府组织专家在广泛调研的基础上，于2000年8月16日发表了《干细胞：负有重责的医学进展》的报告，建议政府允许科学家克隆人类早期胚胎的研究用于医学目的，并明确规定任何做实验的胚胎不能超过14天。2002年5月7日，中国的科学家在北京召开专门会议研究人类胚胎干细胞的伦理问题，明确指出允许某些实验室在满足伦理要求的条件下进行胚胎干细胞研究。[①] 科学家的道义和责任在此具有极为特殊的意义。准确把握科学研究的发展方向，坚持"以人为本"的人道主义立场，尊重人的生命，珍爱自然万物，只有如此，科学家才能担负起人类的道义责任。

事实上，1997年11月11日联合国教科文组织第29次全体会议通过的《人类基因组与人权问题的世界宣言》既保证了对人权的保护和尊重，又给予科学研究以基本的自由和保障。长期以来，国际社会为了确保基因技术造福于人类，已经制定了许多法律、法规，强调必须尊重伦理的可接受的科学活动的自由并保护科学应用所达到的利益，尊重患者的权利与尊严，展示了人权至上的原则。

超越"后基因组时代"的伦理困境，人类必须增强法律意识和道德责任感，建立、健全各种规章、制度，加强统一规范管理，对科研、医务人员个体而言，还应形成高尚的道德伦理理念，按照《日内瓦宣言》（1969）提出的精神践履道德原则和道德规范。用良心和尊严履行"救死扶伤"的崇高职责，即使在受威胁的情况下，也坚决不做违反人道主义的事情。

由于技术具有过程性的特点，因此人类的道德伦理也渗透在技术的研发及应用的全过程中。作为实践技术的主体的人类为了有效解决生物技术发展中的伦理难题，也必须建立基本的伦理原则和统一的规范。1964年的《赫尔辛基宣言》是具体指导医生进行人体生物医学研究的国际性建议，提出了首先考虑患者健康是医生的道义责任及知情同意的基本原则。生物芯片技术的应用在当前涉及内容最紧密的是人体试验的基本原则，科学家应在患者知情、自愿选择的前提下，严密科学研究的各项准备将风险降低到最小限度，并保护个人隐私，不对个人的心理、精神和人格产生严重的影响和致命的损害。

当然，已有的伦理原则及法律规范仍然具有巨大的约束效力，在实践中仍然是科学共同体的行为准则。但是，不断丰富、完善和发展新的条例、规范，建构新的伦理原则仍是人类摆脱生物技术伦理困境的重要任务。《人类基因组与人权问题的世界宣言》，国际人类基因组组织（HUGO）伦理委员会发表了关于利益分享的声名，各国政府结合本国的社会文化背景及具体实际，制定的一系列生物技术研究与发展的行为准则，都以强烈的道义和责任感，为世界各国的科学家严格遵守。例如，关于胚胎干细胞研究，美国国家卫生院在2000年8月23日发布了"关于允许科学家利用联邦资金进行克隆人类胚胎研究的指导方针"，成立了特别的干细胞检查组，确认了伦理和法律规范。日本在2001年9月25日起实施了"关于制作和使用人类胚胎干细胞的方针"，规定只限于基础性研究，不得用于临床研究和医疗相关的其他领域等。这些法律、法规及伦理原则、规范为确保生物技术的发展起到积极作用。

---

① Human Embryonic Stem Cell Research in China, A September 2002 Report from U. S. Embassy Beijing ［EB/OL］. （2003 – 10 – 11）. http: //www. usembassy – chin. org. cn.

总之，国际社会及各国政府的制约是确保生物技术健康发展的必要条件，而科学家共同体的个人行为范式是确保生物技术造福于人类的决定性因素。科技共同体的个人觉悟、道德情操、思想品格、献身科学的勇气及高尚的人文精神，都将对 21 世纪生物技术的发展起到极大的推动作用。

当代生命伦理学已经伴随现代生物技术的进步有了长足的发展，它研究的视阈更加广阔，研究的伦理问题更加具有前瞻性，而且触及人们生命和健康的实质问题和终极目标。当然，随着生物技术的发展，生命伦理学也由 20 世纪 70 年代的初步形成日益走向成熟。

生命伦理学伴随现代高技术的发展不断迎接新的伦理挑战。随着今天信息技术与纳米技术的日益融合并对医药领域带来的最新技术成果的应用，个人数据和信息保密、隐私保护等伦理问题更加突出。例如纳米遥感器的应用。在原子尺度上制作的纳米生物传感器与传统的传感器相比，尺寸减小、精度更高，应用的领域十分广阔。利用纳米技术制成的传感器，可用于疾病的早期诊断、监测和治疗，使各种癌症的早期诊断成为现实。据资料报道，美国科学家已经利用纳米传感器在实验室环境下实现了对前列腺癌、直肠癌等多种癌症的早期诊断。其基本原理是根据纳米传感器灵敏度很高，在进行血液检测时，当传感器中预置的某种癌细胞抗体遇到相应的抗原时，传感器中的电流会发生变化，通过这种电流变化可以判断血液中癌细胞的种类和浓度。[①] 专家预测，未来可能会有多种纳米传感器集成在一起被植入人体，以用来早期检测各种疾病。纳米传感器在不久的将来可能成为纳米信息技术的主流。

纳米医学信息技术伦理具有超越性。一是，"隐私"问题从医学领域向商务领域的转移，主要表现为个人健康数据的交易。这些新型信息处理方式的出现将把隐私权的首要辩论重点从对信息处理本身和存储它的数据库的管理的限制上，转向对支持信息流动的纳米制品的限制上。二是，在这样一个应用纳米技术的世界，个人"隐私"将因此越来越与纳米制品的信息处理性能以及用环境情报把人们包围起来的专门设计的材料的信息传导性相关。[②] 由此将使设计纳米材料和制品的伦理选择变得更加突出。

可见，这些新的医学信息技术与生命现象结合，在生命伦理学领域开拓出新的研究空间，推进医药伦理学的发展不断走向更高层次。人工智能技术发展对生命现象提出更多伦理关注，今天仍然有太多的伦理问题需要回答和面对。

生命伦理学对生命的本质、价值和意义进行必要的伦理解读。尽管人的生命神圣不可侵犯已成为人类共识，但这并不意味着生命拥有绝对的自由。生命的本质离不开伦理秩序，它同样要遵循自然法则与道德规则。人类作为理性动物具有独一无二的内在价值，但生命本身具有的多样性，使得生命的价值和意义问题因生命主体的不同而存在差异。正如康德认为哲学的根本任务在于认识人自己，他提出了著名的"哲学四问"：我能够知道什么？我应当做什么？我可以希望什么以及人是什么？其中第四个问题是对于前三个问题的总结。[③] 从古至今人类一直在思考上述问题，并期待得到一个关于"善"的答案。生命伦理的作用就在于为生命立书，探究如何善待人的生命并使之体现自身价值。[④]

---

① 刘凯，邹德福，廉五州，等. 纳米传感器的研究现状与应用 [J]. 仪表技术与传感器，2008（1）：10 - 12.
② HOVEN J V，VERMAAS P E. Nano - Technology and Privacy：On Continuous Surveillance Outside the Panopticon [J]. Journal of Medicine and Philosophy，2007，32（3）：283 - 297.
③ 康德. 逻辑学讲义 [M]. 许景行，译. 北京：商务印书馆，2016：23.
④ 吴雪倪. 福柯生命伦理思想探究 [D]. 长安大学，2023：14 - 15.

思考题

1. 简述中国医药伦理学的历史发展概况。
2. 简述中国传统医药伦理思想精华的主要内容。
3. 简述国外古代医药伦理思想精华的内容。

（赵迎欢   陈   佳   唐跃泺）

书网融合……

| 本章小结 | 微课1 | 微课2 | 习题 |

第三章　医药伦理学的理论基础

1. 通过本章学习，掌握医药伦理学的理论基础和医药道德品质的主要内容；熟悉义务论和公益论对医药伦理思想发展的影响；了解人道论、美德论、义务论和公益论思想的渊源。

2. 具有用伦理学知识应用到现实生活中的能力，自觉践行各领域道德规范。

3. 树立正确的医药道德观念，弘扬人道主义精神和拥有高度的职业责任感。

在人类历史发展的进程中，医药事业是一道亮丽风景线，它伴随着人类社会的进步，成为维护生命、促进健康的不可或缺的力量。对生命的珍视和尊重始终是医药事业的核心主题，它体现了对人类健康与尊严的深切关怀和坚定维护。这种人道主义精神是推动医药事业不断前行的动力，它帮助人类在历史的长河中克服重重困难，促进了医药领域的持续发展。每一步进步，都闪耀着人类伦理智慧的光芒，彰显了我们对生命价值的深刻理解和不懈追求。

第一节　人道论 🅴微课1

PPT

医学和药学自古以来就紧密相关，药学是医学的基石，为医疗实践提供了物质基础和技术支持，医学对于人类生命的维护借助于药学来实现。医药事业具有共同的伦理学目标和宗旨，即以维护人类的健康为中心，在实践发展过程中形成了一致的原则和规范，这些原则和规范强调的是对人的生命、尊严、权利和自由的尊重和保护。人道论是医药伦理的核心思想，它要求医药人员在实践中体现对生命的珍视、对患者的爱护以及强烈的职业责任感。这种责任感不仅体现在对患者的治疗过程中，也体现在对医疗行为的自我约束和持续改进上。

一、人道论概述

人道论作为一种道德和伦理原则，强调对全人类的平等尊重和关心，主张在面对自然灾害、战争、贫困、疾病等造成的痛苦和困境时，无论受害者的国籍、种族、信仰或政治立场如何，都应该提供帮助和支持。人道论强调以人为中心，核心理念表现为所有人都有权获得人道关怀的普遍性；人道援助不受政治、阶级、宗教等因素干扰的中立性；人道援助分配的公正性及尊重受助者的尊严和权利。

（一）生命观

生命观反映了人们对生命本质、价值和意义的深层见解和领悟。它不单是哲学上的探讨，更融入了社会文化、伦理道德和个人信仰的内涵。随着社会的前进和科技的飞跃，人类对生命的认知日益深入，生命观也相应地发展和扩展。

原始社会由于自然环境恶劣和人类劳动水平低下，人的平均寿命相对较短，人们常常面临着疾病和死亡的威胁，对生命的渴望和珍重显得尤为强烈。他们通过多种图腾和仪式表达对生命的敬畏和对死亡的恐惧，希望人死后灵魂能够继续存在，从而实现生命的延续。在这种观念之下，原始社会萌芽了生命神圣论，远古时期的人类对生命的神圣性根深蒂固的信仰渗透到了他们的日常生活中，成为他们文化与行为的核心。图腾崇拜、祭祀和巫术等原始活动都是试图寻求超自然力量的庇佑，以期获得生命的延续。对生命的崇拜和敬畏激励着原始人对于医药知识和技术的不断探索和实践，尽管受限于知识和技术水平，草药、按摩、热敷等原始和粗糙的医疗方法也是人类对生命价值的最早体现，是医药事业和医药伦理学最初的萌芽。

随着社会的发展和技术的进步，人类对疾病的治疗手段日益多样化，对生命的掌控能力显著提升，医药事业的每一步发展都是建立在对生命神圣性的尊重基础之上，医药界人士将保护和维护生命作为自己职业行为的指导原则，通过不断地观察、实践和反思，积累了丰富的医疗经验。东方医学在天人合一观念的指导下注重整体医治和辩证疗法，通过调整人体内的阴阳平衡来达到治疗疾病、维护健康的目的。西方医学对微观世界深入探索，侧重于对解剖学和病因学研究，通过外科手术和药物治疗等手段直接干预疾病。无论是东方还是西方，医药事业的发展都体现了人类对生命的无限热爱和尊重，这些体现在东西方许多经典著作中。中国第一部医学经典著作《黄帝内经》就曾鲜明地指出："天覆地载，万物悉备，莫贵于人"。中国唐朝名医、被后代世代尊称并供奉为"药王"的孙思邈也提出："人命至重，有贵千金"。"西方医学之父"希波克拉底在他的著名医德文献《希波克拉底誓言》中也提出，"我决尽我之所能与判断为患者利益着想而救助之，永不存一切邪恶之念。即使受人请求我亦决不给任何人以毒药，亦决不提此议。绝不行堕胎之术；我决定保持我之行为与职业之纯洁与神圣。"德国著名医学家胡弗兰德在他的《医德十二箴》中强调："即使患者病入膏肓无药救治时，你还应该维持他的生命，解除当时的痛苦来尽你的义务。如果放弃就意味着不人道。当你不能救他时也应该去安慰他，要争取延长他的生命，哪怕是很短的时间，这是作为一个医生的应有表现。"

科学技术的迅速发展开辟了实验医学的新时代，人们对生命的理解也经历了深刻的变革，健康维护的手段从宏观走向微观，更加精细化，药学领域也随着实验科学的深入研究而变得更加精准和精细。生物医学和药学事业的进步使得人类的寿命逐渐延长，此时，人类开始从单纯追求生命的长度，转向追求生命的质量，从而催生了对生命质量的关注。人们开始重视生命的质量，不再仅仅满足于生存，而是追求更高质量的生活。人们不再局限于大自然赋予的生命条件，而是期望通过科技和医疗的进步，实现更健康、更舒适、更和谐的生活状态。这种对生命质量的追求，涉及如何让出生更健康、生活更舒适、死亡更安详，即全面提升生命的各个方面，生命质量观由此而兴起，这种观点认为，一个人活着不仅要考虑生命的长度，还要考虑生活的质量，要关注个体在生理、心理和社会层面上的健康状况和生活满意度，涉及对患者全面福祉的考量，包括治疗决策、资源分配以及对临终患者的关怀等方面。

科学技术的发展创造了医学的奇迹，生命得以被挽救、延续，甚至能让那些在传统医疗手段下难以为继的微弱生命得以用人工方式维持。然而，随着医疗技术，尤其是高新技术在维持人类生命能力上的突飞猛进，我们面对着依靠这些技术维系的人工与植物性生命状态，不得不开始深思更深层的问题——生命的价值。生命的价值包含两个维度，即内在价值和外在价值。内在价值是生命本身固有的价值和品质，是内在的、本质的，源自生命本身的存在和特性。生命的外在价值是指生命对外界的贡献和意义，它体现在生命体与外部世界的关系中。这种价值不是由生命体本身固有的属性决定的，而是由其与他人、社会乃至自然环境的相互作用和影响所赋予的。生命价值论的提出和普及是对传统生命观的重要补充和发展。它要求我们在面对生命时，不仅要关注其存在和维持，还要关注其质量和价值的实现。生命的内在价值是价值实现的基础，而外在价值则是这一价值的延伸和体现。只有内在价值与外在价值得到和谐统一，生命才能展现其真正的、完整的价值。

医药伦理学关于生命观的认识，经历了生命神圣观、生命质量观和生命价值观的发展过程。在伦理学上，生命神圣论、生命质量论和生命价值论共同构成了对生命尊重和维护的基础。生命神圣论强调生命的无条件价值，而生命质量论和生命价值论在此基础上考虑个体的具体情况，以实现对生命最大程度的尊重和关怀。这种观念的发展，反映了人类对生命尊严和福祉的深刻理解和追求。

（二）人道观

人道观是伦理学重要的观点，它作为一种伦理原则和立场强调对人类苦难的同情和援助。这种观念认为，无论个体的背景、身份或处境如何，都应当得到基本的尊重和人道对待。人道观深刻地体现了医药事业的核心宗旨和本质特征。医药事业的核心是人，是对人类生命的珍视和爱护。它通过生命观的体现，展示了对人类生命的尊重和关怀。这种尊重和关怀不仅是对个体生命的重视，也是对人的尊严和价值的维护。医药伦理学的人道观认为，医药事业的根本目的在于维护人的生命、利益和尊严。这不仅是医药事业的出发点和归宿，也是医药伦理学的核心追求。医药伦理学的人道观表明，医药事业是一项以人为本的事业，它关注的是人的整体福祉，而不仅仅是生理健康。在医药伦理学的人道观中，人的生命被视为至高无上的价值。这种观念要求医药工作者在实践中始终把人的生命放在首位，尊重每个人的生命权利和尊严。同时，它也要求医药工作者在面对伦理困境时，始终以人的利益为出发点，做出符合人道主义原则的决策。

医药伦理学中人道主义观念的形成根植于医药事业自身的发展和存在。医药学自诞生之初，就蕴含着深厚的人道主义精神。在医药学的早期发展阶段，对病患的同情、怜悯与援助，体现了人道思想的初步萌芽。在中国古代，甲骨文作为最早的文字形式，其对医药的描述便显露出互助的理念。甲骨文中的"药"字，形象地描绘了一个人躺在床上，旁边放置着草药，象征着对病患的关怀与治疗。而"病"字，则通过在人形旁加上点状符号，暗示了药物、食物以及护理人员的陪伴。至于"医"字，则通过描绘一个人为患者按摩的形象，传递出医者对患者的关照与帮助。这些甲骨文的字形，不仅传达了对病患的关心与援助，更反映出了一种原始而朦胧的人道主义思想。随着医药学的发展，古籍中记载的"神农尝百草"的故事，更是展现了古代医药界人士的献身精神和对人类生命的深切责任感。医药伦理学的人道观念，正是在这样一种对生命的尊重和关怀中逐渐形成和发展的。医药学的发展不仅是医学知识的积累，更是对人道主义精神的不断追求和实践。这种精神，至今仍深深植根于医药伦理学之中，指导着医者以人道主义的态度对待每一位患者。

随着医药行业逐渐成为一门独立的社会职业，东西方都涌现出了众多关于医德的文献，它们为医疗从业者提供了全面的职业行为准则。这些准则不仅强调了对患者生命的珍视、对患者人格的尊重，也强调了对同行的敬意，体现了广泛而深刻的人道主义思想。在西方，古希腊的《希波克拉底誓言》明确指出，医生进入患者家中的唯一目的是为患者的利益，不得有任何欺骗或伤害的企图。而在东方，印度医学经典《妙闻集》要求医生对患者充满同情心，并尽一切可能为患者服务，甚至不惜牺牲自己的生命。伊斯兰医学的早期誓言也强调了医生的职业是照顾生命和智慧，这是上帝赐予的最宝贵礼物，并要求医生平等对待所有患者，用美德和知识为他们服务。阿拉伯著名医学家迈蒙尼提斯在其祷文中提出了极高的道德标准，展现了令人感动的奉献精神，他本人也是这一精神的忠实践行者。在中国，传统医药学将医学定义为"仁术"，遵循儒家的"仁者爱人"原则，制定了医德原则和规范，其核心是"爱人、行善和慎独"。这些原则要求医生重视人的生命，贯彻无伤害原则，深入研究医术，全心全意为患者服务，平等对待每一位患者，充分体现了中国传统医药学的人道精神。这些医德文献和原则，不仅为医疗从业者提供了行为指南，也为整个社会树立了尊重生命、关爱他人的价值观。它们强调了医疗职业的神圣使命，即以人道主义精神为指导，全心全意为患者的健康和福祉服务。这种精神，无论在古代还是现代，都是医疗行业不可或缺的核心价值。

生物技术的迅猛发展极大地增强了医药学控制生命能力，同时也带来了对医药学维护人类健康根本目的和人道方向的更迫切和坚决的社会要求。特别是在第二次世界大战之后，人们从法西斯反人道的医药学实验中吸取了惨痛的教训。纽伦堡军事法庭的审判，通过制定《关于人体试验的十点声明》，为确保医药学发展的正确方向，坚持实验医学条件下的医学人道主义原则，奠定了重要的基础。1949年，世界医学会采纳的《日内瓦协议法》中明确规定了医生的职业誓言，强调了医生应为人道服务，神圣地贡献一生，凭良心和庄严行医，并在任何情况下保持对人类生命的最大尊重。该协议法还强调，即使在威胁之下，医生也不得利用医学知识做违反人道原则的事。此后，世界医学会等组织通过和颁布了一系列的宣言，进一步强化了医药学领域的人道主义精神。例如，《护士伦理学国际法》为护理人员提供了道德准则；《赫尔辛基宣言》则为人体试验的道德准则提供了指导；《东京宣言》规定了对拘留犯和在押犯医生的行为准则；《夏威夷宣言》则明确了精神科医师的道德准则。这些宣言都体现了对人道主义原则的尊重和维护。医药学的人道主义原则的确立，得益于社会的进步和医药学自身的发展。随着对生命尊严和价值的不断认识和重视，医药学界越来越强调在医疗实践中坚持人道主义原则，尊重患者的权利和尊严，保护患者的隐私和自主性，以及在医疗决策中充分考虑患者的意愿和利益。医药学的人道主义原则是医药学发展的重要基石，它要求医疗从业者在实践中始终坚持以人为中心，尊重生命，关爱患者，以实现医药学的最终目的——维护和促进人类健康。随着社会的发展和医药学的进步，这一原则将不断得到强化和完善，为建设一个更加健康、公正和人道的社会做出贡献。

随着医药学手段和成果的现代化，医药学对人类的作用能力显著增强，其作用范围也不断扩大。医药学的科学价值和社会价值得到了越来越充分的实现，这一点在诸如"起死回生"、试管婴儿的健康成长、异体甚至异种器官的成功移植、人类基因的修复和改造等方面表现得尤为明显。面对这些医药学高新技术的应用，人们开始思考生命价值问题、生与死的标准问题、人工生殖的伦理性质问题、基因药物与基因工程对人类生命质量和长远利益的影响，以及医药资源的公平分配等问题。这些问题的出现，提示人们现代医药学与个人及社会整体利益密切相关。医药学的社会化进程不仅将人们从狭窄的医疗领域引入保护和增进人类健康的广阔天地，也促使人们对医药学道德责任的认识从对个人的救助义务发展到对人类健康利益负责。这种价值观在新的高度上更全面地体现了尊重人的价值、权利和尊严，爱护人的生命的伦理价值和道德意义。它从更高的层次上体现了医药学人道主义的伦理原则，强调了医药学在维护人类健康和福祉方面的重要作用。现代医药学人道主义以社会公益论为其基本内涵，是医药学高技术发展和社会化发展的产物。它是人类优秀文化的历史结晶，是人道主义在新的历史条件下的升华和发展。医药学人道主义不仅关注个体的生命健康，更关注整个社会的健康福祉。它要求医药学从业者在实践中始终坚持以人为中心，尊重生命，关爱患者，以实现医药学的最终目的——维护和促进人类健康。

医药学的人道观念是与医药学实践紧密相连的，它体现在对病弱者的深切同情、关怀，以及对人类生命的珍视和保护上。这种观念不仅维护了人的尊严和权利，还关注了人类整体的健康和福祉。从最初的思想萌芽，到逐渐形成明确的伦理原则体系，医药学的人道观贯穿了整个医药学发展的历程。它是医药学发展的精神财富和核心价值，标志着医药学从单纯的技术实践，向更深层次的人文关怀和伦理责任的转变。

二、人道论对医药伦理思想的意义

人道论在医药伦理思想中占据着核心的地位，它不仅是医药学实践的指导原则，也是评价医疗行为是否符合伦理标准的尺度。人道论对医药伦理思想的形成和发展具有重要意义。

确立医疗行为的伦理基础，促进医疗伦理原则的制定。人道论强调对生命的尊重和对患者的关怀，为医疗行为提供了基本的伦理指导。它要求医疗从业者在提供服务时，始终以患者的健康和福祉为出发点和归宿。人道论推动了诸如"不伤害""行善""尊重自主"和"公正"等医疗伦理原则的制定。这些原则成为评价医疗行为是否符合伦理要求的标准。

强化医疗从业者的责任感，提升医疗服务的人文关怀。人道论要求医疗从业者具有高度的责任感，不仅要对患者的身体健康负责，还要关注患者的心理健康和社会福祉。人道论倡导在医疗服务中融入更多的人文关怀，关注患者的个体差异和特殊需求，提供个性化的医疗服务。它要求医药人员在面对每一个病例时，都必须以最高的专业标准和最严谨的态度来对待。这种对生命的尊重和珍视，从根本上保证了患者的生命利益，确保了医疗行为的科学性和有效性。医药伦理学的人道论也与人类的道德责任和社会责任密切相关。在面对生命的脆弱和有限性时，如何平衡个体利益和社会利益，如何在尊重生命的基础上实现医疗资源的公平分配，都是医药伦理学需要深入探讨的问题。

应对医疗实践中的伦理挑战，提升社会对医疗伦理的重视。随着医疗技术的发展，医疗实践中出现了许多伦理挑战，如基因编辑、人工智能在医疗中的应用等。人道论为应对这些挑战提供了伦理指导。随着医学技术的发展，人类对生命的控制能力越来越强，从简单的疾病治疗到复杂的器官移植，再到基因编辑等前沿技术，医药伦理学的生命观也在不断适应新的挑战。例如，基因编辑技术的出现，引发了关于生命起源、生命尊严和生命权利的深刻讨论，促使人们对生命观进行重新审视和思考。医药伦理学的生命观是一个历史动态的过程，它随着社会的发展、科技的进步和人类对生命的认识的深化而不断成熟。在这个过程中，我们需要不断反思和更新我们的生命观，以更好地应对生命伦理的挑战，促进人类社会的和谐发展。

第二节　美德论

PPT

美德伦理学，有时也称为德性伦理学，是伦理学的一个重要分支，美德伦理学的核心观点是，个体应当培养一系列优秀的品质或美德，这些美德包括但不限于勇气、节制、正义和智慧。这些美德被认为是实现良好生活的关键。与义务论和功利论不同，美德伦理学更关注行为者的品格和内在动机，而不是行为本身或行为的后果。这是人类思想文化宝库中的一份财富，是人类思想品德不断发展与扬弃的丰富源泉。

一、美德论概述

（一）美德论的主要内容

美德伦理学认为美德是一系列积极的心理特质，如勇气、同情、节制、正义和智慧，它们使个体能够以优秀和高贵的方式行动。这些美德的培养和实践，不是一蹴而就的，而是需要个体在日常生活中不断地自我反思和自我提升。美德的实践要求个体具备自我认知的能力，了解自己的优点和缺点，并努力在实践中克服缺点，发挥优点。美德伦理学也强调社会环境对美德培养的重要性。一个支持和鼓励美德的社会，能够为个体提供更多实践美德的机会和条件。家庭、学校、社区和媒体等都应当承担起培养和弘扬美德的责任。

美德伦理学认为良好生活是伦理学追求的最终目标，它通常被理解为一种幸福、繁荣或"活得好"的状态。美德伦理学强调个体品格的培养和发展，认为个体应该通过实践和习惯形成美德。美德伦理学认为情感在道德生活中扮演着重要角色，美德不仅涉及理性，还涉及情感的适当表达和管理。美德伦理学认为美德与理性紧密相连，理性是理解和实践美德的关键。美德伦理学认为个体的美德与社会环境和文化背景密切相关，社会应当促进美德的培养和实践。美德伦理学强调道德教育在培养个体美德中的重要性，包括家庭、学校和社会的教育。美德伦理学认为，具有美德的个体会承担起对他人和社会的责任。

美德伦理学的这些内容构成了其独特的视角和方法，它提供了一种不同于传统规范伦理学的道德理解和实践方式。通过强调个体的内在品质和品格，美德伦理学为我们如何在复杂多变的现代世界中做出道德决策和行动提供了深刻的洞见。

（二）美德论的历史发展

在中国历史的长河中，道德观念的萌芽可以追溯到殷周时期，那时人们就已经开始倡导"忠""孝""敬天"和"保民"等基本的道德规范。进入春秋战国时代，孔子进一步深化了这些思想，特别强调了"仁"的重要性，并将其作为道德修养的核心。他提倡"爱人""忠恕"和"克己"，并将其与"智""仁""勇"三德相结合，形成了一套完整的道德体系。孟子继承并发展了孔子的思想，提出了"仁、义、礼、智"四德，进一步丰富了儒家的道德理论。荀子则强调道德操守的重要性，认为高尚的德行应当能够抵御权力和世俗的各种诱惑。这些思想不仅构成了中国古代伦理道德的基础，还对后世产生了深远的影响，成为中国传统文化中不可或缺的一部分。

在西方伦理思想的演进历程中，古希腊哲学家赫拉克利特首次提出了品性的重要性，认为个人的品性是其命运的守护神。他倡导守法、自律以及对情欲的适度节制，这些品德要求对后世产生了深远的影响。柏拉图进一步系统化了这些品德，将其归纳为"希腊四大德性"：智慧、勇敢、节制和正义。这四大德性不仅构成了古希腊伦理学的基础，也为后来的西方伦理学品德论的发展奠定了基石。亚里士多德在前人的基础上，对这四种基本德性进行了更为深入的分析和扩展。他提出了中庸之道的概念，认为美德存在于两个极端之间的适度状态，并且对每一种德性都进行了详细的分类和阐释，为西方伦理学提供了丰富的品德范畴。中世纪的神学家们强调虔诚、节制、现实、公正和坚毅等作为基本的德性。随着近代资产阶级伦理学的兴起，传统的神学品德论受到挑战。资产阶级伦理学家们反对神学品德论，确立了以个人主义为原则的道德品质要求。他们提倡人道和博爱，同时强调自爱、自由和幸福的重要性。在他们看来，品德是个体为了自我生存和追求幸福所做的努力。

当代英美哲学家麦金太尔在其著作《德性之后》中，采用历史的视角审视德性，对现代流行的功利主义和个人主义道德观念提出批判。他主张回归亚里士多德的古典美德伦理学，强调以德性为核心的道德传统是建立在共同体存在的基础之上的。在这个共同体中，成员们追求的是共同的利益，而不是现代社会中那种个人利益的竞争。麦金太尔认为，真正的德性实践是追求共同利益的行动。他提倡在亚里士多德的德性传统上构建现代德性论，以应对当代社会所面临的严重道德危机。他关于德性的实践性、内在价值和整体性的论点，为现代社会提供了重要的启示。麦金太尔强调，德性不是抽象的概念，而是通过实践得以体现的。他提醒我们，在个人主义盛行的现代社会，不应忽视共同体的价值和德性的重要性。

在几千年的社会发展过程中，广大的劳动人民也同时在自己的生产劳动和社会实践中培养出诚实、善良、勤劳、刻苦、朴素以及勇敢、团结、互助等优秀的道德品质。优秀的道德品质不但具有时代特征，而且具有历史的继承性，这是一个复杂的、多层次的结构体系。自觉地批判地吸收历史上一切优秀的健康的品德论内容，逐步形成为新时代所需要的道德品质内涵，是社会发展的需要。

二、美德论对医药伦理思想的意义

美德伦理学对医药伦理思想的意义是深远和多维的。在医药领域，美德伦理学提供了一种以品德为核心的道德决策和行为指南，强调医疗从业者不仅要遵循规则和追求结果，更要培养和展现一系列优秀的道德品质。

美德论有助于培养医药工作者的内在品质。医疗从业者的内在品质是提供高质量医疗服务的关键。医生的同情心、责任感、节制和智慧等美德，直接影响着他们与患者的互动和治疗决策。例如，同情心使医生能够更好地理解患者的痛苦，责任感驱使他们不断追求专业上的精进。随着医药技术的发展，医药道德品质的内涵也在不断充实。它从调整医药领域内个人之间的关系发展为调整个人及社会等众多复杂纷繁矛盾的道德要求。医药人员不仅要通过洁身自律来保证医药领域内个人关系的协调，同时也要着眼于社会和广大人民群众的健康需求，在道德意识，道德行为选择中进一步强化公益的观念，对个人和社会整体的健康利益负责，这是新时期对医药人员道德品质的新的要求。

美德论提升了现实医疗决策的人性化。美德伦理学在现代医疗决策中发挥着至关重要的作用，特别是在提升医疗决策的人性化方面。它强调医疗从业者在面对患者时，不仅要关注其生理疾病，更要全面考虑患者的心理、情感和社会需求。这种以人为本的医疗决策模式，使得医疗服务更加贴近患者的真实需求，从而提升患者的整体福祉。在具体的医疗实践中，美德伦理学倡导的是一种全面的关怀。医生在诊断和治疗过程中，不仅要关注病情的发展和变化，还要关注患者的心理状态和情感体验。美德伦理学还强调医疗从业者的同情心和共情能力。医生应当设身处地为患者着想，从患者的角度出发，做出最合适的医疗决策。这种同情心和共情能力，不仅能够增进医患之间的信任和理解，还能够提高医疗服务的质量和效果。在面对复杂的医疗伦理问题时，如生命维持治疗、器官移植和安乐死等，美德伦理学提供了一种以患者福祉为核心的决策框架。

美德伦理学强调医疗从业者对于所属共同体的责任感。这种责任感要求医生在行医过程中，不仅要考虑单个患者的健康和福祉，还要着眼于整个医疗系统的长远发展和整体利益。医生作为医疗共同体的一员，他们的决策和行为不仅影响患者的个体治疗结果，也对医疗资源的分配、医疗服务的质量和医疗系统的公正性产生重要影响。在医疗资源有限的现实条件下，医生需要在分配资源时做到公平和合理。这包括合理地推荐检查、治疗和用药方案，确保每位患者都能根据自己的实际需要获得必要的医疗服务。同时，医生还要关注医疗服务的质量和效率，通过不断学习和提高专业技能，为患者提供最先进、最有效的治疗方案。此外，医生对于共同体的责任感还体现在对公共卫生问题的关注和参与上。医生不仅要在临床实践中发挥作用，还应积极参与疾病预防、健康教育和公共卫生政策的制定和实施，以促进整个社会的健康水平提升。

第三节　义务论

PPT

义务论作为伦理学的一个重要分支，它的核心在于强调个体的道德品质和行为动机，以及对道德义务的自觉履行，而不是单纯地以行为结果来评价道德价值。在医药领域，由于其对人类生命具有深远的影响，义务论的视角尤为重要。它主张制定普遍适用的医学伦理原则和规范，以增强医疗工作者对这些原则的认同和执行的自觉性。这种观点对于推动医学伦理思想的进步和深化具有不可忽视的作用。通过强调道德义务和自觉性，义务论为医疗行业提供了一个坚实的伦理基础，确保医疗行为不仅在结果上符合伦理标准，更在动机和过程中体现对人的尊重和关怀。

一、义务论概述

（一）义务论的含义

义务论，亦称规则非结果论，以康德为代表，主张道德评价基于履行义务而非行为结果，强调个人品质和动机，而非行为成效。

康德将理性视为道德的基石，认为善良意志是理性的体现，是道德行为的源泉和评判标准。善良意志是对道德法则的尊重，它源于一种内在的义务感，遵循着绝对的命令。在康德看来，只有出于善良意志的行为才具有真正的道德价值。善良意志之所以被认为好，并非因为其带来的成果或达成的目标，而是因为它本身就是出于道德的驱动。康德强调，道德评价应当以义务感为标准，这一观点在道德哲学中具有其独特的合理性。

康德还提出了关于先验的、普遍的、绝对的道德规律的内容。简言之，就是"绝对命令"。它存在于理性之中。"它不是说：如果你要快乐或成功或完善，你做这个；而是说，因为做这个是你的义务（为义务而尽义务）做吧。"①

"绝对命令"有三个公式。

第一个公式强调道德法则的普遍性，即行为原则必须超越个体、时间和空间的局限，具有普遍适用性。这意味着无论何种情境，这些原则都应被所有人接受并付诸实践。道德律令的客观性和真实性建立在这种普遍性之上。例如，说谎和自杀被视为不道德，因为它们违背了可以普遍化的规则。如果谎言成为常态，社会信任将崩溃；如果每个人都因痛苦而选择自杀，人类社会将无法持续。康德认为，只有那些能够被普遍接受并实践的原则，才能构成真正的道德法则。

第二个公式，康德说："你须要这样行为，做到无论是你自己或别的什么人，你始终把人当目的，总不把他只当做工具。"② 康德的道德哲学中，"绝对命令"的精髓在于将人视为行为的最高目的，而非仅仅是手段或工具。这一思想强调了人的内在价值，主张人应当被尊重并作为行动的终极目标。例如，如果一位医生采用一种新疗法，即使这种疗法在科学上是有效的，但如果医生的动机只是为了科研目的而非真正为了患者的健康，那么在道德层面上，这种行为是有缺陷的。因为它违背了将患者作为目的的原则，而将他们仅仅作为实现个人目标的手段。这种观点揭示了道德行为的深层含义，即在任何情况下，人的价值和尊严都应被放在首位。

第三个公式讲意志自律，道德法则的核心在于自我意识、自我制定和自我遵守，这表明道德规范来自于个体内在的自我规定，而非外部的强制。这种自我立法的过程体现了意志的自由本质。因为道德规范是出于自身的选择和决定，所以个体有责任去遵循和尊重这些规范，这是意志自律的真正基础。

康德的道德哲学中，道德规律通过三个核心公式得以阐释：第一个公式揭示了道德规律的普遍性质；第二个公式阐述了道德规律的基本内涵；第三个公式则揭示了道德规律的起源及其实施的保障。这三个公式相互关联，共同构成了康德"绝对命令"的完整框架。

知识链接

《实践理性批判》

《实践理性批判》是德国哲学家伊曼努尔·康德创作的哲学著作，该书首次出版于1788年，是康德的哲学巨著三部曲中的第二部。第一部是1781年出版的《纯粹理性批判》，第三部是1790年出版的《判断力批判》。《实践理性批判》探讨理性、道德和自由，提出绝对命令，强调道德法则的普遍性和必然性。自由是道德基础，须受道德法则约束。康德思想为现代伦理学提供理论基础，启示我们如何在维护个人自由时实现道德的普遍性和必然性。

（二）义务论的特点

康德的义务论有以下几个显著特点：第一，它根植于唯心主义哲学，认为通过逻辑推理可以确立普遍适用的道德规则；第二，它主张道德真理的普遍适用性，要求道德规则必须适用于所有情况，而非仅在特定或多数情况下适用；第三，它将道德评价的焦点放在人的义务感和善良意志上，认为只有出于善良意志的行为才具有道德价值，善良意志是对道德法则的尊重和内在的义务感；第四，康德强调，人应出于义务而行动，道德行为应超越个人情感、欲望和利益考量，完全基于理性；第五，他提出人是目的

---

① 梯利. 西方哲学史［M］. 下册. 北京：商务印书馆，1975：189.
② 康德. 道德形而上学探本［M］. 北京：商务印书馆，1957：43.

而非手段的观点，强调人的理性存在和作为目的的绝对价值，并通过意志自律的概念，展示了道德自律的本质。

马克思和恩格斯认为康德的道德法则体现了德国资产阶级革命时期的伦理思想。康德确实提出了一些有价值的观点，例如道德规律的普遍性，以及与功利主义相对立的利他主义倾向，还有强调义务本身的道德原则，这些都是他对伦理学的重要贡献。然而，康德过分强调道德规律的绝对性和超时空性，将其视为先天理性的一部分，这反映了他的唯心主义历史观和资产阶级人性论。此外，康德忽视了道德与利益之间的联系，以及动机与效果之间的关系，这些观点被认为是片面的，并不完全正确。

自 20 世纪 50 年代起，道德责任问题在伦理学研究中重新占据重要位置，并被赋予了现代意义。德裔美籍哲学家汉斯·约纳斯是责任伦理学派的代表人物，他强调道德的实践性。

面对人类对自然界的改造引发的诸多问题，伦理学界开始更多地探讨如何让人们承担起道德责任。在《责任原理》一书中，约纳斯从责任的时空范围和关注对象等方面对道德责任进行了深入探讨。他主张，真正的伦理精神是利他主义的。鉴于科学技术可能带来的巨大风险，他强调人类应从长远考虑，而非仅关注眼前利益，应从全人类和自然界的角度出发，承担起相应的责任。他认为，人类在自然界中处于支配地位，因此对自然界的其他生命体负有重大责任。

二、义务论对医药伦理思想的意义

义务论在医药伦理学的发展中扮演了关键角色。鉴于医疗行为可能带来的复杂后果，社会和医疗行业汲取历史经验，建立了普遍适用的医学人道主义原则和医德规范。这些规范要求医疗工作者自觉遵循，以患者的生命和健康为服务宗旨，承担起相应的道德责任。正如义务论所倡导，医疗人员应无条件地遵循这些道德准则，不受个人情感、欲望或利益的影响。即使在面对不确定的医疗结果时，也应本着职业的道德规范和对患者的善良愿望，全力以赴地进行救治。医疗行为的核心是患者的利益，医疗工作者应以维护患者的生命权益和人格尊严为己任，自觉履行救死扶伤的职责。社会对医疗工作者的认可，以及他们内心的自我肯定，并不完全取决于医疗结果，而是在于他们是否尽职尽责，是否真诚地按照医学人道主义原则行事。只要医药人员全心全意地努力，他们的努力和奉献就会得到尊重和赞赏，无论最终结果如何。

义务论对医药伦理思想具有重要意义。医药学作为一门关乎人类生命健康的重要学科，其核心道德准则是将患者的利益放在首位。这种以患者为中心的服务理念，要求医疗工作者在实践中不断学习和提高自己的专业技能，以确保能够为患者提供最优质的医疗服务。同时，它也要求医疗工作者在与患者的交流中展现出尊重、同情和耐心，建立起基于信任的医患关系。在医疗决策过程中，医疗工作者应当充分考虑患者的意愿和选择，尊重患者的自主权，确保患者能够参与到自己的治疗决策中来。医药学的道德观还强调了医疗工作者的保密义务。患者的隐私和个人信息应当得到严格保护，医疗工作者在任何情况下都不得泄露患者的隐私信息，除非得到患者的明确同意或法律有明确规定。这种保密原则是维护医患关系信任的基础，也是医疗行业赢得社会尊重和信任的关键。

义务论的医药伦理学不仅为医药从业者提供了一种高尚的道德信念，更是他们职业生涯中的精神灯塔。这种信念强调了医疗工作者应当始终将患者的利益和福祉放在首位，无论面对何种挑战和诱惑，都应坚守职业道德和伦理规范。它要求医疗工作者在实践中不断反思和提升自己的行为准则，确保每一次决策和行动都符合伦理道德的要求。这种道德理想和追求，不仅塑造了医疗工作者的职业形象，也成为他们在职业生涯中不断前进的动力和支撑。通过这种高尚的道德信念，医疗工作者能够更好地服务于社会，赢得公众的信任和尊重，同时也在精神层面上实现自我价值的提升和完善。

第四节　公益论

PPT

公益论起源于对公正的不懈追求，其核心在于如何实现社会资源的公平分配，确保其更广泛地满足大众的利益。该理论关注的重点在于公共利益和社会利益的合理分配，强调行为的最终效果应与社会大多数人的利益相一致。在当今医药学技术迅猛发展和其影响力日益扩大的背景下，公益论的伦理观念对于引导医药学的发展路径和保障广大民众的健康需求具有极其重要的指导作用。

一、公益论概述

公益论的理念根植于对公正的深刻理解。公正的本质在于公平和合理地对待社会中的每一个个体，确保行为的成果或目标能够促进社会资源的均衡分配，满足更广泛人群的利益。这种理念与义务论存在显著差异，义务论更侧重于行为本身是否符合道德规范，而公益论则将焦点放在行为结果上，关注其对社会利益的影响。公益论这种关注结果的倾向，使其在一定程度上带有功利主义的色彩。其思想根源可以追溯到18世纪末至19世纪初的英国哲学家杰里米·边沁和约翰·斯图亚特·密尔。边沁和密尔的功利主义哲学强调行为的最终效果，主张以行为带来的利益及其对人类福祉的促进程度作为道德行为的评价标准。他们认为，一个行为的道德价值应当基于其对社会整体幸福的影响，而不仅仅是行为本身是否符合道德规范。公益论的这种以结果为导向的伦理观，促使我们在行动时不仅要考虑行为本身的正当性，还要考虑其对社会整体利益的贡献。在医药伦理学领域，这种思想尤为重要。它要求医药工作者在进行医疗决策时，不仅要考虑行为是否符合伦理规范，还要考虑其对患者和社会的长远影响。例如，在资源有限的情况下，如何公平地分配医疗资源，确保最大限度地满足更多人的健康需求，而不是仅仅满足个别患者的需求。

功利主义作为一种伦理学理论，其核心在于评估行为的后果及其产生的效益，以此作为道德判断的标准。这一理论主要分为两种流派：行为功利主义和规则功利主义。行为功利主义主张个体在行动时应当追求最大化的整体幸福，即每个人的行为都应为受影响的所有人带来最大的好处。它强调根据具体情况来选择行动方案，因为不同的环境和条件要求不同的应对策略。例如，在医疗实践中，医生在面对药物选择时，不能依赖一成不变的规则，而应根据患者的具体情况来决定最合适的治疗方案。行为功利主义的优势在于其灵活性，允许在具体情况下进行细致的考量。然而，这种方法也存在缺陷：首先，预测行为结果的难度较大，有时在行动前难以准确判断其后果；其次，缺乏固定的行为准则可能导致道德决策的不确定性，增加了人们在道德实践中的困惑。规则功利主义则认为，应当遵循那些能够为所有相关方带来最大好处的规则。这种观点强调通过制定普遍适用的道德准则来指导行为，从而避免了在每个具体情境中重新评估行为后果的需要。规则的制定旨在符合多数人的利益，遵循这些规则的行为自然被视为道德的。规则功利主义的优点在于它提供了一种更为稳定和可预测的道德决策框架，使得道德准则更易于被人们理解和遵循。不过，它同样面临着挑战：首先，制定普遍适用的规则非常困难，因为总会有特殊情况出现，需要具体问题具体分析；其次，规则可能过于强调多数人的利益，而忽视了对少数人的不利影响，这在医药领域尤为明显。例如，即使一项药物试验可能对所有儿童都有长远的好处，但如果它会给参与试验的儿童带来痛苦或伤害，那么从医药伦理的角度来看，这种行为是不可接受的。在医药伦理学中，这两种功利主义理论的应用都需要谨慎。行为功利主义虽然提供了灵活性，但可能导致道德决策的不一致性和不确定性。规则功利主义虽然提供了一致性，但可能忽视了个体的特殊需求和权利。因此，在实际应用中，医药人员需要在追求最大利益的同时，考虑到个体的权利和福祉，确保道德决策既符合大多数人的利益，又不侵犯少数人的权益。

二、公益论对医药伦理思想的意义

当代医药学领域面临着一系列复杂的矛盾和挑战，这些矛盾主要体现在三个方面。①个人与社会的矛盾：追求个体健康的同时，如何平衡全民健康利益的保护，以及在满足个别患者需求时可能对他人利益造成的影响，是医药学必须面对的问题。②效能与公平的矛盾：医药资源的高效利用与公平分配之间的张力，以及资源消费与所获得效益之间的平衡，是医药学实践中需要仔细考量的议题。③眼前利益与长远利益的矛盾：在为现有人口提供完善的保健服务与投资，还是对未来后代有益的医疗技术，医药学需要做出权衡。这些矛盾导致医药领域中的许多问题变得复杂且难以抉择。传统的义务论及以个人为中心的功利主义和价值论，在面对这些问题时，往往难以提供一个完美的解决方案。因为当代医药学所面临的，实际上是个人伦理与社会伦理之间的冲突。有时，医药人员基于传统的道德观念，尽最大努力去帮助患者，但结果却可能导致个人或社会遭受痛苦、困扰，甚至面临批评和指责。正是在这样的背景下，社会公益的道德思想应运而生，旨在寻找一种能够平衡个人与社会利益、短期与长期效益的伦理指导原则。这种思想强调在医药实践中，不仅要关注个体的健康和福祉，还要考虑整个社会的公共利益，以及对未来后代的责任和影响。通过这种道德思想的引导，医药学可以更好地应对当前的挑战，实现个人与社会的和谐共生。

公益论在伦理学中强调公平和合理地分配社会利益，确保每个社会成员都能获得其应得的份额。随着医药学从单一的治疗领域扩展到更广泛的社会保健和人类健康维护，公益的分配问题变得尤为关键。在有限的医疗资源与患者需求之间、患者需求与可能的社会负面影响之间、当前利益与长远利益之间，以及高端医疗技术与基本卫生保健之间，都存在显著的利益冲突。公益论倡导合理分配医疗资源，既要满足患者的治疗需求，又要保障社会整体的健康保健，同时还需考虑未来世代的健康利益。它要求医药工作者在处理患者与社会大众之间的利益冲突时，注重行为的社会后果，平衡生命神圣性与生命质量，确保对患者的救治与对社会、他人及后代的责任相统一。公益论不仅补充和完善了美德论和义务论，还推动了传统功利主义和价值论的发展，成为医药伦理学发展的新阶段。它强调在救死扶伤的同时，还需关注社会整体利益和对未来的责任，从而实现医药伦理的全面进步。

现代医药学已经发展成为一个涉及多层次人员和机构的复杂社会组织，它影响着社会的各个层面和每个人的利益。在医药资源有限的现实下，资源分配的公正性成为一个重要议题。例如，虽然高端医疗技术的应用可能只惠及少数人群，但其研发和现代化设备的制造却增加了整个社会的经济负担，包括那些未直接受益的大多数人。因此，如何在推进医药学高技术发展的同时，普及基本卫生保健，并确保社会大多数人的利益，是一个需要深思熟虑的问题。

社会公益问题在医药卫生政策、发展战略的制定，以及体制与制度的确立中占据核心地位。例如，计划生育政策虽然限制了个人的生育自由，但其目的在于保障社会整体及其成员的基本生存权利。优生政策着眼于人类的长期福祉，而"预防为主"的卫生方针旨在维护广大人群的健康。

"让每个人享有医疗保健"的发展战略清晰地指明了医疗服务的前进方向。新医改的根本原则中，明确提出了"以人为中心，将保障人民健康权益置于最优先位置"的理念。这要求医疗卫生事业以服务人民健康为核心目标，以确保人民健康为重点，以实现全民基本医疗保障为起点和终点。从改革方案的构思到卫生制度的构建，再到服务体系的搭建，都应坚持公益性原则，将基础医疗卫生制度作为公共产品普惠于民，解决公众广泛关注的问题，确保全民在疾病面前得到妥善医治。同时，新医改还着重强调了"公平与效率并重，政府主导与市场机制相辅相成"的原则。这要求政府在基础医疗卫生体系中担起责任，保护公共医疗卫生的公益性，推动公平正义。同时，也要充分利用市场机制，提升医疗卫生的运作效率、服务水平和品质，以满足人民群众多样化的医疗健康需求。这些战略、方针、政策都深刻体现了社会公益的伦理思想。

社会公益论的兴起标志着医药伦理思想的新发展高度。随着医药技术的现代化，医药学在提升人类福祉和扩大其社会影响力方面的能力显著增强，其科学与社会价值得到了更广泛的实现。医药学的社会化进程拓展了我们的视野，从局限于治疗的狭窄领域，转向了全面促进人类健康的广阔领域。医药道德责任的认识也随之深化，从单一的个体救助义务，扩展到了对全人类健康利益的负责。社会公益价值观的形成是医药伦理观念质的飞跃。它基于对人类社会整体与长远利益的考量，致力于全人类的健康保护与发展。这一价值观在新的层面上全面体现了医药学对人的价值、权利和尊严的尊重，对人的生命的爱护，以及医药学人道主义伦理原则的实践。社会公益论不仅是医药学高技术发展和社会化发展的产物，也是人类优秀文化的历史结晶，代表了医药学人道主义在新的历史条件下的升华和发展。社会公益论对于确保现代医药学沿着正确的方向发展，进一步开拓医药学的新道路，丰富人类的思想文化宝库，具有重要的意义和不可低估的价值。它引导我们在面对医药学发展中的伦理挑战时，以更高的道德标准和人文关怀，促进医药学与社会公益的和谐统一。

第五节　价值论　微课2

PPT

价值论研究的价值问题是一个全局性的、普遍性的问题，价值论也并不仅仅是哲学研究的某个问题，而是哲学基础理论中的一个重要分支。价值论与本体论、认识论共同构成哲学的全部内容。"价值"一词看似抽象，实则与现实生活中的"好—坏""值得—不值得"等表达相同的意思。所有的学科都离不开对价值的追问，离不开对利益的判断，尤其是将人与人关系作为重要研究对象的伦理学。价值论是医药伦理学重要的理论基础，医药人员不能仅仅满足于主观上尽到了职责，还必须顾及行为的后果和意义，还必须考虑自己的医药行为给患者带来的究竟是福还是祸。一句话，顾及行为的客观价值。

一、价值论概述

价值是价值论研究的核心问题。价值概念作为关于美、善和最佳生活状态的思考存在于许多学科，如美学、经济学、社会学、政治学、法学等。价值论的最早阐述者多为伦理学家，他们对于价值问题的理解也是基于伦理学的。与许多其他哲学问题相比，价值论是争议较多的分支学科，对于什么是"价值"等问题学者们并未形成一致意见。伦理学中的价值论作为伦理学发展过程中的一个学派，是19世纪后叶出现的。20世纪后很多伦理学派都曾讨论这一问题，并建立了各自伦理学的价值论。康德从动机论出发，认为只有好的动机才是有价值、有意义的。康德认为价值论属于实践论，存在于意志范围内，价值的基础就是意志自由，即是自由的摆脱了一切感性支配的理性的欲求和欲望。在西方的价值论发展过程中，尼采也是一个重要的人物。他认为意志自由与创造密不可分，创造就是自由，价值也是创造而来的。

价值论问题在中国的正式讨论开始于20世纪80年代。在讨论的过程中，也是仁者见仁，智者见智，形成了许多观点和派别。我国学者王玉樑把这些研究归结为三大类型，即主观价值论、客观机械论和主客体关系论，目前占主导地位的是基于马克思立场的主客体关系论。马克思主义认为，价值是客体满足主体需要的一种属性，或者说是客体与主体需要的一种关系。客体对于主体的作用是价值关系的基础，但道德价值并不能简单归结为有用性。行为的道德价值，决定于该行为在调整或协调人们相互关系过程中的作用与意义。同时也不能把利益和道德价值混为一谈。既不能把利益排斥于价值之外，也不能把道德价值等同于利益。只有在正确调解了个人与他人及社会相互关系前提下的利益，才构成道德的价值。社会利益是客观价值基础的主要内容。依此理论，价值论强调道德行为、道德实践的意义和作用，强调道德实践对主体的关系。由此，关系论克服了主观价值论和客观价值论的片面性，较为全面地、科学地反映价值的本质。

二、价值论对医药伦理思想的意义

价值论对所有的社会科学来说都具有重要意义，对于好坏、值得不值得的正确理解和判断是各学科领域和社会生活中必须做到的。价值论的细小的错误和偏差会以扩大的方式传播到各处，这也正是树立和践行社会主义核心价值观重要性之所在。

价值论对医药伦理思想也具有重大意义。价值就其性质而言，可分为肯定性价值（正价值）或否定性价值（负价值）。医药道德思想的树立及践行能创造出更多的社会价值和自我价值。作为医药企业，如果能承担更多的社会责任，发扬更多的医药道德精神，不仅为企业自身创造更多的价值，获得更多的利润，还可以增进企业利益之外的更多的社会价值。因为善的理念与医德的弘扬能获得消费者的信任，直接影响他们的消费取向。同时增强企业员工对企业的认同感，从而激发员工为企业、为社会创造更多的价值。在这种情况下，医药企业创造的是正价值。在现实的社会中，也存在着个别企业不遵守医药道德，进行违法的生产和经营，对公众与社会带来了负面的影响，甚至伤害。在这种情况下，他们的价值只能是负价值。作为医药人员也是如此，良好的医德带给自身及社会的是正价值，否则是负价值。

作为医药人员，和社会中的每个成员一样，必须实现人生的价值。人生价值是人的活动对于自已及社会所具有的作用和意义。个体的人生活动对自已所具有的意义是自我价值，对社会所具有意义是社会价值。这两种价值相互区别，同时又密切联系，相互依存。医药人员只有不断地自我反省，通过提升专业技能及加强医药道德修养才能为自我及社会创造更多的价值，在实现人生自我价值和同时也很好地实现人生的社会价值。

社会的进步是物质文明与精神文明共同推动的结果，价值的评价既要看对社会和个人所作的物质贡献，同时也要考虑精神贡献。医药人员与医药企业弘扬医药道德精神，提升医药道德修养即能创造物质价值，同时也能创造精神价值。从物质方面来说，医药研发人员认真钻研，遵守科研道德规范，新药的成功研制和正确应用能为社会和患者带来更多的物质利益，减少患者的医疗费用，为社会创造更多的物质价值。从精神方面来说，医药道德的遵守和弘扬能提升社会的正能量，发挥榜样的示范力量，为社会带来更多的精神价值。

第六节　责任论

PPT

责任是一个多维度的概念，它在伦理学、法律、社会学和心理学等多个领域中都有广泛的应用。责任通常指个人或集体在特定情境下应承担的义务或应履行的职责。它涉及行为者对其行为及其后果的道德、法律或社会义务。责任是一个动态的概念，随着社会的发展和价值观的变化，责任的内容和形式也会发生变化。理解和履行责任是个人和集体在社会中和谐共处的重要基础。

一、责任论概述

责任论是一种伦理学和哲学理论，它关注个体或集体在特定角色或情境中应承担的义务和职责。这一理论在多个领域中都有广泛的应用，包括个人道德、法律、社会、职业和环境等方面。责任论的核心在于理解个体或集体在特定情境下应承担的义务。这些义务可以是道德的、法律的或社会的。责任论强调行为者对其行为及其后果的负责，无论是对个人、他人还是社会整体。在伦理学中，道德责任是责任论的重要组成部分。它要求个体根据普遍接受的道德规范和价值观行事。道德责任包括但不限于诚实、公正、尊重他人的权利和促进公共利益。道德责任的履行有助于构建一个和谐、公正的社会。履行责任不仅需要认识到责任的存在，还需要采取实际行动。这可能包括遵守法律、遵循道德规范、参与社会活动或改变个人行为。责任的履行有助于个体的成长和社会的进步。

责任论的核心价值在于其对于个体和集体决策过程的深远影响。它不仅是一种道德指导，更是一种行动的准则，促使人们在扮演其社会角色时，能够超越自我利益，考虑更广泛的社会利益和长远影响。责任论强调，每个人和组织都应对其行为后果负责，无论是积极的还是消极的，都应承担相应的责任。在个体层面，责任论鼓励人们发展自我意识，认识到自己的行为如何影响他人和环境。它促使人们在决策时，不仅考虑个人利益，还要考虑其对社会的贡献和对他人的尊重。这种自我反思和自我调节的过程，有助于个体形成更为成熟和全面的价值观。在集体层面，责任论要求组织和机构在其运作中体现对社会的关怀和责任感。无论是企业、政府还是非政府组织，都应确保其政策和行为不仅追求效率和利润，还要促进社会福祉和环境可持续性。通过这种方式，责任论推动了社会整体向更加公正、包容和可持续的方向发展。责任论还强调了透明度和问责制的重要性。它要求个体和集体在行动时保持透明，对自己的行为负责，并愿意接受外界的监督和评估。这种问责制有助于提高信任度，减少不道德行为，确保社会资源的合理分配和利用。

二、责任论对医药伦理思想的意义

责任论在医药伦理思想中占据着核心地位，其意义深远且多维。它不仅为医疗实践提供了道德指导，而且对于医疗体系的构建、医疗政策的制定以及医疗行为的规范都具有重要的影响。

责任论有助于确立医疗行为的道德基础，强化医疗工作者的职业责任。责任论强调医疗工作者在提供医疗服务时应承担的道德责任，这包括对患者的尊重、对生命尊严的维护以及对患者健康的促进。这种道德基础要求医疗工作者在实践中不断自我反省，确保其行为符合伦理标准。通过强调责任，责任论鼓励医疗工作者追求卓越的医疗服务。这种追求不仅体现在技术层面，更体现在对患者关怀和尊重的人文层面。高质量的医疗服务能够提升患者满意度，增强公众对医疗体系的信任。责任论为医疗工作者的职业责任提供了明确的框架。这不仅包括对患者的直接责任，如提供准确诊断和有效治疗，还包括对社会的责任，如参与公共卫生项目和推动医疗知识的普及。

责任论有助于促进医疗决策的伦理性，推动医疗体系的公正性。在医疗决策过程中，责任论要求医疗工作者考虑所有相关方的利益，包括患者、家属和社会。这种全面的考量有助于做出更加公正和合理的决策，尤其是在面对资源分配、患者自主权与医疗干预之间的冲突时。责任论倡导医疗资源的公平分配，确保所有社会成员都能获得必要的医疗服务。这种公正性要求医疗体系不仅要关注个体患者的需要，还要关注社会整体的健康需求，特别是在面对公共卫生危机时。

责任论促进医疗创新的伦理导向，应对全球化带来的伦理挑战。在医药科技迅速发展的今天，责任论为医疗创新提供了伦理导向。它要求在研发新药物、新技术时，不仅要追求科学上的突破，还要考虑其对社会的影响，确保创新成果能够惠及更广泛的群体。在全球化背景下，医疗工作者面临着跨国医疗、医疗旅游等新的伦理挑战。责任论为这些挑战提供了应对策略，要求医疗工作者在国际合作中维护患者的权益，尊重不同文化背景下的伦理观念。

随着基因编辑、人工智能等新兴医疗技术的发展，责任论为这些技术的应用提供了伦理框架。它要求在应用这些技术时，必须考虑其对患者、社会乃至整个人类的影响，确保技术的发展不损害伦理原则。

答案解析

思考题

1. 简述构成医药伦理学理论基础的主要内容。
2. 价值论按性质可以分成哪两种？
3. 简述当代医药领域存在的矛盾和争议。

（董晓丽）

书网融合……

| 本章小结 | 微课1 | 微课2 | 习题 |

第四章　医药伦理学的规范体系及医药道德的基本原则

📖 **学习目标**

1. 通过本章学习，掌握医药道德基本原则的含义、内容要求，医药道德一般原则的主要内容及重大意义；熟悉医药道德基本原则在医药伦理学规范体系中的地位作用；了解医药伦理学的规范体系与伦理学的规范体系之间的关系。

2. 具有将伦理学理论与药学实际问题结合分析的能力，并能将医药道德原则应用于医药学实践解决问题。

3. 树立较强的社会责任感和良好的职业道德，在医药学职业实践中遵守职业道德原则，救死扶伤，全心全意为人民服务。

医药伦理学是伦理学的一个相对独立的分支学科，正像一般伦理学具有自己的规范体系一样，医药伦理学也有自己独特的规范体系及其内容。正因如此，才能深刻表明它与伦理学及其他应用伦理学的区别及联系，体现出一般伦理学对其具体的指导作用。从本章开始到第十二章进入了医药伦理学的完整规范体系学习内容。我们将系统研究和探讨医药伦理学的规范体系结构，医药道德的基本原则、基本规范和基本范畴以及在医药科研、新药开发、药品生产、经营、使用和质量监督管理等六大特殊实践领域中的基本道德要求。

第一节　医药伦理学的规范体系 ⓔ 微课1

PPT

一、伦理学的规范体系

"循规蹈矩"是人类社会行为的重要特点。在人类社会生活中，道德规范现象带有相当的广泛性和普遍性。人们在各种社会关系中表现的各种行为无论主体是否意识到，实际上始终贯穿着某种基本的道德原则。如果我们从人的行为总体上分析可以看出，每个人不仅遵循着多种道德原则，而且各种道德准则之间还存在着各种错综复杂的交织关系，相互之间有着内在的密切联系，构成一定道德的完整的规范体系。因此，马克思主义伦理学认为，从广泛的道德现象概括出道德规范体系的结构应首先从历史和现实的道德实际出发，以各种道德行为准则以及它们之间的相互关系为基础。从这个意义出发，观察历史上各种道德规范体系均可见其一般的层次结构。一个或几个道德原则或叫道德基本原则、几个道德规范、若干个道德范畴以及某些特殊领域的道德要求。这样的层次结构好似一张纵横交织的道德科学"网"，其中的各要素之间相互联系，相互渗透，是一个完整统一的整体。

道德原则居于主导地位，是道德规范体系之"网"的"纲"，具有广泛的指导性和约束力，是整个道德规范体系的核心和精髓。它反映社会经济利益和阶级关系的根本要求，是处理个人利益和整体利益关系的根本准则，是调整个人与社会、人与人之间相互关系的各种规范要求的最基本的出发点和指导原则，是不同类型道德相互区别的最根本、最显著的标志。

道德规范是围绕相应道德原则展开的，是一定社会或阶级对人的道德行为和道德关系的基本要求的概括，是各个重大社会关系领域中的普遍道德要求，是道德规范体系之"网"的"目"，是道德规范体系的骨骼，因而也是不同类型道德相互区别的重要标志。

道德范畴作为道德规范体系的组成部分，是反映和概括道德现象的基本概念。它从属于道德原则和道德规范，同时又是道德原则和道德规范的补充，是道德规范体系之"网"上的"纽结"。

某些重大实践领域中的特殊道德要求，虽然不对全体社会成员的全部行为构成同等的指导性和约束力，但它是道德原则和道德规范以及道德范畴在这些领域中的具体体现和贯彻，并对整个社会的道德生活产生着极大影响。

历史上各种类型的道德规范体系，虽然各有不同的社会性质及时代内容，在规范、范畴的数量上各具差异，但总是由这四个方面和四个层次共同架构的。追溯20世纪伦理学在中国的发展历史可以看出，探索和构建伦理学的规范体系始终是学者们研究的热点和重点之一。

20世纪伦理学在中国的研究与发展就宏观总体而言包含着三个内容。①关于伦理学的基本内容及学科体系：它涉及和揭示伦理学的研究对象及基本问题和伦理学的建设系统化和科学化，它是伦理学的基本理论。学者讨论的结论是：伦理学是全面研究道德现象的科学，其学科体系由道德基本理论，道德原则、规范和道德活动三部分构成。②关于道德的本质和类型：这是涉及对道德内在含义的理解和对道德根本特征的把握问题，是伦理学基础理论的重要组成部分。其结论认为伦理学的道德本质问题是主体性与约束性的统一。其类型有二元说和三元说，二元说认为道德主要区分为社会道德和个体道德两大类，三元说则将道德从人与自然的关系、人与社会的关系和人与自身的关系区分为自然道德、社会道德和自身道德三大类。③关于社会所需的道德原则及其规范体系：尤其在社会主义道德原则研究方面出现了一元说和多元说等理论，有人说社会主义道德原则有多个，适应社会主义社会调整人与人、集体与集体关系的道德原则应该是社会主义人道主义和热爱社会主义，忠于共产主义。也有人认为现在的三大领域（即人与人、人与自然、人与自身的关系）调节需要的道德原则应该是社会主义集体主义、社会主义人道主义和社会主义公正三大原则。而一元说则坚持认为社会主义道德原则只有一个，就是社会主义集体主义。关于社会主义道德规范除了爱祖国、爱人民、爱劳动、爱科学、爱社会主义之外，有人主张加上爱自然规律。

学术上的争鸣反映了中国伦理学界思想的活跃，但作为一个学科规范体系的建构总该有一个共识。1996年中共中央第十四届中央委员会第六次全体会议通过的《中共中央关于加强社会主义精神文明建设若干重要问题的决议》中指出："社会主义道德建设要以为人民服务为核心，以集体主义为道德原则，以爱祖国、爱人民、爱劳动、爱科学、爱社会主义为基本要求，开展社会公德、职业道德、家庭美德教育，在全社会形成团结互助、平等友爱、共同前进的人际关系"。2002年党的十六大报告中指出：社会主义道德建设要"以为人民服务为核心，以集体主义为原则，以诚实守信为重点，以爱祖国、爱人民、爱劳动、爱科学、爱社会主义为基本要求，以社会公德、职业道德、家庭美德为着力点，以爱国守法、明礼诚信、团结友善、勤俭自强、敬业奉献为基本道德规范。"依此，我们构建马克思主义伦理学的规范体系是：一个道德原则，即社会主义集体主义；五条道德规范即社会主义现阶段"五爱"，爱祖国、爱人民、爱劳动、爱科学、爱社会主义；四个基本范畴即义务、良心、荣誉、幸福；三个特殊领域即社会公德、职业道德、婚姻家庭美德。当然这种社会主义道德的规范体系也不是一成不变的，它将随着不同社会发展阶段的变化表现出不同的内容和模式，也必将随着人类认识的发展而日益精确和完善。

二、医药伦理学规范体系的内容

医药伦理学作为伦理学的一个组成部分的分支，它同样应该遵从一般道德规范体系的结构模式，由基本道德原则、基本道德规范、基本道德范畴和特殊领域的道德要求等几个方面组成。结合医药实践的特殊性，在伦理学基本理论指导下，构建医药伦理学规范体系内容如下：医药道德的一个基本原则，即"保证药品质量，增进药品疗效，实行医药学人道主义，全心全意为人民的健康长寿服务"；四个一般原则，即尊重、无伤、公正、公益。医药道德的基本规范有八条：仁爱救人，文明服务；严谨治学，理明术精；济世为怀，清廉正派；谦虚谨慎，团结协作；淡泊名利，精心育人；坚持公益原则，维护人类健康；宣传医药知识，承担保健职责；勇于探索创新，献身医药事业。医药道德的基本范畴有六个：良心、责任、荣誉、幸福、信誉和职业理想。医药伦理学的规范体系中还包括六大特殊实践领域的具体道德要求，即医药科研、新药开发、药品生产、药品经营、医院药学、药品质量监督管理领域中的具体道德要求等。综上内容构成医药伦理学的规范体系，各个部分内容相互渗透，相互补充，缺一不可。

三、医药伦理学规范体系与伦理学规范体系的关系

医药伦理学的规范体系与伦理学的规范体系是个别与一般的关系，它与伦理学的规范体系密切联系又相互区别，其具体表现如下。

1. 从属关系　医药伦理学的规范体系不是一个完全独立的道德规范体系，它从属于伦理学的规范体系，是伦理学规范体系的职业道德范畴，是一个部分或叫一个层次，只具有相对独立的意义。因为在当前阶段，医药道德调节人们行为的基本原则、规范和范畴都是社会主义道德原则、规范和范畴在医药实践领域中的具体化，二者是具体和一般的关系、被指导和指导的关系。

2. 层次关系　医药道德规范体系体现的是医药人员遵从的一般道德要求，是社会主义道德规范体系中的职业道德层次，具有鲜明的职业特征。

3. 适用特定对象和特定范围　医药伦理学的规范体系只适用于医药人员，只适用于医药人员在医药职业行为中应有的具体表现。而社会主义道德规范体系适用于社会全体成员，涉及的领域有社会公共生活、婚姻家庭生活及职业活动。

可见，医药伦理学的规范体系是伦理学规范体系指导下的一个分支体系，是具有鲜明职业性的一个特殊层次。

第二节　医药道德的基本原则

PPT

一、医药道德基本原则的含义

医药道德的基本原则也叫医药道德原则或医药道德准则。它是在医药职业实践活动中调整医药人员与服务对象之间、医药人员与社会之间以及医药人员同仁之间的关系所应遵循的根本指导原则，是医药道德规范体系的核心内容。它贯穿于医药道德发展的始终，是衡量医药人员道德水平的最高标准。一般而言，任何一种类型的医药道德规范体系中都贯穿着一个最根本的医药道德原则，它集中地反映一定历史时期的社会和阶级的根本利益和根本要求，从总体上回答个人与他人、个人与社会之间的利益关系，在医药道德规范体系中居于主导地位，具有最普遍的指导性和约束力，是区别于不同类型道德的最根本、最显著的标志，是医药道德规范体系的精髓。

二、医药道德基本原则的内容及作用

（一）医药道德基本原则的内容

医药道德基本原则是在社会意识形态的影响下，反映社会的经济关系及医药道德关系，体现医药事

业的根本宗旨和职业特点以及医药科学技术发展对医药道德提出的新要求，具有医药实践指导意义的根本准则。纵观我国医药道德实践历程，总结归纳我国医药道德基本原则的内容表述如下："保证药品质量，增进药品疗效，实行医药学人道主义，全心全意为人民的健康长寿服务"。

（1）"保证药品质量，增进药品疗效"其目的在于保证人们用药安全有效。这是医药事业的根本任务，也是实现医药道德目标的途径和手段，是实现和达到医药学为人类的健康长寿服务的基本保证。这两句概括深刻揭示出医药职业的特殊性，标示出医药职业区别于其他职业的显著特点，构成医药道德基本原则的核心内容。它具有无条件性和相对稳定性，要求所有医药人员都必须执行，它是衡量医药人员个人行为和品质的最高道德标准。

（2）"实行医药学人道主义"是医药道德继承性和时代性的有机统一。医药学人道主义思想贯穿在医药道德发展的始终，它体现着尊重人的生命权，人的生命价值，患者、服务对象的个人人格权等方面。它要求医药人员在爱护尊重患者、服务对象的前提下，同时遵守国际有关医药学人道主义的规定，从而使医药学人道主义思想的弘扬对全社会的文明进步起着积极的推动作用。

（3）"全心全意为人民的健康长寿服务"是为人民服务思想和医药学人文关怀宗旨在医药实践领域中的具体化。社会主义道德理论已经深刻揭示出为人民服务是道德建设的实质和核心，医药人员追求的医药道德理想和目标必须紧密结合社会道德建设的目标并保持一致。"全心全意为人民的健康长寿服务"是医药道德的根本宗旨，也是医药实践活动要达到的最高境界。

在上述内容中，"保证药品质量，增进药品疗效"是医药道德实践的手段和前提条件，构成医药道德基本原则的基础层次；"实行医药学人道主义"是医药道德实践的思想保证；而"全心全意为人民的健康长寿服务"是医药道德实践的根本目标，三者相辅相成，缺一不可，互为基础，相互促进，共同发展，构成了贯穿医药道德的一条红线。

（二）医药道德基本原则的要求

医药道德的基本原则要在实践中发挥应有的作用必须通过诸多的具体要求而展开，而实施这些具体要求就从客观上丰富和发展对医药道德基本原则的理解，这些具体要求表现在以下三个方面。

1. 确保药品安全有效　医药人员研发、生产、经营和使用药品的根本目的是防病治病，保障人们身体健康和用药安全。安全第一表明，防病治病之药品首先不能对人体构成伤害，这种伤害具体指致死、致残和致畸。其次是有疗效，即确保药品不是假药、劣药，二者合而为一是药品的质量。保证药品质量，增进药品疗效是维护人类健康的前提，也是医药道德的首要内容。随着人们物质文化生活水平的提高和医疗条件的改善，医药服务对象在日益扩大，现已从患者扩大到健康人群，朝着提高人的自然素质和寿命的方向发展，为了防止衰老，使人们健康长寿，一方面医药人员必须努力发展药品生产，增加品种，满足人们身体健康的需要。另一方面要提高药品的质量，保证药品安全有效。"人命重千金"，如果医药人员生产药品质量低劣，掺杂使假；仓库工作人员不妥善保管药品，使其霉烂变质；经营部门不能文明经商，唯利是图，出售假药、劣药；医院的医护人员不认真负责，差错不断；药品质量监督执法人员明知某种药品有严重不良反应而置之不理，玩忽职守，不仅不能为人们防病治病，还损害人们的健康，甚至危及人们的生命安全。因此，确保药品安全有效是医药道德基本原则内容的首要要求，它充分体现了医药道德的无伤原则。无伤原则虽然局限于某些医药条件和其实践过程的复杂性而具有相对性，但是医药人员在研发、生产、经营和使用药品的过程中，力争做到无伤或者将伤害减到最低限度，只有如此，才能确保药品的安全有效。

2. 尊重人的生命和服务对象人格　医药道德中强调实行医药学人道主义，从伦理方面体现了对绝大多数人的权利、利益的关心和人格的尊重。它要求医药人员始终把为人民谋利益、谋福利当作自己工作的出发点和归宿，充分重视人的生命价值，尊重人的人格，维护人的生存权利，把全心全意服务奉为神圣义务和最高职责。

尊重人的生命实际上体现了医药道德的一般公正原则。尊重人的生命是古今中外医药伦理思想中的一贯主张。之所以要尊重人的生命是因为与世界上其他万物相比人的生命是至高无上的。生命对人只有一次，生的权利是人的基本权利，故而尊重人的生命就要尊重人生的权利。这体现了传统的生命神圣论。然而，随着人们观念的进步，在近代医药伦理思想中又提出了尊重人的生命的同时，还要考虑生命的意义、价值。

生命并不是绝对神圣的，人类生命本身是可以用价值来衡量的。就某个病患来说，其生命价值与社会需要、医疗需要、生命质量、治愈率、预期寿命成正比，而与维持其生命所需的代价成反比。在现实生活中，生命的权利和生命的质量在对医药人员行为选择时往往产生两难，二者有着冲突和抵触。如在"安乐死"的行为过程中，医药人员往往既要尊重人的生命权利，全力救治，延长其寿命，又有考虑病患追求生命质量的要求。尊重生命一方面是指尊重那些具有生命价值的人的生命，另一方面又意味着对那些生命质量极低，社会为维持其生命存在所花费代价太高的生命是否应该承担救治的义务。这种道德挑战困扰着医药人员。

基于上述两个方面的理解，我们不难看出医药实践始终将维持患者、服务对象生命的权利视为第一职责，无论国籍、肤色、宗教信仰等方面差异，在医药人员面前的身份只有患者、服务对象，应不分亲疏，平等相待。这就是我们所认为的公正的根本所在。对有同样需要的人给予同样的对待，以同样的服务态度对待有同样需要的服务对象，不因其他原因亲疏彼此，特别是在稀有医药卫生资源分配时，也应做到公平对待、公平分配。强调公正原则就是要承认人人均有生命和健康的权利，人人享有医药保健和预防疾病的服务和照顾。但是在公正原则的执行中也应打破平均主义，因每个人的具体需要给予服务和照顾，若对不同需要的人给予平均主义的医药保健反倒是一种事实上的不公正现象。

人都有自己的人格尊严，自己的主张与思想，包括精神病患者和残疾人。医药学人道主义特别强调尊重患者的人格，关心人、同情人、体贴人、爱护人，尤其对一些有生理缺陷之人也应同等对待，一视同仁。那么尊重患者、服务对象的人格是医药道德一般自主原则的体现。自主就是指"自己做主"。它包括思想自主、意愿自主、行动自主。思想自主系指一个人具有正常、稳定的情绪和正确的理性思考力；意愿自主指一个人具有自由决定自己意愿的能力与权利；行动自主指一个人具有自由行动的能力和权利。自主原则体现对自主的人和他的自主性的尊重，尊重自主的人和他的自主性就是承认他有权根据自己的考虑就他自己的事情作出合乎理性的决定。在医药实践中，尤其在新药的研发及临床试验时，医药人员应完全尊重受试者的意愿要求，时刻视人的生命、人的人格独立为第一位，为最高价值。

💡 实例4-1

某药厂对某种药物进行Ⅲ期临床观察，该药物主要是通过对机体免疫功能的调节作用而抑制肿瘤生长。根据临床药物的观察原则要求，选择观察对象的标准之一是确诊为实体肿瘤并停用抗肿瘤治疗3个月的患者。一般而言，对于药品生产企业不断开发新药以达到为民防病治病的目的可选择的手段很多，但一般符合的原则不能背离安全、高效。从客观上说，临床试验该种药物，对肿瘤患者的辅助治疗是有益的。但是该药在观察时要求选用的病例试验对象必须停抗肿瘤治疗3个月，这是违背患者自身利益要求的，若必须如此也必须取得试验者本人的同意。单纯地从研究和开发新药的角度出发而不考虑患者自主的行为是不道德的。

在当前医药管理改革中，OTC药物的使用和选择充分展示出对患者、服务对象个人自主权的尊重。而在某些药物的使用过程中适当必有的严格限制也不能简单地说医药人员的行为就是违背自主性的，如对精神药物的管理等，医药人员有责任和权利对非理性的行为加以阻止以保护行为者的利益不因他们自己的行为而造成伤害，这种干预是完全正当的。

部分医药人员由于利益驱动，在某些方面表现出不道德行为和不人道行为。如对精神病患者及弱智者不能与正常人同等对待；在个别情况下，一些人违背有利无伤原则，违背自主原则在患者身上进行药物试验等；还有些研究人员及生产厂家，在新药说明书中未注明禁忌及毒副作用，以致对受用者造成伤害，对这些不道德行为我们必须坚决反对。

人的生命和健康保障是人的最根本的需要，医学和药学的产生和发展正是适应人类的这一基本需要而不断进步。人道地对待人的生命安全，尊重患者的行为自主，合法地开展药学研究，是人类理性的行为选择和道德觉悟的升华。相反，违背道德要求和法律规定的行为，既是不人道的，也是非理性的。

知识链接

《中华人民共和国基本医疗卫生与健康促进法》

2020 年 6 月 1 日实施的《中华人民共和国基本医疗卫生与健康促进法》指出，开展药物、医疗器械临床试验和其他医学研究应当遵守医学伦理规范，依法通过伦理审查，取得知情同意。

医疗卫生人员应当弘扬敬佑生命、救死扶伤、甘于奉献、大爱无疆的崇高职业精神，遵守行业规范，恪守医德，努力提高专业水平和服务质量。

国家建立健全药品研制、生产、流通、使用全过程追溯制度，加强药品管理，保证药品质量。

3. 德术精良，全心服务　医药实践是社会事业的组成部分，因此要求医药人员全心全意为人民的防病治病服务，这不仅是医药道德的根本指导思想，也是医药道德基本原则的精髓和本质特征。要做到全心全意为人民的健康长寿服务，要求医药人员正确处理医药人员与服务对象的关系，正确处理个人利益与他人利益、集体利益的关系，正确处理德与术的关系，做到德术精良，全心服务。

医药人员的直接服务对象是患者和保健用药人员，在二者关系中，一般而言医药人员处于主动地位，患者、服务对象处于被动地位。医药人员生产、销售的药品质量如何，往往是服务对象无法直接监督的。这就需要医药人员时刻以患者、服务对象的利益为重，以高度负责精神确保药品质量，保证人民的生命健康。

一般而言，从力量方面讲，药品在生产、储藏、经营的过程中，个人力量总是有限的，只有依靠集体力量才能生产出更多、更高质量的药品来满足人民的需要。从利益方面来讲，集体利益在一般情况下是与个人利益相一致的，只有在发展集体利益的前提下，才能使个人利益得到保障和满足以及发展。因此，个人利益应该服从集体利益，离开了集体利益也无从谈及个人利益。反对把个人利益凌驾于他人、集体利益之上的利己主义行为。

医药人员要做到全心全意为人民的防病治病、健康长寿服务，既要有良好的道德品质，又要有过硬的技术本领，二者缺一不可。仅有为人民防病治病、维护健康的愿望，没有过硬的科学技术知识，不能在实践中研制出疗效更高、质量更好的药品，同样达不到为人民服务的目的。反之，有了精湛的技术，但缺乏为人民服务的热情，缺乏关心人、同情人、爱护人、帮助人的品质，缺乏爱岗敬业的精神，粗制滥造药品也不能更好地为人民服务。

因此，在德与术的关系上，鄙薄技术或轻视思想品德及作风修养都是不对的。但是在德与术的关系上还应该看到德具有统帅作用，有了为人民服务的愿望和热情，有了强烈的责任感和道德意识，就会对学习科学技术产生推动和促进作用。正如北宋政治家司马光所说："夫聪察强毅之谓才，正中直和之谓德。才者，德之资也；德者，才之帅也……是故才德全尽谓之圣人，才德兼亡谓之愚人，德胜才谓之君子，才胜德谓之小人也。"只有德才统一，坚持德育首要地位，医药人员才能不断在实践中加强修养，践行全心全意为人民服务的高尚道德责任。

　　坚持全心全意为人民的健康长寿服务还要求医药人员在实践中要坚持医药道德的一般公益原则。公益原则主要有三层含义。①从宏观上讲，现代医药卫生事业是一种社会性事业，医药卫生事业的方针、政策的制定与实施，必须以维护公众的利益、社会的利益为出发点；医药资源的配置必须符合大多数人的利益。如我国医药卫生事业中的"预防为主"方针，就从根本上体现了医药实践的社会公益性。②在具体医药实践活动中，医药人员不仅要考虑服务对象的利益，对患者负责，还要考虑社会的公益，对社会公共利益负责。如在制药过程中，不仅要在生产过程中严格执行药品生产的质量标准，而且对废物的处理、排放要严格按国家的环保政策行为，不损害其他单位和社会的整体利益。③医药道德的公益原则包含着医药实践中的社会可持续发展战略思想。药品的研制、开发人员在创制新药及试验新药过程中，一方面考虑个人对服务对象的责任，另一方面也要考虑对子孙后代的影响，不能顾此失彼。在医药史上的"反应停"事件警示人们，药物通过母体遗传对胎儿后代造成的影响是令人触目惊心的。医药人员在具体实践过程中，只有坚持医药道德的一般公益原则要求，才能做到实现医药道德的根本原则，实现为维护人类的健康长寿服务的目的。2024 年 2 月 29 日是第 17 个国际罕见病日。据 2024 年 3 月 5 日新闻报道，最新版国家医保目录调整，新增 15 个目录外罕见病用药，覆盖 16 个罕见病病种，一些长期未得到解决的罕见病，如戈谢病、重症肌无力等均在其列。迄今，超过 80 种罕见病治疗药品已纳入国家医保目录名单。这将有望为我国 2000 多万名罕见病患者带来更多福音。

（三）医药道德基本原则的作用

　　医药道德的基本原则是医药道德规范体系的总纲和精髓，因此，它在医药伦理学的规范体系中起着总的根本指导作用，具体表现在：①医药道德基本原则在整个规范体系中起统帅作用，只有深刻理解基本原则，才能对医药道德的规范和范畴有深刻的理解和把握，从而才能领会医药伦理学的真谛。②医药道德的基本原则具有调整医药人员与社会、与服务对象及医药人员彼此关系的作用，坚持医药道德的基本原则有利于新型人与人关系的建立。③医药道德的基本原则解决了医药为谁服务的大方向问题，以利于在这个大方向的规定和指导下提高医药人员的道德水准，促进医药事业的发展和进步。④医药道德的基本原则从实践中规定了医药实践行为哪些是道德的，哪些是不道德的标准和界限，从而帮助医药人员明确了道德修养的正确方向和崇高目标，会极大地有助于纠正医药行业的腐败现象和不正之风，促进社会风气的根本好转。

三、医药道德一般原则的内容及意义 🇪 微课 2

　　作为学科理论的核心内容，医药伦理学的基本原则占据了 20 世纪中国医药伦理学的主导地位。生命伦理学的兴起反映了人们对个体生命、健康认识的深化及人权意识的觉醒，具有普遍性、概括性的基本原则有待于细化与深化，医药伦理学的一般原则继而成为学界广泛探讨的内容，它是在坚持医药伦理学基本原则的基础上，对其所进行的全面展开与具体运用，从而保证基本原则得以更好地贯彻与执行。

（一）医药道德一般原则的内容

　　1. 尊重原则　美国学者马斯洛从心理学角度分析了尊重对自我实现的人的重要意义。他强调"对于另一个人的尊重意味着承认他是一个独立的存在，是一个独立自主的个体。自我实现者不会随便地利用别人、控制别人、忽视别人的愿望。他愿意给予对方以一种基本的、不能降低的尊严，不会毫无必要地侮辱他。"[①]　如今，尊重作为基础道德论已为全世界人们所认可，成为处理人与人之间、民族与民族之间、国家与国家之间关系的最基础的道德原则。"已所不欲，勿施于人"已成为全球伦理中的黄金法

---

①　马斯洛. 自我实现的人 [M]. 许金声，刘锋，译. 北京：生活·读书·新知三联书店，1987：10.

则。1993 年 8 月，世界宗教会议通过了《走向全球伦理宣言》，其间最核心的道德要求就是"尊重"，即呼吁世人要尊重个体的生命人格、权利尊严与自主性等。

在医药道德中，狭义的尊重原则要求医患关系双方要彼此尊重对方的人格。我国人格权法规定的具体的人格权包括生命权、健康权、身体权、姓名权、肖像权、名誉权、隐私权及其他具体人格权。医患双方相互尊重人格不仅是医药道德的基本要求，同时也是重要的法律规范，"公民的人格尊严受法律保护。"其中，医药人员应将患者的健康与生命放在首要地位。同时还要注意尊重患者的隐私权，不得随意泄露其身体部位、生理特征、心理状态及生活经历等隐私。

广义的尊重原则还包括自主原则，即医药人员的行为可以完全自主选择，而患者、服务对象也可理性地为自己选择诊治药物及治疗方案。后者反映了医药道德的完全的自主性特征，包括自主知情、自主同意及自主选择。医药人员在向患者及其家属交待病情的基础上，向他们征求诊治意见，患者及家属在经过深思熟虑的抉择后，以契约或其他具有承诺力的方式表达意愿，最终明确诊疗方案。在这一过程中，医药人员首先有主动告知的责任，告知要充分，即需告知患者及家属所必须了解的全部信息，不充分的信息会影响服务对象抉择的客观性及科学性。医药人员不仅要做到让患者及其家属充分知情，还要通过通俗而详细的解释帮助他们正确地理解信息，对判断错误与选择不当的行为，医药人员应站在患者立场上分析利弊、耐心劝导，不能听之任之、不闻不问，在规劝无效的时侯只能选择尊重患者及家属自主权，只有当患者的选择损害了他人及社会利益时，医药人员才能行使特殊干涉权。

值得注意的是患者的自主性不是绝对的，必须在年龄、精神状态及情绪方面符合一定标准和要求。我国法律规定年满 18 周岁及 16 周岁以上不满 18 周岁的以自己劳动所得为主要生活来源的人可以具备自主能力，同时在精神上符合医学所规定的标准。患者情绪必须保持稳定，避免在过度紧张、恐惧或冲动情形下做出决定。

实现尊重原则的关键是医药人员尊重患者及家属，但尊重是相互的，也要求患者及家属尊重医药人员。在我国，异化为消费关系的医患关系日趋紧张，医患暴力冲突不断升级，严重影响了医药人员的工作热情和进取心。医患之间关系的改善最首要的前提就是尊重，医生是生命的保护神，尊重医生就是尊重生命。

缓解日趋紧张的医患关系，责任的双方必须协调，在共有认知的基础上相互尊重，加强理解，只有如此，才能实现对生命的最高尊重。

2. 无伤原则　西方医学的奠基人希波克拉底的誓言蕴涵着不伤害患者的伦理思想，"我愿尽余之力和判断力所及，遵守为病家谋福利的信条，并检束一切堕落及害人行为。"无伤原则作为人道主义原则中最重要的组成部分，引发了后来许多思想家从不同视阈的关注与探讨。自由主义代表人物密尔将无伤原则视为对政府行为的一种规约，要求政府在行使权力的过程中，必须关注个人权利，不能侵害个人利益。罗伯特·E·古丁及哈特更是将无伤原则上升到了法律的高度，在揭示道德和法律相互关联的基础上，强调阻止对他人的伤害是对道德进行法律强制的理由之一。生命伦理学家对此也进行了相对统一的认识与探讨，无伤原则已成为医药伦理学重要的原则。

无伤原则是指在医药领域的实践中，医药人员应当从动机和结果上避免对患者和家属造成实际的或潜在的身体、心理及感情上的伤害。医药实践领域中不可避免地存在着伤害，无论是医学手段还是药物应用，其后果注定具有两重性，医疗上必须的符合适应证的救治在达到预期目的时，也不可避免地为患者带来某些方面的伤害。因此，无伤原则的真正含义并不是要消除一切伤害，而是要求医务人员以人道主义原则为出发点，关爱患者的健康与生命，防范或减少不可避免的伤害以及意外伤害的出现，努力使患者免受不应有的伤害。

按伤害的内容，可将伤害分为躯体伤害、心理伤害和经济损失。躯体伤害是指由于行医问药而给患者造成的躯体疼痛、功能损害、伤残甚或失去生命。精神伤害是指医药人员泄露患者隐私、侵犯患者人格尊严而使患者受到的伤害。经济损失是指为补救躯体伤害和精神伤害而额外支付的医药费用，由此而减少的正常收入。按医药人员所负的责任来区分，伤害可分为技术性伤害和行为性伤害。技术性伤害是指医药人员的技术使用不当给患者带来的伤害。其中临床用药指征不明确、剂量过大或过小、违反禁忌用药等会给患者带来或隐或显的严重危害，药源性疾病涌现、药物依赖性增强及国家医药资源的浪费都与此有关。医疗检查过程中，由于防护缺失或不当而造成的放射性损伤、造影剂及有创性的检查等给患者带来的伤害、医疗手术中的可预见性与不可预见性的伤害都属于技术性伤害。行为性伤害是指医药人员对患者使用歧视、侮辱、威胁及谩骂性的语言及所采用的拒绝、强迫、疏忽及暴力等行为。根据医药人员的主观意志，伤害可分为责任伤害与非责任伤害。医药实践中出现的有意的、可知的、可控的伤害都属于责任伤害，而无意的、意外的及不可控的伤害则属于非责任伤害。

无伤原则是对医药人员德与术的双重考量，要求医药人员医术要精、品德要好。因此，在医药实践中，要增强医药人员为患者服务的动机与意愿，从人道主义原则出发，"仁爱为怀，济民救人"，坚决杜绝有意伤害、努力防范无意伤害，避免给患者带来躯体、精神及经济上的伤害。同时通过认真思考、刻苦钻研提升专业技术水平，审慎明察，胆大心细，提升预测和诊治能力，依凭精湛的技术使患者免除伤害。

3. 公正原则 康德断言："如果公正和正义沉沦，那么人类就再也不值得在这个世界上生活了。"[1] 罗尔斯说："假如正义荡然无存，人类在这世界生存，又有什么价值?"[2] 作为一个古老的话题，公正始终是人类共同的期盼和永恒的追求。公正有多种分类方法，其中依自身性质可以分为形式公正与实质公正。形式公正强调公正的表现形式或执行程序，而实质公正指的是公正的实质性内容，蕴含着一定的价值和目标。在特定时空的具体事件中，形式公正与实质公正必须同时得到关注，没有实质公正的形式公正是空洞无物的抽象，没有形式公正的实质公正是毫无结果的争论。在21世纪的中国，改革开放的步伐必然会引发利益关系的深化与调整，各类深层次的矛盾终将浮出水面，新一轮利益调整必须在公正的框架内来展开。

医药伦理学的公正原则主要用来规范医药卫生资源的分配，包括宏观资源的分配与微观资源的分配。宏观分配确定医药资源在国民总支出中的合理比例、医药资源投入在各地区、各部门的配额，以保证医疗资源覆盖整个群体。在医药实践中，排除性别、种族、职业、地位等差别的影响，尤其是基本的医疗保健应覆盖全体成员。我国新型农村合作医疗制度集中体现了公正原则。长期以来，由于医疗保障制度的缺失，我国农村居民因病致贫、因病返贫的问题凸显，严重影响了农民的健康水平和生活质量。2010年10月，《中华人民共和国社会保险法》将新农合制度纳入我国社会医疗保障制度范畴内，新农合制度正式启动。新农合制度以县为单位统筹、以农户为单位参加，政府负责大部分所需资金，为农民减轻了医疗负担。自此，政府每年不断加大农村医疗救助工作力度，提高政策范围内住院报销比例，增加重大疾病保障种类，体现了宏观分配的公正原则。微观分配是具体的医药机构思考如何将稀缺的资源分配给需要的患者，器官移植、住院床位、手术机会等都属于此类分配。与宏观分配追求形式公正相比，微观分配在承认个体差异的基础上更加侧重实质公正，即对不同需要给予不同满足，当面临稀缺资源的分配决择时，医药人员可以依据患者病情需要和治疗价值、患者既往和预期贡献、患者在家庭中的地位和作用、该项诊治对医药科学发展的意义及患者治疗后可能的生存期限等因素来确定优先使用者的资格。

医药伦理学的公正原则不仅体现在资源分配公正，还体现在人际交往的公正。医药人员对患者要普

---

① ［德］康德. 法的形而上学原理［M］. 沈叔平，译. 北京：商务印书馆，1991：165.

② 许纪霖. 世间已无罗尔斯［J］. 文汇报，2002年11月28日

同一等、一视同仁。排除患者的地位、职业、文化水平等差异，一律公正对待，应给予同样的尊重和关心，尤其对弱势群体患者，应给予更多的人道主义的关怀和帮助。

毫无疑问，大数据时代会使传统医药行业更加透明公正，督促医药行业改善自身产品及服务质量，更好地保障国人健康。

4. 公益原则　思想家们对利益的评价存在着两种不同的理解，以罗尔斯等为代表的自由主义者主张个人利益优先，而以桑德尔等为代表的社群主义者主张公共利益至上，即要优先考虑普遍的善。这是对个人与社会、个体与整体关系两种不同的理解。强调社会公益的本义在于制定合理的规范来调节个体利益与社会利益的矛盾，凸显的是社会普遍价值或利益的优先地位。卢梭认为："我们每个人都以其自身及其全部的力量共同置于公意的最高指导之下，并且我们在共同体中接纳每一个成员作为全体之不可分割的一部分。"[①] 公共利益不以个体或团体的利益偏好为取向，面向社会每个成员提出要求，致力于满足每个主体的利益。

作为医药伦理学的一般原则，公益原则强调以公共利益为基点，实现公共利益与个人利益的统一。国家通过公正合理地分配资源与解决利益冲突，使医药事业的发展有利于患者、社会、医药科学及子孙后代。作为医药伦理学的理论基础，义务论始终将治病救人视为医生的职责和使命，强调为尽义务而尽义务，有利于医药从业者树立崇高的道德信念与职业理想，确保了医药事业的人道主义的宗旨。随着社会的进步及医药科学事业的发展，出现了患者的需要同社会有限医疗资源之间的矛盾，患者利益与他人利益、子孙后代利益及社会整体利益之间的矛盾，患者与医药科学发展之间的矛盾，单纯的义务论无法应对诸多难题，公益论由此应运而生。公益论强调社会利益、集体利益及个人利益的有机统一，反对以社会利益和集体利益去抹杀个人利益，当三者发生"非此即彼"的矛盾与冲突时，社会利益注定优先。

公益原则是药品政策制定的首要道德原则，药品政策要与社会发展的总目标相一致，要制定基本药物政策，保证人人用得起药，同时在城镇居民用药得到满足的情况下，要重点解决农村、边远地区及贫困地区人民用药问题。基本药物是指那些适应基本医疗需求、剂型适宜、价格合理、能够保障供应、公众可公平获得的药品。为了使公众得到基本药物供应，降低医疗费用，促进药品的合理研制、生产及使用。我国从 1992 年开始正式启动遴选国家基本药物药品，1996 年公布第一批目录，每两年修订一次，2024 年版国家基本药物目录中的药品已增至 3159 种。1997 年，党中央、国务院在《关于卫生改革与发展的决定》中，作出了建立并完善基本药物制度的决定，将基本药物政策作为国家的责任加以贯彻落实。自 2009 年 8 月国家基本药物制度正式启动以来，卫生部先后印发了《关于建立国家基本药物制度的实施意见》《国家基本药物目录（2009 年版）》《国家基本药物目录管理办法（暂行）》《国家基本药物临床应用指南》《国家基本药物处方集》等有关文件，相关部门出台了国家基本药物定价、报销、采购、质量监管以及基层医疗卫生机构补偿、化解债务、乡村医生队伍建设等配套文件。国家基本药物制度相关政策逐步完善，有力地推进了国家基本药物制度的顶层设计和在基层医疗卫生机构的稳步实施。经过科学评价而遴选出基本药物，具有临床必需、安全有效、价格合理、使用方便、中西药并重等特点，将临床必需用药摆在第一原则，要求每病必需（至少）要有 1 ~ 2 种药物品种，以适应绝大多数人口医疗的需要。国家基本药物制度的实行为广大人民群众提供了最安全、最有效、最适宜、最经济的治疗药物，有效地遏止了药品费用的过快增长，减少了浪费，合理地利用了我国有限的医疗卫生资源，充分体现了药品政策的公益性原则。

（二）医药道德一般原则的意义

医药伦理学的四个一般原则是基本原则的具体化，是调节医药人员与患者、医药人员与社会、医药

---

① ［法］卢梭. 社会契约论［M］. 何兆武，译. 北京：商务印书馆，1980：20.

人员相互之间关系的具体准则，也是医药人员行为实践的出发点和依据。它实现了对单纯的义务论与功利论的超越，既强调医药人员的责任又关注患者的利益，致力于动机与效果相统一。虽然它们各自内涵不同，但核心都是强调尊重、不伤害及有利于人的生命和健康。"在全部造物中，人们所想要的和能够支配的一切也都只能作为手段来运用；只有人及连同人在内所有的有理性的造物才是自在的目的本身。"① 人是目的而不是手段，尊重、无伤、公正及公益是生命伦理的最核心及最基础的道德要求，突出强调了人生命的无价性与至高无尚性，关爱生命是灵魂、是宗旨。

尊重、无伤、公正及公益等四项原则实现了从主体性思维方式向主体间性思维方式的转向，彰显了平等、自由及交互等现代性观念，有利于实现医药领域各方面的和谐。传统的医药伦理思想秉承的是主体性思维方式，在医药实践中，占有主动地位的医药人员享有特殊干涉权，最终决定行医问药的措施和方案。医药伦理关系的多样化增加了医药实践领域中的利益矛盾和纷争，加之个别医药人员滥用特殊干涉权而引发的不正之风，医药伦理思想开始了由主体性思维向主体间性思维的转向。主体间性思维凸显的是在承认价值与利益多元化的前提下，平等独立的主体通过协商对话达成共识，从而实现和谐与团结。医药人员与患者相互尊重，在坚持患者自主权的基础上共同商议行医用药方案，最大限度地降低对患者的伤害，使每个患者都能够得到公正的对待，保证每个患者的最大利益。

作为衡量医药人员品行的基本道德标准，医药伦理学的一般原则贯穿于整个医药实践领域中，成为评价医药人员品德、指导医药道德行为及加强医药道德修养的重要宗旨。它有利于解决医药实践领域中的矛盾和冲突，实现各方面的和谐。当今世界面临的资源短缺、人口激增及生态环境等问题使医药领域中的矛盾不断扩大，医药人员不仅要考虑服务对象的利益，还要关注公众的社会利益、子孙后代的利益及保护和改善生态环境，实现人与人、人与社会及人与自然的和谐。

答案解析

思考题

1. 简述医药道德基本原则的含义。
2. 简述医药道德基本原则的内容要求。
3. 联系实际，论述医药人员的德与术的关系。
4. 简述医药道德一般原则的内容及重大意义。

（赵迎欢　董晓丽）

书网融合……

本章小结　　　微课1　　　微课2　　　习题

---

① ［德］康德. 实践理性批判［M］. 邓晓芒，译. 北京：人民出版社，2003：119.

第五章 医药道德的基本规范

📖 学习目标

1. 通过本章学习，掌握医药道德规范的含义、特点和作用，医药道德基本规范的内容和要求；熟悉医药道德规范在医药伦理学规范体系中的地位；了解医药人员与服务对象关系的特点。

2. 具有综合利用医药伦理学理论知识解决药学实践问题的能力。

3. 树立服务意识和较强的职业道德责任感，树立科学的思维方法、严谨的工作作风和良好的团队合作精神。

虽然医药道德的基本原则是调节医药人员行为的总的指导方针，具有概括性和稳定性，但是，它不能取代对医药人员实践行为的具体要求。换句话说，医药道德的原则必须通过具体的行为规范加以体现和贯彻。因此，医药道德的基本规范是调整医药人员与服务对象关系、医药人员同仁关系、医药人员与社会关系的具体准则，它在医药道德的规范体系中同样占有十分重要的地位。

第一节 医药道德规范的概念 🅔微课1

PPT

一、医药道德规范的含义

规范就是规则和标准的意思。在现实社会中人们制定了各种规范，诸如语言规范、技术规范、法律规范等，这些规范都对人们的某些行为构成约束。

当前，在西方伦理学研究中，将规范（code）和规约（stipulation）进行了重新认识。

规约的概念最早是考尔贝格在论及道德意志的发展理论中首先使用的名词。他认为道德发展分为三个层次：第一叫"前规约层次"，包含着将"正当"作为主体严格接受权威和法则，符合个人利益与目的的权利；第二叫"规约层次"，包含着将"正当"作为主体在社会中为维护社会或集体的福利必须履行的义务；第三叫"后规约层次或原则化层次"，包含着主体在维护社会基本权利与价值，维护社会最大多数人利益的全过程中接受全人类能够遵循的普遍性伦理原则的指导，进行正当性行动的理由就是接受普遍性伦理原则的有效约束，规约是正当行为的价值尺度。这种观点自洽了现代汉语中规约的名词性质，即为主体在实践中应遵守的共同条款。事实上，仅将规约做名词使用是有其局限的，它还应显现一种动词的性质，即限制和约束，具有过程性特点。①

与规约相比较，规范则只具有名词性质。规范就是规则和标准的意思，"范"则具有示范之意，就是告诫人们要这样去做，这样做行为的结果就是典范。规范关注结果。

规约，从字面上认为，名词性质理解为要求、准则、标准之意；动词性质理解为约束、限制之意。规约的外延要大于规范。在伦理学研究中，认为规范是在原则基础上所派生的具体要求，原则是"纲"，规范是"目"。

---

① 赵迎欢. 高技术伦理学［M］. 沈阳：东北大学出版社，2005：12－13.

作为规范伦理学，伦理规约既包括伦理原则又包括伦理规范，同时还应该包括伦理范畴。

那么，医药道德规范是调整和处理医药人员在从事医药科研、生产、经营、使用、管理等实践过程中形成的道德行为和道德关系的最普遍规律的反映，是医药人员在医药实践过程中所遵循的处理个人与患者、服务对象关系，与集体、社会之间关系，及医药人员同仁关系的行为准则。它也是一定社会或阶级对医药人员道德行为的基本概括，是衡量医药人员道德水平高低的标准和进行道德评价的尺度。

二、医药道德规范的特点

医药道德规范是医药人员在药品生产等实践活动中道德行为和道德关系的具体反映，是医药实践过程中社会需求的集中表现。所以，它除了具有一般道德规范所共有的稳定性、连续性和阶级性等特点外，还有针对性、理想性和现实性等特点，综合如上特点，我们将其总括为三个统一。

1. 多样性与针对性的统一　医药道德规范是在医药道德原则指导下，适应从事医药学实践的各个不同类别的道德关系而对医药人员的行为提出的有一定差异的、具体的特殊要求。因此，在内容上它表现为丰富性和多样性，它依据医药学各个实践领域的特殊性，有针对性地提出对医药人员的道德要求，而不是随心所欲地丰富其内容，表现出多样性和针对性的结合。如针对医药科研领域中的特殊问题、热点问题，突出强调医药人员对科学的探索精神和奉献境界；针对药品生产过程的特点，强调医药人员应爱岗敬业等，如此，使医药道德规范的具体内容丰富多样而且不空泛，针对性极强。但是我们在看到该特点的同时还应该认识到医药道德规范作为医药道德原则的表现和补充，在适用范围和具体内容上有一定的局限性和可变性，在某些具体实践内容发生变化以后，这些医药道德的基本规范也要做相应地调整，使其针对性更强。

2. 理论性与实践性的统一　医药道德规范的出现总是不同历史条件下医药伦理学的基本理论和基本观点紧密结合当时当地的医药学具体实践和需要的产物，具有理论性和实践性的高度统一。如我国在1984年9月20日第五届全国人民代表大会常务委员会第七次会议通过并于1985年7月1日起实施的《中华人民共和国药品管理法》，在当时就是将医药道德规范的许多内容以法律的形式固定下来，从而推动医药道德规范的落实。随着改革开放的深入，医药实践中的许多具体内容发生着深刻的变化，如我国的药品已开始实行分类管理；对药品广告的内容有许多具体的规定。为适应医药学实践发展的要求，我国在2001年2月28日第九届全国人民代表大会常务委员会第二十次会议上修订了《中华人民共和国药品管理法》并由2001年12月1日起施行。2013年12月28日第十二届全国人民代表大会常务委员会第六次会议再一次对该法进行了修正。2015年4月24日第十二届全国人民代表大会常务委员会第十四次会议第二次修正，2019年8月26日第十三届全国人民代表大会常务委员会第十二次会议第二次修订。

这说明医药道德规范是从医药学实践中做出的高度的理论概括，并以此指导人们的实践行为，它是理论性与实践性高度统一结合的产物。

知识链接

《中华人民共和国药品管理法》

《中华人民共和国药品管理法》具有如下内容：总则、药品研制和注册、药品上市许可持有人、药品生产、药品经营、医疗机构药事管理、药品上市后管理、药品价格和广告、药品储备和供应、监督管理、法律责任和附则。《中华人民共和国药品管理法》是加强药品管理，保证药品质量，保障公众用药安全和合法权益，保护和促进公众健康，有效规范我国境内从事药品研制、生产、经营、使用和监督管理活动的根本遵循。本法所称药品，是指用于预防、治疗、诊断人的疾病，有目的地调节人的生理机能并规定有适应证或者功能主治、用法和用量的物质，包括中药、化学药和生物制品等。

3. 现实性与理想性的统一　由于医药道德规范直接源于人们的医药实践活动，所以许多医药道德规范的具体内容是医药人员认同并接受的，如文明服务，不谋私利，用户至上，文明生产等，广大医药人员在思想上接受并能在不同程度上身体力行，使医药道德规范在执行中具有坚实的社会基础和法律后盾，因此，医药道德规范具有社会现实性。此外我们还应该看到，医药道德规范是随着医药事业的不断发展而有所变化和提升的。目前制定的道德规范，还包括有经过坚持不懈的医药道德教育和道德修养才能形成的高层次内容，诸如以国家、民族利益为重进行创造性劳动，公而忘私，全心全意为人民服务等都属于高层次的示范性道德规范的内容，具有先进性和理想性，它源于社会现实，又高于社会现实，具有示范作用和引导作用，是医药人员在医药实践活动中应不断追求的最高境界。

三、医药道德规范的作用

对医药人员的实践行为加以约束和规范其意义在于促进医药科学的发展和进步，为维护人类的健康长寿服务，医药道德规范的作用主要表现为两个方面。

1. 协调作用　医药道德规范的重要作用在于协调医药实践中人们之间的关系，以促使医药人员在从事药品科研、生产、经营、使用、管理等实践过程中彼此紧密配合，使医药人员与患者、服务对象之间，医药人员与集体、社会之间关系协调一致，从而保证医药事业有序、稳定、协调地向前发展。在医药实践领域中当前比较突出的问题依然是医患关系。如何协调医患关系，双方必须严于律己。对医生而言要尽职尽责，实事求是，不过度医疗；对患者而言要尊重科学，不苛求医生。遵守医药道德规范是从业人员的基本素养。

2. 评价作用　医药道德规范不仅是调整医药人员行为的准则，也是评价和判断医药人员行为是非、善恶的标准。马克思主义认为，在阶级社会里，每一个阶级进行道德评价的标准都是依据从本阶级利益中引申出来的道德原则和规范。医药道德规范则代表了人民的利益，以此为评价标准具有广泛的群众性和科学性，同时通过医药道德的评价作用，可以激励医药人员积极向上、勇于进取、廉洁奉公、献身事业的热情和志向，为社会进步和人类健康而奋斗终身！

医药道德规范是医药人员在长期的医药实践中概括和总结出来的行为准则，因此，从形式到内容，历代医药学家对医药道德规范都十分重视，无论是《希波克拉底誓言》，还是《迈蒙尼提斯祷文》，无论是孙思邈的《大医精诚论》，还是近代的《药师信条》，都是医药道德规范的具体形式，它们都具有以上两个方面的作用，是医药人员道德自律的基础。

第二节　医药道德规范的主要内容 🄴微课2

PPT

一、医药人员对服务对象的道德规范

在医药学实践中，医药人员对服务对象的关系是医药道德关系的最主要表现，因为患者、服务对象是医药人员直接面对的实际对象，如药品的研制目的主要是为服务对象服务，药品的生产、经营等过程中始终贯穿着医药人员与服务对象之间利益的调整，因此，要调整和处理好二者关系首先必须清楚医药人员与患者、服务对象关系的特点；其次明确医药人员对服务对象道德规范的内容要求。

（一）医药人员与服务对象关系的特点

在人类社会生活中，医药人员与患者、服务对象建立起来的是一种特殊的人际关系，在以往很多人称它为"一医一患"关系，在药学实践领域中我们也叫它"药患"关系，这里的"患"不单纯是指患者，还包括与患者本人有直接关系或间接关系的亲属或监护人及单位同事，这些人在某种特定条件下都可以称为是医药人员的服务对象。因此可以说，医药人员对服务对象关系是医药人员群体与以患者为中心的群体之间的关系。这种特殊的人际关系主要特点表现如下。

1. 双向性 在这个实践活动过程中，医药人员和服务对象其交往目标和指向是明确的而且是共同的，患者、服务对象求医买药是为了治疗疾病；而医药人员提供服务的目的也是为了治病救人。没有患者、服务对象，医药人员无法提供服务，无法创造，无法贡献；而没有医药人员，患者、服务对象的治病要求也无法得到满足，因此双方各自的利益是在对对方利益的要求和满足中得到体现，这种双向性反映出二者价值目标的一致。

2. 时代性 当下医药人员与患者、服务对象关系尽管存在着现代科学技术发展所带来的某些"物化"现象，但从根本上说人与人之间并不是雇佣关系和金钱关系，而是"人人为我，我为人人"新型的同志式平等关系，为满足各自需要而产生的物质利益和精神利益的关系都是在社会主义物质利益原则指导下互助、平等的人际关系的反映。这种平等关系是任何一个社会都无法比拟的。

（二）医药人员对服务对象道德规范的内容要求

1. 仁爱救人，文明服务 医药人员对服务对象一定要具有仁爱之心，同情、体贴患者疾苦，对患者、服务对象极端负责，应做到不是亲人胜似亲人，无论在药品的科研还是生产实践中，都应该始终把人民的利益放在至高无上的地位，尊重患者、服务对象的人格，一视同仁，满腔热情地为患者、服务对象服务。如在医药经营领域的营销人员，包括药店或医院的司药人员都应该做到文明服务，态度和蔼可亲，急患者所急，想患者所想，而且要做到热情为服务对象宣讲药物知识，指导患者用药，使患者感到一种亲情，同时也通过医药人员的行为透视社会的风气。

仁爱救人还应一视同仁，对所有患者、服务对象不论是在医院的药房取药还是在药店经营部购药；不论男女老少还是熟人、生人；不论职位高低还是容貌美丑；也不论患者对自己是否有利，以及而后是否对其有所求，医药人员都应该一视同仁，平等地对待服务对象。所谓一视同仁，一是要求医药人员在指导患者、服务对象用药上，要严格按照科学原则办事，不能对有权势者阿谀讨好，对普通群众冷若冰霜；二是医药人员对患者要平等相待，要尊重患者、服务对象的自尊心、名誉等人格上的独立，对任何患者、服务对象的正当愿望和合理要求均应给予满足，不可对亲近者、有权势者恭敬而对无权者拒之门外或敷衍塞责。历史上许多医药学家都提倡"凡诸疾病者，一视如同仁""贫富虽殊，施药无二"或"不分贵贱，普同一等"。这种行为有利于在平等的基础上建立起和谐的人与人关系。

2. 严谨治学，理明术精 医药科学是生命科学，医药道德和医术是决定医药服务质量好坏的关键和重要因素。医药技术是基础，医药道德是保证。因此在医药实践中要求医药人员既要有高尚的医药道德，同时又要有精湛的技术，二者缺一不可。医药科学的深入发展需要从业人员有严谨治学的学风，尤其是对从事自然科学研究的人员更应如此。科学容不得半点虚假和马虎，在医药科学发展中因为具有严谨学风成功的例子很多；而因为缺少严谨治学的学风失败的教训也有。

💡 **实例 5 - 1** --

英国细菌学家弗莱明（1881—1955 年）发现青霉素就是一例。弗莱明在第一次世界大战期间做过军医，他亲眼目睹了许多伤员死于感染，死于可怕的败血症。他暗下决心要潜心探求一种能够杀灭细菌的物质。1922 年，他从某种植物和动物的分泌液中发现一种能杀灭细菌的溶菌霉。1928 年，弗莱明在帕丁顿的圣玛丽医院作主任细菌学家研究葡萄球菌的生长，他做好了一些玻璃皿培养，盖上了玻璃盖，就去度假。数日，当他回来后马上去看培养皿，他发现培养皿的盖子滑开了，经常存在于房子灰尘中的霉菌污染了平皿。在被霉菌污染的周围没有葡萄球菌生长。弗莱明没有放过这一偶然事件，而是进行了认真的研究，最终发现了青霉素。青霉素的发现使人类摆脱了许多传染病的威胁，使医药学的发展跨入了一个崭新的时代。从此，抗生素在人类战胜疾病的斗争中广泛地使用。而与之相对，世界上著名的有机化学家李比希由于粗心大意而失去了发现溴元素的机会。李比希是德国著名的有机化学家，一次他在海藻的植物灰母液中提取碘时，发现在蓝色的碘溶液上面有一层深褐色液体，他不加思索就断定这是"氯化碘"，贴上标签放到了实验室。一年以后，一位法国的大学生巴拉做了一个与李比希完全相同的实验，他同样发现了这层深褐色液体，他没有放弃，深入研究，结果发现了溴元素。李比希知道后非常懊悔，他到实验室掀下"氯化碘"的标签在背面写上"除了今后有切实可靠的证据来证明自己的发现，再不可主观臆断出来什么理论了"放在实验室以教育自己，警醒后生。

当前，纳米技术已经广泛应用于制药研究和医疗实践。德国医生已经尝试借助磁性纳米微粒治疗癌症，并在动物实验中取得了较好疗效。其具体做法是将极其细小的氧化铁纳米微粒注入患者的肿瘤中，然后将患者置于可变的磁场中，氧化铁纳米微粒升温到 $45\sim47^{\circ}C$，利用这个温度慢慢热死癌细胞。一些纳米药物制剂已进入规模化生产阶段，并陆续开始投放市场。科学家在研究开发纳米药物的同时也发现一些具体问题。问题之一是每个人都知道1nm在长度上是十亿分之一米或千分之一微米。现已有药典记载的药物在制备中将中药粉碎到细胞壁破壁级一般在 $30\sim50\mu m$，这样药物与传统的中药以原药粉制成的丸剂和散剂没有达到细胞破壁的药物相比，已经大大提高了有效成分的提取率，或者已大大缩短了提取时间，若直接服用可以提高药物的利用度。但是纳米级粉末的粒度范围是在 $1\sim100nm$，那么当中药粉碎到纳米级时，它还能否具有原有的药效或者变为什么样的性质，甚至它还是不是药物都是一个未知数。问题之二是若简单地说将中药加工到纳米级是可以的也是可能的，但是粉碎技术受制于两个方面，一是设备的技术水平，现已没有问题；二是物料的选择，这个问题就一般材料也没有问题，但是当它与药物这个关系到人类的生命健康的物质产品相联系时就具有了特殊性。其问题在于目前缺少防止药物污染的加工方法以及若真的生产出纳米中药，检验它的真假就需要研制出来可供药检部门普及使用的快速检测仪器。当然我们应该相信，随着纳米中、西药物的开发，会带来许多药物制备的新技术、新方法。纳米级粉碎后带来的团聚、固体附吸、固液混融等问题困扰着中、西纳米药物的开发，开发中的许多挑战也要求医药人员具有严谨治学的优秀品格和理明术精的基本素质，不断在实践中寻找治疗疾病的有效物质，探索其作用机制，经过结构改造、提高药物疗效、减少副作用并制成适当剂型，安全有效地为人们防病治病服务。

3. 济世为怀，清廉正直　医药产业在今天被人们喻为"黄金产业"，一些道德境界水平不高的医药人员将从事这一职业认为是赚钱的手段，许多人在个人私利和人民生命之间选择行为时没有牢记医药的根本是济世救人，从而利用手中职权在药品生产、经营及使用中拉关系走后门，获取患者的财物或劳务，更有甚者利用职权将贵重药品赠送亲友，化公为私。因此在医药实践中，要求医药人员廉洁奉公，作风正派，只有如此，才能将保证药品质量，防病治病，维护人民的健康长寿放在第一位。

在历史上许多医药道德规范中都有这样的要求，如胡佛兰德《医德十二篇》中讲到："医之处世，唯以救人，非为利己，乃业之本旨也。不思安逸，不图名利，唯希舍己以救人，保全人之生命，医疗人之疾病，宽解人之苦患，其外非所务矣"。

医药人员在职业实践中牢记医药学事业的崇高目标和服务宗旨是十分重要的。医药职业不是为自己谋利的手段，而是为民众健康服务的崇高事业。济世救人，清廉正直是医药实践人员确保服务质量的前提条件和思想基础。

二、医药人员同仁关系的道德规范

医药人员同仁关系在医药伦理学中也叫医际关系，它是指从事医药职业实践的人员形成的一种业缘关系。一般来说将这种同仁关系分为两大方面，即广义是指所有医药人员相互之间的关系，如某个实践领域的医药人员与其他实践领域医药人员的关系，如药品生产工人与科研人员的关系；狭义是指同一个实践领域中医药人员彼此关系，如药品的科研人员之间的关系、医药营销人员彼此关系等。医药同仁关系为古今中外医药学家和伦理学家十分重视，并把这一关系的道德作为道德教育、评价和修养的重要内容。

（一）建立良好的医药同仁关系的意义

1. 良好的医药同仁关系是当代医药科学发展的客观需要 英国技术预测专家詹姆斯·马丁曾预测人类知识的发展速度：19 世纪是每 50 年增加 1 倍；20 世纪初是每 10 年增加 1 倍；20 世纪 70 年代是每 5 年增加 1 倍；而目前已到了大约每 3 年增加 1 倍。这个预测告诉人们人类知识的更新速度在加快。随着人类知识的不断更新，许多新药物的制备方法不断涌现。随着克隆技术和转基因技术的广泛应用，基因药物在未来人们防病治病中发挥着越来越重要的作用。研究和开发出一种新的基因药物需要无数科学家和研究人员的协作，如果没有优秀的医药道德品质和科研道德就很难寻求到合作的伙伴。

💡**实例 5 - 2** ··

1990 年美国国会决定用 30 亿美元搞人类基因组计划。基因，就是决定一个生物物种的所有生命现象的最基本的因子。人类基因组计划就是要了解我们所有的基因，搞清楚这些基因在基因组的什么位置——"基因定位"；把每个基因都标在一张图上——"基因作图"；把这些基因一个个拿出来，在试管里扩增放大再进行研究——"基因克隆"；把基因组所有基因的基本结构——"DNA 序列"都搞清楚，最终解读遗传密码，这是人类基因组计划的目的。2000 年 6 月 26 日人类基因组序图谱草图公布于世。美国、英国、日本、法国、德国、中国六个国家协作完成了基因组"工作框架图"（草图）的测序，分别完成了 54%、33%、7%、3%、2% 和 1% 的测序工作。中国在其中完成了百分之一的任务。

··

试想如果一个人在新的历史条件下不能加强多学科知识的更新和相互渗透，加强专业间的技术交流与合作，联合攻克医药学研究中的难关，就很难适应科学飞速发展的要求。

2. 良好的医药同仁关系有利于充分发挥单位的整体优势，提高效率 任何一个药品的科研及生产单位都是一个相对独立的整体，若每个工作人员心情舒畅，就可以充分发挥其潜力，激发其积极性、主动性、创造性，使工作效率极大提高。若在工作过程中，某个环节上人际关系紧张，矛盾丛生，是非不断，难以配合，这样在工作中就会形成反向张力，使得集体丧失合力，产生负效应。

3. 良好的医药同仁关系有利于医药人才的成长 任何人才的成长都离不开两个条件，一是社会的宏观条件和本单位的微观条件，这是人才成长的外因；二是个人自身努力的主观条件，这是人才成长的内因。而在外因条件中，人际关系是十分重要的，尤其是单位内部的人际关系。良好的医药同仁关系可以使人心情愉快地在工作实践中发挥自己的才能，为社会做出更大的贡献。

（二）医药人员同仁关系道德规范的内容要求

1. 谦虚谨慎，团结协作 是医药道德的一条重要的行为准则，是科技人员成才的思想基础。谦虚不是自卑，也不是虚伪客气，而是一种虚怀若谷的精神态度。谦虚谨慎的含义是指医药人员在对己对人的态度中表现出虚怀若谷，永不自满的思想境界和求实精神以及重视客观实际的慎重和仔细的态度。在中国古代传统道德思想中多次提到同道之间要谦和谨慎，这种思想对今人仍具有重要指导意义。谦虚谨慎是团结协作的前提基础，团结协作又是事业发展必不可少的条件。随着科学和技术的不断发展，科技、生产活动的规模和组织形式也在不断扩大，科技的生产活动方式也逐渐由个体劳动发展成为一种社会化的集体劳动。在现代的医药科技活动中，若发明一个在临床上有很好疗效的新药，必然要涉及药物化学、药理学、药物分析学、药剂学、医学等各个方面的专家参与合作，并要经过漫长的实践过程。在这个过程中已远远地超出了单独个体的劳动所能成功的范围。要生产一种药品需要有科研人员的研究试验成功；进行生产时，从原料的采购、粗加工、细加工、提取有效成份到药品的分析、鉴定、检验、包装、储存保管等各个工艺过程和环节，均需要各部门许多医药人员的共同努力，不能做到团结协作，许多生产活动就无法进行，因此，要求医药人员之间、各科室之间，甚至生产单位与经营单位、使用单位之间都应该从患者和社会整体利益出发，谦虚谨慎，团结协作，取长补短，具体应该做到以下几点。①正确对待自己，合理评价别人，反对孤高自傲，自我吹嘘。对于一个科研人员尤其表现在对待自己的科研成果的署名问题上的利益之争时，应表现出严于律己，宽以待人，并以谦虚的态度尊重同行的科研成果。如链霉素是在美国医药学家瓦克斯曼领导下发现的，但到后来发表有关这一成果的论文时，他却把自己的名字署在几个研究生的后面。当然，科学界并没有否定他的决定性贡献，公正地将1952年诺贝尔生理学和医学奖授予了他，同时他的高尚风格也受到后人的称赞。②应该以谦虚的品格尊重科学规律，尊重事实，反对科研成果中的剽窃。随着人类对知识价值的重视和对知识产权保护的尊重，要求医药科研人员要善于学习别人的先进知识，同时又勇于改正自己的缺点和不足，而不是剽窃别人的成果据为己有。由于科学在其发现过程中本身就带有可错性，人们在探索未知世界的过程中应具有勇于修正错误的勇气和胆略。

在医药学史中，世界发达国家的科学家曾经因为艾滋病病毒的发现者是法国人还是美国人引起过纷争。美国的一家毒理研究所在与法国蒙太尼研究小组合作的过程中，一方面由于科研人员的不严谨而导致技术秘密的泄露；另一方面由于研究人员的不实事求是，窃用了别人的成果，行为有悖科研道德而引起争端。科研领域的腐败和学术不道德行为的出现，在客观上反映出行为主体的道德品格。谦虚谨慎，团结协作规范的实质在于医药人员应该相互尊重，诚实守信，虚怀若谷，戒骄戒躁。医药人员只有具备如此良好的道德品质，才能在竞争中求得合作的伙伴，以共同探索和创造医药科技新产品，满足社会需要。

2. 淡泊名利，精心育人 众所周知，人类文化的传递是一个前后继起，不断发展的实践过程。任何人创造的物质成果和精神成果都有一个对前人成果的"扬弃"过程。而对于一种新药的创制和发明在其成果的转让过程中还会遇到利益纷争。作为医药同仁彼此应保持高洁，淡泊名利，追求卓越。尤其在药品转让过程中不可见利忘义，损害本单位名誉、本单位与其他单位关系、本单位人员与其他单位人员关系。

💡 实例 5-3

尼卡地平（Nicardipin）是一种新型的选择性作用于血管的第二代二氢吡啶类钙通道阻滞剂，可以通过抑制钙离子内流，使血管平滑肌扩张，血压下降。近年在临床上应用已经取得了广泛的疗效。但是这种药物的生产制剂条件要求极高，因为该药易受环境因素的影响而降解，特别是易受光、湿、热影响，使药物疗效和质量不能得到保证，故而生产条件十分苛刻。我国北方某大学的教授研制出生产工艺后准备将其转让给某市一个制药厂，但是当他考察了这家制剂企业的生产条件后，这位教授告诉前来洽谈合作的该厂技术人员不要签这个项目，因为该厂不具备生产此药的设备条件。若投入资金开发这个项目不但不能盈利，反而会给企业带来损失。这种视责任在名利之上的行为受到同仁的深深敬仰。

在医药同仁关系中，很重要的一个方面要求老先生向青年人传授技能，精心培育青年人成长。淡泊名利的另一种表现就是强调一种甘为人梯，精心育人的境界。我国著名药物化学家，中国工程院院士梁晓天教授，一次帮助四川抗菌素研究所搞清了一个抗菌素的化学结构，该所同志将署有梁晓天名字的论文寄给他审阅，他对论文做了认真修改后，将自己的名字删掉了。这种淡泊名利，甘为人梯的精神为后人树立了学习榜样。

三、医药人员对社会关系的道德规范

医药人员各项实践活动都是在一定的社会关系中进行的，处理各种问题不仅要考虑到医药人员与服务对象的关系，还要考虑到社会的利益，医药人员对社会的责任。因此，医药人员与社会关系道德已成为医药伦理学研究的重要内容。

（一）医药科学的社会功能

科学技术是第一生产力，医药科学作为科学技术的一部分同样成为保护劳动力，发展生产力的重要手段。

在生产力中，人是最积极、最活跃的因素，没有健康的劳动力就无法进行人类的生产活动，因此，医药科学的重要任务就是要防病治病，促进健康，延长寿命，保护劳动力，使人群的发病率、死亡率下降，劳动者体质增强，为社会创造更多的物质财富。现已有资料表明，由于医药科学的发展和人民生活水平的提高，发达国家的人均寿命已由 20 世纪初的 40 岁提高到 70 岁以上。据资料显示，2015 年我国人均预期寿命已达 76.34 岁。预计 21 世纪科学的进步将使人均寿命提高到 150 岁。

医药科学在稳定人口数量，提高人口质量的同时，还协调着人口增长与经济发展的比例关系。在我国，计划生育是一项基本国策。人口作为一个经济范畴是社会生产力和消费力的对立统一体，它参与生产、分配、交换和消费等经济活动的全过程。对于一个社会而言，要保持良性运行和协调发展就要认识到人口的过快增长将不利于社会发展的趋势。因此必须通过医药学知识和技术的广泛应用，做到少生优生，同时开展各种疾病预防，避免严重缺陷的疾病遗传对人体的伤害，提高人口质量。据世界卫生组织（WHO）报告，每年第三世界有 1200 万 15 岁以下儿童死于麻疹、白喉、百日咳、破伤风、小儿麻痹和结核这六种本来可以预防的传染病，而死亡造成了巨大的经济损失和社会损失，如果对他们进行免疫接种只需 3 亿美元，就可以避免比 3 亿美元高几倍甚至几十倍的经济损失。当前，人类已经通过多种途径研制生产出预防多种疾病的疫苗药物，为改善人们的生命质量做出了突出贡献。

健康是促进人的全面发展的必然要求，是经济社会发展的基础条件。我国当前面临着从人口资源大国迈向人力资本强国的关键时期，2016 年 10 月我国发布《"健康中国 2030"规划纲要》，全面推进健康中国建设。提出：健康优先、改革创新、科学发展、公平公正四项原则，以人民健康为中心，到 2030 年实现人均预期寿命 79.0 岁的目标。

医药科学在不断提高人类医疗卫生水平的同时，对社会的精神文明建设也起着十分重要的作用。据统计，在我国目前的疾病死亡普查中，不良的生活方式引起的疾病占死亡疾病的 44.7%。这些源于"自我创造危险性"行为所致的疾病被称为"文明病""公害病"。如"肥胖病""电视综合征""电脑视疲症"等，这些都可以通过人们普及卫生知识和药物调节加以控制和解决。医药科学在解决"社会文明病"的同时，对社会的精神文明建设起着推动作用。

基于如上医药科学在社会中表现的功能分析，可以看出医药人员在社会中担负着诸多的社会责任，如面向社会预防保健，提高人口质量和生命质量的责任；发展医药科学的责任等。要担负、完成这些重任，医药人员在实践中应严格遵守医药人员对社会关系的道德规范，践行道德。

（二）医药人员对社会关系道德规范的内容要求

1. 坚持公益原则，维护人类健康　医药人员在实践中运用自己掌握的知识和技能为患者、服务对象工作的同时，还肩负着对社会公共利益的维护责任。在药学实践中会遇到许多具体问题：服务对象利益与社会利益发生冲突；本单位、本部门利益与社会公益发生冲突。如在人体试验中，发展科学技术与保护受试者利益冲突。在优生和计划生育中，个人的生育权的维护与生命质量间矛盾的冲突。在开发新药过程中，本单位效益与合理保护环境、资源的冲突等等。医药人员应坚持做到对服务对象负责与对社会负责的高度统一。应坚持本单位利益服从社会、全局利益原则，在实践中坚决杜绝滥用药品，开大处方，发现药物不良反应不及时上报等危害群众和社会利益的不良行为，使自己的行为符合社会道德规范的要求，实现医药学维护人类健康的崇高使命。

此外，坚持公益原则，维护人类健康还要求医药人员及医药单位对社会上重大灾害如火灾、水灾、地震及传染病流行、工伤、车祸等意外事故，负有参与现场急救的社会职责。对于医药企业而言，及时提供急需药品是其义不容辞的社会责任。如在 1998 年中国水灾害的救灾工作中，许多医药企业都捐出大批救灾药品，为挽救人民的生命，维护社会远离传染病的侵害做出了贡献，这些行为都是医药人员对社会应尽的义务。

💡 实例 5-4

2005 年，灾情波及东南亚诸国的印尼特大地震和海啸引起国际社会关注。世界各国政府和人民纷纷伸出援助之手。中国政府和人民也展开了大规模的人道主义救援行动。中国政府不仅承诺提供 6000 多万美元的人道主义援助，还派出救援医疗队赶赴印尼、泰国和斯里兰卡等地。中国医疗队的精湛医术和无畏精神深深地感动了受灾地区的人民。联合国人道主义事务办公室的官员评价说："中国救援医疗队的救助能力是一流的"。

2014 年 2 月自埃博拉病毒在非洲爆发以来，中国响应 WHO 的号召向非洲派出救援医疗队，这是最伟大、最无私的国际主义援助。截止到 2014 年 11 月 12 日，中国已经为防治埃博拉捐款 7 亿多元人民币。中国驻利比里亚医疗队不仅给当地医生开展埃博拉病毒防治培训，还前往居民社区义诊，宣传预防知识，在非洲本土成为抗击埃博拉病毒的尖兵。

2023 年，我国迎来中国医疗队派遣 60 周年。国家卫生健康委统计数据显示，60 年来，我国向遍布全球的 76 个国家和地区累计派出约 3 万人次医疗队员，诊治患者达 2.9 亿人次，在世界范围内挽救了大量生命。从 2014 年到 2015 年，我国先后派出临床和公共卫生专家 1200 多人次，全力援助西非疫区国家，控制了埃博拉疫情。这些医药人员发扬国际人道主义精神，以精湛的医术和高尚的医德播种和平和友谊，以大爱造福当地人民。

医药人员和医药企业承担社会急救责任不仅表现在国内，从更高的意义上看，还有国际主义精神和国际主义义务。这也是最广泛意义的社会责任。

2006 年初，东南亚一些国家包括中国在内发生了禽流感。疫情发生后，对禽流感病毒最有效的预防办法就是"达菲"制剂。但是，由于药品的专利保护，"达菲"并不能在医药企业中普遍生产，只能得到美国生产"达菲"企业的授权后，方可生产。是保持"达菲"的垄断权，还是以人们的生命为第一位，是金钱与责任的博弈。对医药企业而言，如何选择行为也是企业能否履行社会责任的实际检验。企业与社会的关系、企业员工与公民的关系以及企业员工与企业的关系等都是道德关系的直接表现。坚持公益原则，就要求企业及其员工要对社会履行责任，对人们的生命健康负责，对社会环境负责，对社会发展和文明进步负责。责任在今天已经内在地成为伦理学的重要范畴。

伴随医药科学的发展，生物技术在制药中的广泛应用，将给社会和人们的生活质量带来一个全新的变化。为适应科学的不断进步，要求医药人员负起对人民和社会的崇高责任，以实际行动促进医药科学的发展。

2. 宣传医药知识，承担保健职责　医药科学的进步和医药学功能的日益社会化趋势对人们追求健康的良好愿望起到推动作用。医药的应用不仅在于治疗疾病，在今天还要特别强调预防疾病发生。提高人口质量和生命质量已成为医药人员的社会职责。为确保药品对人们的健康不构成威胁又能起到治疗、保健作用，要求医药人员必须自觉履行向服务对象宣传医药知识，保证正确、合理用药的职责。尤其是随着我国药品分类管理的深入进行，科学地指导患者选择、使用非处方药已成为药学人员义不容辞的职责。随着各种药物新剂型的不断变革，极大地提高了药品的有效性。怎样合理用药才能充分发挥药效，都需要药学人员的宣讲，如肠溶红霉素片，对于经验丰富，道德水准高的药师就会主动地告诉服务对象不要嚼服，因为该药对胃黏膜刺激性非常强，制成肠溶片就是为了克服这一副作用，违反了服药规则就失去了肠溶意义。

当前，全球范围内的不合理用药现象十分普遍。据世界卫生组织报告，世界上1/3的患者并非死于疾病和其他危害，而是死于用药不当。这些现象的主要表现是：抗生素的不合理使用及滥用；药物的配伍不合理及重复用药；用药剂量及服用方法不当等。仅以抗生素的不合理使用为例，尽管造成危害人类健康的后果十分严重，但人们在今天对此还缺乏足够的认识和有效的措施。

不合理用药现象的普遍化原因在于三个方面。一是客观上讲，医药学人员对药物自身的负面性认识不足，或者有些不确定的因素人们还无法完全认识，某些药物的不良反应发生在试验阶段并未得到证实，而是在药物上市后广泛使用时得以发生。这在客观上也启示人们科学探索是无止境的。二是主观上讲，是患者心理的原因。一些患者讳疾忌医，仅凭自己的一些常识用药，往往在缺乏医药学知识和对负作用无知的情况下，造成对身体产生许多意外的伤害，同时也会引发药源性疾病。三是人为原因和利益驱动所致。这里包括医药学人员对患者缺乏责任心，处方行为扭曲；生产厂家追逐经济利益而造虚假宣传；信息反馈机制不健全等诸多原因。透视这些原因，实质是责任的缺失。医药学人员对患者、服务对象缺少责任感，患者缺乏自我负责的精神，药学实践企业缺乏社会责任，这些是造成不合理用药的直接根源。

因此，在具体医药实践中，医药人员对服务对象宣讲医药知识，药品的确定疗效及使用方法，药物对疾病的预防、保健作用等都是为了提高人口素质，减少疾病发生，保持劳动者旺盛的工作热情，为社会发展服务，这是医药人员义不容辞的责任。

3. 勇于探索创新，献身医药事业　为解除人类疾病之痛苦，不断满足广大人民群众日益增长的健康的要求，不断在科学发展的道路上探索新理论、新技术是医药人员的使命和职责。在医药实践中，必须严格遵循科学规律，研制新药一定要遵照可靠的科学实验获得数据，实事求是，决不可夸大其作用。在科研创新过程中全身心地献身于医药科学事业，追求至善至美的境界。

💡 **实例 5-5** --

顾方舟被国人誉为"糖丸爷爷"，是我国脊髓灰质炎疫苗的研发者，也是糖丸疫苗的发明者。他的贡献使得中国在2000年被世界卫生组织宣布为无脊髓灰质炎的国家。

曾几何时，无数儿童饱受脊髓灰质炎折磨，就是人们常说的小儿麻痹症，是一种严重威胁儿童健康的急性传染病，20世纪50年代在我国多地流行。是顾方舟的拼搏努力使得一颗糖丸护佑亿万儿童健康成长。

1957年31岁的顾方舟临危受命，带领课题组首次用猴肾组织培养技术分离出病毒。1959年他前往苏联考察时发现死疫苗安全、低效且价格昂贵；活疫苗便宜、高效，但安全性还需要进一步研究。根据当时我国的国情，他选择活疫苗技术路线，并制定两步研究计划：动物实验和临床试验。那么谁做第一个受试者呢？他决定自己先试用。他冒着瘫痪的风险喝下一小瓶疫苗溶液，1周过后，生命体征平稳。接着他想到必须证明疫苗对小孩儿安全。于是他抱来当时不到1岁的儿子做试验。在他带头下，实验室同事的孩子也加入试验。经过漫长的1个月时间的等待期，孩子们安然无恙。后来经过Ⅱ期、Ⅲ期临床证明疫苗安全有效。

由于液体减毒活疫苗需要低温保存运输，这样不利于大规模推广。加之服用也不方便。顾方舟又突发灵感，为何不把疫苗做成固体糖丸呢？经过一年多研究测试，糖丸疫苗终于研制成功了。这款糖丸疫苗不仅保存了疫苗效力，还延长了疫苗保存期，1990 年全国消灭脊髓灰质炎规划开始实施，到 2000 年我国彻底消灭了脊髓灰质炎。

2019 年 9 月 29 日，顾方舟被授予"人民科学家"国家荣誉称号。他对脊髓灰质炎的预防和控制研究长达 42 年，被称为"中国脊髓灰质炎疫苗之父"。[1]

伴随科学技术的飞速发展，人类物质活动的不断扩大，新型疾病和病毒还有可能出现，危害人类的生存和健康，医药人员要不断迎接挑战，不断学习、不断创新，研制新药为解除人们的病痛而具有忘我精神。先辈们的典范作用激励一代又一代医药人勇毅前行。

💡 实例 5 - 7

2003 年"非典"在全球爆发。为探索"非典"病原体，全球的科学家通力合作，夜以继日，攻克难关。在短时间内确定了"非典"病原体。同时，积极研制"非典"疫苗，以最快速度进行人体临床试验。为防治疫病，医药学科研人员展示了勇气和胆识，做出了杰出贡献。

"SARS"英文的全称为"severe acute respiratory syndrome"，即严重急性呼吸道综合征，亦称非典型肺炎。自 2002 年 11 月中旬首先在我国的广东发现病例以后，引起世界各国专家及国际卫生组织的高度重视。对"SARS"进行的病原学研究已经证明引起"SARS"疾病的冠状病毒是与以往已知的冠状病毒亲缘关系很远的新种类，即 SARS CoV。

既然是一种新冠状病毒，就要寻找其来源。德国科学家研究指出，新冠状病毒与人类原有冠状病毒差异很大，却与动物冠状病毒相近。香港中文大学病理学专家认为，该病毒可能是由家禽外其他动物的冠状病毒转变而来。"SARS"是人受动物病毒基因的重组而引发疫情的新病毒。[2] 此外，美国科学家研究发现 SARS CoV 基因序列图中主要包括老鼠和禽类体内的冠状病毒基因。[3] 美国《科学》杂志网站 2003 年 9 月 4 日发表了中国研究人员对"SARS"病毒溯源的研究论文，指出他们已经从动物果子狸体内分离出非典样病毒，全基因组测序及比较分析显示，果子狸体内发现的病毒与作为非典病原体的人类非典病毒具有 99.8% 的同源性。[4] 尽管科学家的研究在不断深入并会不断有最新的发现，但有一点已经被世界卫生组织证实，"SARS"是由寄生在某些动物身上的冠状病毒的变异体引发的急性传染病。虽然目前科学家尚不清楚病毒是由什么动物通过什么途径传染给人类的，但科学界已有这样的共识："SARS"与人类的环境行为密切相关，病毒的变异与自然环境的变化，特别是与环境污染有密切关系，病毒的传播很可能是由于人与动物密切接触造成的。根据资料分析，"SARS"很可能是动物传染给人类，而人类又对它没有自然免疫力的一种疾病。[5]

在生态环境中与人类的"SARS"疾病的传播紧密相关的是人与动物的密切接触。这种密切接触包括人类随意地宰杀野生动物、生食野味及其他亲密接触的不适当行为。人类在行为这些活动的过程中犯下的一个巨大错误就是没有尊重动物自身的权利和尊严。在以往的行为中，人类总是以万物主体而自居，为了满足生存的需要无休止地向自然开发和掠夺，以致于使人类的发展陷入重重困境之中。

① 白剑锋. 顾方舟：一颗糖丸护佑亿万儿童健康［N］. 人民日报，2021 - 11 - 21（4）.
② 赵永新. 科学对待野生生物［EB/OL］.（2003 - 09 - 01）. http：//www. Snweb. com.
③ 张传海，王一飞，张美英，等. SARS 及其病原体研究进展［J］. 生命科学，2003，15（3）：129 - 133.
④ 毛磊. 非典的动物原凶究竟是谁？［N］. 中国青年报，2003 - 09 - 06（1）.
⑤ 邱仁宗. SARS 在我国流行提出的伦理和政策问题［J］. 自然辩证法研究，2003，19（6）：1 - 5.

"SARS"疾病的发生在某种程度上预示了人类被疾病困扰的现实处境，同时也在另一个方面带给人类深深地思考。

医药学事业是崇高的，医药科学的发展是无止境的和充满艰难的。推动医药科学事业的进步，就是为社会发展和人类健康做贡献。在人类发展的进程中，一些疾病和人类面临的风险还具有很多不确定性，需要人们不断认识并寻求解决的办法。因此，医药人员担负起推动医药科学的发展是责无旁贷的使命。

思考题

答案解析

1. 简述医药道德规范的含义、特点及作用。
2. 简述建立良好医药同仁关系的意义。
3. 联系实际，论述医药道德规范的主要内容。

（赵迎欢　陈　佳）

书网融合……

本章小结　　　　微课1　　　　微课2　　　　习题

第六章　医药道德的基本范畴

📖 学习目标 ……………………………………………………………………………………

　　1. 通过本章学习，掌握医药道德范畴的含义、内容及作用；熟悉良心、责任、荣誉、幸福、信誉和职业理想六个医药道德基本范畴的内涵和意义；了解医药道德范畴在医药伦理学规范体系中的地位。

　　2. 具有运用医药伦理学基本理论和知识解决药学实践问题的能力。

　　3. 树立崇高的职业理想，自觉遵守医药职业道德，在点滴工作实践中履行医药人员的神圣职责。

　　医药道德的基本范畴是医药伦理学的重要组成部分。它反映医药人员在道德关系和行为协调方面的一些最基本的概念。它既受道德基本原则和基本规范的制约，同时又是道德基本原则和基本规范的必要补充。学习医药道德的基本范畴对于增强医药人员的责任感具有十分重要的意义。

第一节　医药道德范畴的含义和作用 🎬微课1

PPT

一、医药道德范畴的含义

　　伦理学中的"范畴"一词是从哲学中移植而来的。哲学中范畴是指在实践基础上人的思维对客观世界的本质和联系的一般概括，是反映客观世界普遍联系和发展规律的最基本概念，是人们掌握和认识客观世界规律性的工具。

　　道德范畴是反映和概括人类道德的各种现象及其特性、关系等方面的本质的基本概念，它包括道德的社会性、发展规律和社会作用的所有基本概念；反映和概括道德的意识现象、规范现象和活动现象的所有基本概念；以及反映个体道德行为和道德品质的所有基本概念。一般来说，伦理学中讲的道德范畴有三个主要特征：①必须反映个人与社会、个人与他人之间最本质、最主要、最普遍的道德关系的基本概念；②道德范畴的规定性必须体现一定社会整体对人们的道德要求，显示人们认识和掌握道德现象的一定阶段；③道德范畴作为一种信念存在于人的内心深处，并时刻指引和制约着人们的行为。

　　医药道德范畴则是对医药道德实践普遍本质的概括和反映，是反映医药人员在医药实践中医药道德现象的一些最基本的概念。医药道德范畴是一般道德范畴在医药职业实践中的应用，换言之，它也是一般道德范畴和医药职业实践相结合的产物。它告诉人们某种行为在何种范围内是道德的或是不道德的，促使医药人员在医药实践中自觉履行道德责任。

二、医药道德范畴在医药伦理学规范体系中的地位及作用

　　医药道德范畴是医药道德的基本原则和规范的具体体现，它在医药道德规范体系中占有十分重要的地位，同时又是广大医药人员进行道德实践活动的基本依据。其具体表现如下。

　　1. 医药道德的基本范畴是医药伦理学规范体系之"网"上的纽结　　在医药伦理学的规范体系这

张"网"中，医药道德的基本原则是这张"网"的纲，医药道德的基本规范是它的经纬线，而医药道德的基本范畴就是这张"网"上的纽结。若没有医药道德范畴，医药道德的基本原则和规范就不能交叉、依辅、联系，因而就难以构成完整的有机体系。正如列宁所说："范畴是区分过程中的一些小阶段，即认识过程中的一些小阶段，是帮助我们认识和掌握自然现象之网上的网上纽结。"[①] 因此，没有医药道德的基本范畴，医药道德原则和规范就不可能发挥应有的作用。它既受医药道德基本原则和规范的制约，同时又反映医药道德基本原则和规范的要求，是医药道德规范体系中的重要组成部分。

2. 医药道德基本范畴是医药人员道德行为的内在动力　医药道德范畴是医药道德原则和规范在一定的社会条件下医药道德关系的具体反映，医药道德范畴可以把这种客观的、外在的医药道德要求转化为医药人员主观的、内心的医药道德意识，形成道德信念，并促使医药人员按照一定的医药道德要求，正确地选择、调整、评价自己的医药道德行为，在实践中践行医药道德的基本原则和规范。在我国以往医药学家把"仁爱""慎独"等医药道德范畴转化为自己的道德要求，对患者"一视同仁""一心赴救"。在现实生活中，也有许多医药人员在实践中把医药道德的良心、责任等范畴要求变为自己自觉的道德行为，一切从人民的利益出发，全心全意地为人民的防病治病服务。

实例6-1

屠呦呦，中国中医研究院终身研究员，新型抗疟药青蒿素的发现者，2015年度诺贝尔奖获得者，获奖理由是"因为发现青蒿素——一种用于治疗疟疾的药物，挽救了全球特别是发展中国家的数百万人的生命。"

青蒿素是从中药黄花蒿中提取的一种抗疟成分，具有抗白血病和免疫调节功能。

20世纪60年代初，全球疟疾疫情难以控制。1967年5月23日在北京召开"全国疟疾防治研究协作会议"，"5·23"就成了当时研究防治疟疾新药项目的代号。遍布全国60多个单位的500多名科研人员开始研发抗疟新药。1969年，39岁的屠呦呦加入"5·23"。她整理历代医籍，四处走访老中医，编辑了以640方中药为主的《抗疟单验方集》，继而组织鼠疟筛选抗疟药物。经过200多种中药的380多个提取物筛选，最后将焦点锁定在青蒿上，用乙醚制取青蒿提取物。1971年10月4日，经历了190多次的失败之后，在实验室里，屠呦呦终于从中药正品青蒿的菊科植物的成株叶子的中性提取部分，获得对鼠疟、猴疟疟原虫100%的抑制率。屠呦呦成为青蒿素的第一发明人。

青蒿的抗疟研究是基于中国传统瑰宝——中药，但其中运用了现代技术方法。青蒿素研究的动力是拯救生命，源于责任。青蒿素研究是团队力量的展示，也是个人与集体关系的明证。集体是个人发展的平台，个人能动性的发挥与群体的合作与和谐密不可分。青蒿素研究展现了科学家的创新型思维。科学要创造，技术要创新。一种新方法的诞生是在诸多失败中成功的，即"失败是成功之母"。科研的成功是在失败中不断总结经验不断前进的过程，需要科学家的求异思维的力量。[②]

医药人员的责任和使命感是行为的动力源泉，而行为又是医药道德范畴在实践中的具体转化。

3. 医药道德范畴是医药道德评价和修养的依据　医药道德范畴是对医药道德关系和道德行为的概括和总结，因而它反过来又成为医药人员道德评价和道德修养的依据。医药道德范畴良心、责任、荣誉、幸福、信誉、职业理想体现了医药人员对服务对象、对同仁、对社会等道德关系认识的深化。同时这些范畴也是医药人员认识自己道德行为，形成高尚的道德品质，树立正确的道德理想的反映。医药人员在实践中依据这些理论概括进行自我道德评价和道德修养，有助于把外在的道德要求转化为内在的道

---

① 中共中央马克思恩格斯列宁斯大林著作编译局. 列宁选集［M］. 第38卷. 北京：人民出版社，1979：90.
② 赵迎欢，董晓丽，赵微羽. 科研反哺教学在医药伦理学课中的应用——从屠呦呦获诺奖谈起［J］. 甘肃医药，2017，36（3）：119-120：154.

德信念，从而支配自己的道德行为，培养道德责任感和自我评价能力。

总之，医药道德范畴是医药道德原则和规范发挥作用的必要条件。如果医药人员不能在内心形成良心、责任、信誉等道德信念，医药道德的基本原则和规范就变成了空洞的说教。

第二节　医药道德范畴的内容 微课 2~3

PPT

一、良心

（一）良心的定义及本质

马克思主义伦理学认为，良心不是什么神秘不可捉摸的现象，也不是个人"自然情感"的简单表现，在本质上，它不过是人们在社会生活中，在履行对他人和社会的义务中形成的一种道德意识；它既是体现在人们意识中的一种强烈的道德责任感，又是人们在意识中依据一定的道德准则进行自我评价的能力。可见，作为一种道德情感它是个人对他人、对社会义务感的强烈表现；作为一种自我评价的能力，它是一定社会或阶级的道德原则、规范在个人意识中形成的稳定的信念和意志。如果给良心下个完整的定义可表述如下：良心就是人们在履行对他人、对社会的义务的过程中形成的道德责任感和自我评价能力，是一定的道德观念、道德情感、道德意志和道德信念在个人意识中的统一。

良心是人的内心信念、道德情感的一种深化。良心是一个社会范畴，它不是人们先天具有的所谓"善良之心"，"良心是由人的知识和全部生活方式来决定的"，是一定社会关系和道德关系的反映，是人们社会关系的产物，它是在社会实践中经过学习和教育逐步形成的一种道德意识、道德情感，是外部的义务要求转化为人们内心的道德要求和个人品德的结果。因此，良心是与义务紧密联系的范畴。

良心的本质主要表现在以下两个方面。

1. 良心是反映个人对他人、对社会义务关系的一种意识　在人类社会发展史上，自从有了人类社会生活以来，人们在相互交往中产生了道德感的萌芽。以后随着社会生活的发展和人们意识能力的提高，人们逐渐意识到个人在群体或社会生活中应有的使命和职责，在内心深处逐渐形成了应当履行义务的责任感，以及依据社会要求评价自己行为的善恶的能力，由此形成了人们的道德良心。在阶级社会里，这种自觉意识就在阶级关系中发展，反映着一定阶级的利益和义务要求，体现着一定阶级的道德责任感和依据阶级道德的原则和规范评价和调节自己的行为，人们的良心也就成为个人情感和阶级情感、个人意志和阶级意志、个人信念和阶级义务的统一。

2. 良心是对社会道德关系的自觉反映　良心作为一种社会意识，它的形式是主观的，表现为人们内心的情感和信念，但是它的内容是客观的，它是一定社会关系和生活实践在人们意识中的反映，是一定社会道德关系的反映。首先，构成良心的重要方面的道德责任感是在个人意识发展到对他人和对社会的义务时才产生和形成的，没有客观存在的人与人之间的义务关系就不可能产生和形成道德责任感。其次，良心据以评价和选择行为的道德原则和规范是客观存在的一定社会或一定阶级的道德要求，如果没有这些道德要求存在，人们就谈不上在实践中接受它并使它成为人们个人内心的准则以形成稳定的信念和意志，同时也就不可能形成在道德上的自我评价能力。

（二）良心的特征及社会作用

医药人员的医药道德良心就是指医药人员在处理与患者、服务对象及社会的关系时，对自己的职业行为具有的道德责任感和自我评价能力。医药道德的良心范畴具有以下特征。

1. 良心具有强烈的道德责任感 医药实践的特殊性决定了医药道德良心比一般其他职业良心更重要。因为医药人员的服务对象是身心遭受疾病折磨和痛苦的患者和患者家属，其工作性质直接关系到人们的生命健康和千家万户的悲欢离合，而且医药人员的行为常常在无人监督，患者意识障碍或亲属不了解实情的特殊情况下完成的，这就要求医药人员时刻以职业良心来约束自己，形成强烈的道德责任感和义务感。

2. 良心具有深刻的自省能力 医药道德的良心范畴是医药人员以高度的负责精神，对自己行为的善恶价值进行自我判断和评价，对自己提出"这样做会产生什么后果""假如我是用药者"等问题，指导人们正确选择自己的行为。

3. 良心是多种道德心理因素在人们意识中的有机结合 因为良心是道德意识、道德情感、道德意志、道德信念相互作用的结果，是以上四个要素的有机统一。

基于上述良心范畴的三个特征，我们结合医药实践的特殊性可以看出良心在指导人们实践过程中表现以下重要作用。

（1）良心对确定行为的动机起制约作用 任何行为的选择都离不开动机的确立，这时良心便会根据履行义务的道德要求，对行为动机进行检查，对符合道德要求的动机给予肯定，对违反道德要求的动机给予抑制或否定，从而确定正确的行为动机。同样医药人员在医药实践活动中的行为选择，既受社会客观环境条件的制约，又受个人良心的支配。在同样的客观环境条件下，医药人员选择什么样的行为将直接受良心的支配和决定。它要求医药人员对工作要极端负责，要有正直纯良之心，要视患者如亲人，有高度的同情心和责任感，在与违反医药道德要求的不良现象做斗争中做到全心全意地为人民服务。

（2）良心在行为过程中具有监督保证作用 医药道德良心是医药人员的内心"立法"，是不外露的内心世界。医药实践的特点决定了医药道德良心的监督保证作用具有极端重要性。

💡**实例 6-2**

药房的配药人员，若不具备满腔热情地为患者、服务对象服务的境界和思想，工作拖沓，马虎大意，就会造成严重后果。在药品的用途上，有时仅一字之差，药品治疗的病症却是迥然不同。如地巴唑与他巴唑、利血平与利血生。地巴唑是降血压药，可用于轻度高血压、脑血管痉挛等症治疗；他巴唑又叫甲硫咪唑，为抗甲状腺机能亢进及其手术前准备及术后治疗。利血平为降血压药；利血生则是促进血细胞增生药，用于防治各种原因所致的白细胞减少以及再生障碍性贫血等症。那么能否做到严格认真，一丝不苟，依靠医药道德良心的监督保证。

良心对符合医药道德要求的情感、意志和信念给予支持和鼓励；对不符合医药道德要求的私欲、邪念予以纠正和制止，弃恶扬善，以避免造成不良影响和后果。

（3）良心在行为之后对行为的后果和影响具有评价和矫正作用 良心对履行了道德义务的良好后果和影响，得到内心的满足和欣慰；对没有履行道德义务的不良后果和影响进行内心的谴责，表现出内疚、惭愧和悔恨。当医药人员在实践中意识到自己的行为给服务对象带来健康和幸福，给社会带来利益时，内心就会得到极大的满足；而当感到自己的行为违反了医药道德要求，给患者带来痛苦，损害了服务对象和社会利益时，感到悔恨和懊丧，良心受到谴责，并希望矫正自己的过失以弥补和挽救造成的不良影响。

总之，医药道德良心是医药人员思想和情操的重要精神支柱之一，没有职业良心的约束，医药人员就可能在具体实践过程中发生行为偏差，以造成恶劣影响和严重不良后果。

二、责任

（一）责任的含义

责任在伦理学中与义务、职责、使命等是同义语。它是伦理学的重要范畴之一，也是医药伦理学的重要范畴。责任是指一定社会或阶级在一定的社会条件下，对个人确定的任务及活动方式有意识的表达或规定个人应尽的义务。医药道德范畴的责任是指医药人员对患者、对他人、对社会应尽的义务以及对这种义务的认识。医药人员只有认识到自己的道德责任才会产生强烈的责任感，从而形成一种深入内心的精神力量。

责任范畴的实质一般表现如下。

1. 责任根源于现实的社会关系　在人们的交往过程中，各种责任关系是由社会物质生活条件以及人们在相应的社会关系中所处的地位决定的。人们生活在一定的社会关系中，总是要作为社会成员对与自己相关的他人和社会承担起一定的使命、职责和任务。正如马克思所说："作为确定的人，现实的人，你就有规定，就有使命，就有任务。至于你是否意识到这一点，那都是无所谓的。这个任务是由你的需要及其与现存世界的联系而产生的。"① 因此，责任源于历史发展的客观过程和社会关系的客观要求，源于某种利益和社会分工的要求。人们履行各种责任，均是现实地把个人力量用于为他人和社会整体的利益服务，为他人和社会整体利益尽自己应尽的职责，完成应当完成的使命。责任范畴就是现实道德关系和个人道德活动方式的有意识的表达。

2. 责任的内容总是由一定阶级的道德原则和规范要求决定的　在阶级社会里，道德责任总是同一定的阶级利益和要求相联系的，各个社会的阶级总是把实践本阶级的道德原则和规范看作是人们应尽的义务。剥削阶级提出的道德义务，除了规定剥削阶级内部相互之间的职责外，主要是要求劳动人民安分守己，忍受剥削和压迫。如在古希腊奴隶主哲学家柏拉图的《理想国》中，将人分为三个等级，第一等级是智者，具有统治国家的能力；第二等级是武士，具有保卫国家的刚毅品格；第三等级是手工业者和自由民，这些人应安于自己的身份，节制欲望，用自己的劳动供养如上两个等级人的生活。奴隶主阶级对手工业者和自由民提出的道德要求就是节制欲望，甘于低下的被统治的地位。而无产阶级提出的道德责任是体现本阶级利益的道德信念和道德理想，它注重个人对他人、对社会的责任，体现着为人民的利益而奋斗的高度自觉性和坚定的信念。

3. 责任是人对社会义务与对个人自身义务的统一　马克思主义伦理学认为：生活需要及健康需要是个人对自身应尽的义务。个人的发展，事业的成就，只要对社会、对人民有利就是责任的统一。这也是人们常说的履行对社会的义务就等于尽到了对自己的责任。因此，马克思主义伦理学是从个人和社会的关系上来了解对自己的责任。一个人为了能对社会有所贡献而履行自己应尽的责任，这样的人在当对社会责任和对个人自身责任发生冲突时，能毫不犹豫地使对自己的责任服从于对社会的责任，以至不惜做出最大的牺牲。这种行为只有在一定的社会关系中才可以做到。而医药道德责任是从医药人员与服务对象和社会关系中产生出来的，是社会道德责任感在医药实践领域中的具体体现。它既是医药人员对服务对象和社会所负的道德责任，又是医药道德原则和规范对医药人员的具体要求。它表现为医药人员对患者、服务对象和对社会的高度使命感和对医药事业发展的献身精神。

（二）责任的特点、内容和作用

在人们现实的生活中有各种不同的责任存在，如政治责任、法律责任及道德责任。而在政治、法律条文中所规定的责任不仅强调权利和义务的一致性，还带有强制性。任何社会成员若要享有一定的权利

---

① 中共中央马克思恩格斯列宁斯大林著作编译局. 马克思恩格斯全集 [M]. 第 3 卷. 北京：人民出版社，1975：329.

就必须尽相应的义务，权利与义务就象一对孪生兄弟。当人履行了某种义务时，他也可以同样享有相应的权利。而道德义务则不同，道德义务也叫道德责任，具有自身特点。

1. 道德责任不以享受某种权利和获取某种报偿为前提　道德责任是一定社会道德原则和规范对人们的道德要求，是依靠人们内心信念自觉履行的社会职责。履行道德责任不仅不能从社会或他人处得到某种奖赏和报偿，还常常意味着要做出或大或小的牺牲。尽管人们在履行了自己的道德义务之后，可能会得到社会舆论的赞扬，也可能会得到社会给予的一定权利或报偿，但作为行为者的行为动机而言，并不是为了得到某种权利或报偿而去履行职责，更不会以这种道德的履行邀功请赏。

2. 道德责任是人们自觉自愿履行的一种特殊责任　道德责任主要是通过思想教育，依靠人们在社会生活中形成的意识、风尚、习惯、社会舆论或传统观念来约束、支配和引导人们的行为，因此，它是依靠人们的内心信念，高度自觉地履行的一种道德责任，它不靠任何外在的强制力来执行，它是人们在理解和认识了社会关系的客观要求后，自觉地承担自己的使命、职责和任务的基础上形成的内心信念和道德责任感。

当下，医药人员最基本的道德责任是全心全意为人民的健康长寿服务，这是从医药人员与服务对象、与社会的关系中产生出来的，是社会道德责任在医药实践领域中的具体体现。因为人民是历史的创造者，满足人民的利益要求就是在推动社会的发展进步。因此，医药道德的责任要求医药人员对他人、对社会有高度的使命感和对医药事业的献身精神。其具体内容要求如下。

（1）热爱医药学事业，培养高度的使命感　医药学事业是十分崇高的伟业，医药人员的责任和使命是维护人类健康。因此，医药人员应无限热爱这一事业并立志献身于这一事业。在具体实践中，医药人员应时刻牢记职责，想患者的痛苦和安危，在工作中认真负责，一丝不苟，刻苦钻研，精益求精，把全心全意地为人民服务看成是自己应尽的道德责任。

（2）把对人尽职和对社会尽职相统一　祖国医药学发展中的光荣传统历来将"救人"与"济世"相统一。"救人"是为了挽救人们的生命和健康，其目的是保证人们能以饱满的工作热情和旺盛的精力投身到社会发展的事业中。这就要求医药人员在处理个人与社会整体、全局利益时坚持集体主义道德原则，坚持个人利益服从集体利益，眼前利益服从长远利益，局部利益服从全局利益。

（3）在民族交往中自尊自强　医药道德责任所要求的使命感还应包括医药人员由于认识到医药事业的重要地位，对自己所从事的医药事业的价值的确认而产生的光荣感和自尊心。它要求医药人员在医药实践中不鄙薄自己的职业，追求真理，反对邪恶，同时在对外交往的过程中，自尊、自立、自信、自强，保持国家、民族和医药行业的尊严，既不妄自菲薄，也不崇洋媚外，奋发努力，锐意进取，为振兴祖国医药事业倾于开拓，献身求索。

医药人员在医药实践中自觉地履行自己的道德责任，对于调节医药人员与患者、与集体和社会关系具有十分重要的作用。一方面可以增强医药人员的责任感、使命感和事业心；另一方面能在实践中不断升华医药人员的道德认识，提高觉悟，培养奉献精神，为医药事业的发展做出更大的贡献。

当前，对责任的研究已经在伦理学发展过程中形成了"责任伦理学"派。责任（responsibility）作为伦理学的基本范畴早已有之。但是提到责任伦理学，人们首先想到的必然是德裔美籍学者汉斯·约纳斯（Hans Jonas）。1979 年，他在 *The Imperative of Responsibility：in Search of an Ethics for the Technological Age* 中最早提出责任伦理这一思想。他指出：生态环境的破坏、动植物物种的消失、土地与食品的被毒化、人的生存和发展受到威胁等科技时代的文明危机使人看到"人类行为之变化的特性要求伦理学也发生变化"。① 人类在现代应该具有一种责任意识：即通过自己的驾驭进行自愿的责任限制。"以前没有一

---

① HANS JONAS. The Imperative of Responsibility：in Search of an Ethics for the Technological Age［M］．Chicago：University of Chicago Press，1984：15，28．

种伦理学曾考虑过人类生存的全球性条件及长远的未来，更不用说物种的生存了。"①美国学者雷德（John Ladd）及德国学者伦克（Hans Lenk）也具有这样的思想。德国著名技术哲学家伦克指出：在历史上人类从来没有像现在这样掌握如此巨大的力量和能量，技术及其技术进步使技术不再是简单的工具，它已经成为改造世界、塑造世界、创造世界的因素，在技术领域中出现的变化趋势使责任伦理问题突出出来。他不仅提出责任伦理思想，还致力于研究责任的分配，并认为责任的分配并非减弱了道德责任，而是提示人们应该在实践中关注责任的类型，既要看到个体责任，同时也应该关注组织及团体责任。人类技术力量的无边增长使得伦理问题表现出无限性。① 是科技的发展造成的全球性后果使得人类有了生存的危机感和忧患意识，从而萌生和觉醒了责任意识。高技术的发展引发的伦理问题更是在客观上提出了责任的现实重要性。责任伦理学是适应科技时代应运而生的、新的、宏观性极强的现代伦理学。

医药伦理学的责任范畴理应在药学的发展进步中拓展其广阔的研究视阈，不仅强调医药实践人员的个体责任，还应该研究医药人员的群体责任、医药企业责任以及医药学为人类健康服务的终极目标责任。在某种意义上可以说，生物工程制药技术和生物医疗技术都在"远距离"上展示了责任的重要意义。

实例6－3

随着20世纪70年代世界爆发的高科技革命的迅猛发展，生物技术及信息技术引发的诸多社会问题的出现使科学家的社会责任问题在新的历史条件下变得更加突出。特别是基因技术给人类生活和思想观念带来的影响，加剧了社会对基因技术共同体的社会责任的关注。1972年，以美国科学家Berg为首的基因技术研究小组在实验中认识到把在老鼠身上引起癌肿瘤的癌病毒SV40引入大肠埃希菌，可能会引起这种病菌在人类中传播的实验的严重后果，向全世界的科学家发出号召，要停止研究与基因的细菌胞质素相关的实验，因为科学家不知道这些病毒能否引起人类的肿瘤。② Berg教授的行为是科学家社会责任的典型表现。

医药人员的责任反映了医药实践中科学精神与人文精神的统一，同时也表明责任是高于一般义务的一种使命。

三、荣誉

（一）荣誉的含义

在伦理学中，荣誉是指人们履行了社会义务以后应得到的道德上的褒奖和赞许。它是同良心特别是同责任紧密联系的一种鼓舞和推动人们自觉地为社会和他人尽义务、做贡献的精神力量。荣誉的完整定义表述应为：一定的社会整体或行为的当事人以某种赞赏性的社会形式或心理形式，对一定义务或相应行为具有的道德价值所表示的肯定性判断和态度。从上述荣誉的定义中可以清楚看出荣誉包含着两个方面的含义：一方面是指社会用以评价人们行为的价值尺度，即依靠社会舆论对履行义务的道德行为予以褒奖和赞颂，诸如人们对医德高尚、医术精湛的医家及药家称颂为"杏林春暖""华佗再世"等，这些都是人们在履行了医药道德义务后得到的社会公众的肯定性评价；另一方面指个人对行为的社会价值的自我意识，即由于人们履行了社会义务而产生的个人情感上的满足感和意向，即个人的欣赏感和尊严感。

① HANS LENK. Distributability problems and chanllenges to the future of responsibility conflicts［J］. SPT, Volume3. Number4, 1998.
② BENNET W, GURIN G. Sciencl that frightens scientists: The great debate over DNA－Analitic［M］. Boston, 1997, 1（2）：49.

荣誉是一个历史范畴，不同时代、不同阶级、不同社会对荣誉有独特的理解，正如恩格斯说：每个社会集团都有他自己的荣辱观。剥削阶级的荣辱观是以财产和特权为基础的，在地主阶级看来，权势、等级、门第就是荣誉；资产阶级则把金钱、财富的多寡视为荣誉，金钱越多，资本越雄厚，荣誉就越大；无产阶级和劳动人民则把诚实劳动，全心全意地为人民服务视为荣誉；广大医药人员则以保护人民的身心健康，努力发展现代医药学事业作为最高荣誉。可见，在今天，人们对荣誉的内涵有了全新的认识。

荣誉范畴主要由三个关系构成。

1. 集体荣誉与个人荣誉的关系　这一关系是集体利益与个人利益的关系的反映。在私有制社会里，集体荣誉与个人荣誉的关系是对立的，因为统治阶级的集体是"虚幻"的集体，从根本利益上分析，统治阶级利益与人民的利益是根本对立的。只有在公有制社会里，集体才是"真实"的集体，统治阶级代表着人民的根本利益，集体利益与个人利益是一致的，集体荣誉与个人荣誉也是一致的。集体荣誉是个人荣誉产生的基础和归宿，个人荣誉是集体荣誉的组成部分和具体体现。同时个人利益也只有在集体利益中才能得到实现。

2. 社会赞誉与个人尊严的关系　这种关系一般来说是一致的，个别情况下也会出现不一致。一般情况下，当一种社会赞誉与个人尊严一致时，并且都是实事求是的，就应顺应社会赞誉，坚持个人尊严，履行自己的义务；不一致时，若二者都未实事求是，应坚决拒绝；若有一方实事求是，就应顺应实事求是的情况，或顺应社会赞誉，或顺应个人尊严。

3. 自尊与谦逊的关系　荣誉感和自尊心总是同正直和谦逊的美德相联系的。一个有道德觉悟的人，一方面，他不仅有强烈的集体责任感和荣誉感，还应该有高尚的个人荣誉感和自尊心，对人民和集体给予的荣誉深切珍惜，感到内心鼓舞，充满欣慰。另一方面，他又保持有谦虚谨慎、不骄不躁、虚心学习、勇于进取等可贵品质。在这方面，医药界的许多专家为我们树立了学习榜样。中国工程院院士、烧伤医学专家、第三军医大学教授黎鳌在一生中获奖许多，1996年，国际医学大奖伊文思奖授予这位老科学家，但每次当他领奖回来，总是给组里的同事深深地鞠上一躬，说他领奖是代表大家领的，成绩是集体的，荣誉是大家共有的。他谦逊的品质深深激励了全组同事，感染着青年人，受到同仁的尊敬和爱戴。

（二）荣誉的作用

医药道德的范畴荣誉是指医药人员履行了对社会和患者应尽的义务之后得到的社会和患者的赞扬和肯定，同时也包含有医药人员的自我意识。荣誉对医药人员的道德行为起评价、自尊和鼓舞作用。

1. 荣誉对医药人员的道德行为起评价作用　为了科学地评价医药人员的行为，荣誉通过社会舆论来表达社会支持什么、反对什么，以促进医药人员关心自己行为的社会效果，对自己的行为负起高度的责任。

2. 荣誉能培养个人的知耻心和自尊心　荣誉可以使医药人员在实践中培养维护集体荣誉光荣，损害集体荣誉可耻的思想观念，并树立起以诚实劳动和奉献获得荣誉为荣，弄虚作假，骗取个人荣誉为耻的思想意识，指导个人在实践中争取荣誉并努力维护荣誉。

3. 荣誉是一种精神力量　荣誉总是在一定条件下，对社会物质生活的发展具有积极或消极影响。争取荣誉，自尊自爱，避免耻辱，是人们共同的心理。关心荣誉，努力在实践中做出优异成绩，受到领导、患者及同仁赞誉是有进取心、上进心的表现。因此，荣誉给人一种很强的激励作用，使人在实践中关心荣誉，争取荣誉，维护荣誉，不断完善自己。荣誉是人前进的不竭动力。

四、幸福

（一）幸福的含义

在伦理学发展史上关于什么是幸福这一讨论有着多种观点，幸福也是人们致思和争论的一个重要话题。有人主张快乐即幸福；也有人主张至善是幸福。亚里士多德认为，个人的幸福来源于"追求卓越的灵魂的活动"，其中的卓越就是基于个人的善，是一个人最大程度的实现自我。还有学者认为幸福是在创造物质生活和精神生活的过程中，由于物质生活和精神生活理想的实现而得到某种心理满足的主观体验。美国著名的社会心理学家亚伯拉罕·马斯洛提出了广为人知的"需求五层次论"，认为人有生理需要、安全需要、社交需要、尊重需要和自我实现需要，这五种需要是一个从低级到高级不断递进的层次序列。他认为人的需要得到实际满足的状况给人本身带来满足感、宁静感和内心生活的丰富感就是幸福。幸福是个人的主观感受，是"主观效果"，不同的人幸福是不同的。马克思主义伦理学从辩证唯物主义和历史唯物主义观点出发，认为幸福是人们在现实社会实践中因实现理想和人生目标而产生的一种心理、精神满足和成就感。它的形式是主观的，内容是客观的。幸福是与人生目的和意义、与人生理想和现实生活联系极为密切的道德现象，是较高层次的道德范畴。它由特定的社会经济关系和社会生活条件决定，是一定社会意识在人们思想和情感中的反映。幸福是主观性与客观性的统一，是物质生活与精神生活的统一，是个人幸福与社会幸福的统一。幸福与集体主义思想是一致的，科学的幸福观应建立在集体主义基础之上。

> **知识链接**
>
> **《青年在选择职业时的考虑》**
>
> 1835年秋天，马克思在中学毕业前夕，写了一篇名为《青年在选择职业时的考虑》的作文，表达了为人类服务的崇高志向。"如果我们选择了最能为人类谋福利而劳动的职业，那么重担就不能把我们压倒。因为他是为大家而献身；那么我们所感到的就不是可怜的、有限的、自私的乐趣，我们的幸福将属于千百万人，我们的事业将默默地，但是永恒发挥作用地存在下去，而面对我们的骨灰，高尚的人们将洒下热泪。"这是伟人马克思的幸福观。

（二）幸福观的主要内容及作用

幸福观是人们关于什么是幸福及如何行为才能获得幸福感的根本看法。医药伦理学的幸福观主要内容如下。

1. 物质生活幸福与精神生活幸福相统一 精神与物质从来都是紧密相关且互为基础的两个概念。一个社会的发展需要物质文明与精神文明建设同步，一个人的发展进步也需要在物质基础上追求精神的进步。物质决定精神，精神反作用于物质。医药人员的行为选择和追求固然不能离开物质利益的获得，但医药人员的更高境界是在满足基本物质利益需求的情况下，尽心为服务对象服务，在为人民服务的实践中实现自己的人生价值，从而得到精神的满足和快乐。离开了精神需要的实现，单纯的物质利益索取就会变得苍白。可见，物质生活幸福与精神生活幸福是相辅相成的统一。

2. 个人幸福与集体幸福相统一 个人幸福与集体幸福的统一实质反映了个人与集体的关系的一致。集体幸福是建立个人幸福的基础，离开了集体幸福的个人利益的满足和精神愉快是畸形的，因为集体是个人发展和价值实现的前提。医药人员的个人幸福建立在集体幸福之上，一方面集体幸福高于个人幸福，另一方面，个人幸福的建立也要以国情和单位实际为基础条件。任何超越集体和单位实际情况的所谓个人幸福的追求都是空中楼阁，难以实现。可见，个人幸福与集体幸福是统一的。

3. 创造幸福与享受幸福相统一 劳动和创造是幸福的源泉。创造幸福是享受幸福的前提，没有劳动和创造就没有物质和精神需要的满足。医药人员只有通过社会劳动，不断地为社会创造物质和精神财富，满足他人和社会的需要，得到社会的肯定和赞誉，才能真正获得物质上的利益和精神上的享受，并且这种贡献越大，满足感越强。可见，医药人员的幸福感寓于劳动和创造的过程之中，是创造幸福与享受幸福的统一。

树立正确的幸福观有助于医药人员在职业实践中正确处理个人选择与他人利益关系、个人行为与集体幸福关系，从而自觉地履行道德义务，在实现职业理想的实践中获得精神的满足及成就感。

五、信誉

（一）信誉的含义

信誉和良心、责任、荣誉、幸福一样，也是医药伦理学的重要范畴。信誉就是人们通过自己的活动赢得社会信任和赞誉。一般来说，信誉的获得主要是行为人或行为团体通过一个个具体行为赢得的信任和赞誉，这种信任和赞誉一经获得则会对行为人的全部其他行为产生深远的影响。信誉的获得主要是通过多种形式的舆论表达，特别是群众舆论，它表现为一种广泛性和深刻性的评价能力。信誉同时又是行为人或行为团体的一种高尚的道德追求，是行为人的意志品质和心理特征。

（二）信誉的作用

医药伦理学的信誉突出表现为行为人或行为团体的诚信无欺的道德情感和道德风尚。一旦主体有了这种道德情感和道德风尚就能在实践中做到平等待客，童叟无欺；信守合同，保证质量；货真价实，文明服务等。在我国医药企事业单位的实践中，两个著名的中药店是北京的同仁堂和杭州的胡庆余堂。在胡庆余堂的门面上方挂着一块大匾，上面写着"戒欺"两个大字。他们重视用精选药材配制膏丹丸散，为了使药店配制的全鹿丸真材实料，他们自己办了一个养鹿场，每次杀鹿时，他们都事先沿街鸣锣，以示真品，在国内外享有盛誉。中药质量与药材质量和制作方法不无关系。在中成药的生产过程中，操作人员不按炮制规程炮制，将大捆药材同时下锅，石膏不粉碎，有效成分不能充分析出，有些甚至通过高回扣，用名店名牌产品的包装，包装劣药、假药等方法招徕顾客，损人利己。这些行为在实践中很难赢得信誉。

因此，医药伦理学中强调信誉对行为主体选择行为起着机制作用，使行为主体在采取具体行动前思考行为对赢得信誉产生的影响，并在行为过程中和行为结果产生后，行为主体不断思考自己的行为是提高了信誉还是降低了信誉，若判断是肯定的，行为主体将继续行为；若判断是否定的，行为主体将总结经验、教训，指导以后的行为选择。

六、职业理想

理想是人类特有的一种精神现象，是与人生奋斗目标相联系的有实践可能性的想象，是鼓舞人奋斗前进的巨大精神力量。理想深深地植根于人的需要，是一定物质生活条件下社会关系的反映。

理想从其内容和层次上看是一个纵横交织的多层次结构：①在内容上，理想分为社会理想和个人理想，在社会理想中分为共同理想和最高理想，在个人理想中又包含着生活理想、职业理想和道德理想；②理想在层次上分为最高理想和共同理想。可见，职业理想是理想结构中的重要组成部分，它具体分为专业理想和成才理想。它是职业道德的反映，同时又受社会理想的指导和支配。

医药道德的重要范畴之一是职业理想，它同样包括医药职业道德理想。其中具体要求如下：一是医药人员对自己从事的职业所要取得的成就目标的追求，它表现为医药人员渴望通过医药实践活动实现自己理想和抱负的心理和意识，以及由此为动力产生的对医药事业的无限热爱和献身精神；二是医药人员对自己应达到的道德境界和道德理想人格的目标追求，它是医药人员渴望追求的一种最能体现医药道德原则和规范的理想的医药道德关系和医药职业道德的风貌。一个人一旦树立了崇高的职业理想，就明确了前进的方向，有了奋斗目标和动力，并能在遇到困难和挫折时，百折不挠，奋力进取，在职业实践中为实现自己的职业理想，脚踏实地，无私奉献。可见，医药职业理想是医药人员的精神支柱和行为动力。

思考题

答案解析

1. 简述医药道德范畴的含义。
2. 联系实际，谈谈医药职业良心的作用。
3. 简述责任的特点、内容和作用。
4. 简述荣誉的作用。
5. 简述信誉在医药实践中的道德意义。

（赵迎欢　陈　佳）

书网融合……

本章小结　　　　微课1　　　　微课2　　　　微课3　　　　习题

第七章　医药科研领域的道德 📱微课

📑 **学习目标**

1. 通过本章学习，掌握医药科研道德的意义；熟悉医药科研中的伦理要求；了解医药科研面临的各种道德挑战。
2. 具有评估和管理研究中伦理问题的能力。
3. 树立以人道主义为核心的科研价值观。

随着现代医学的快速发展，科技进步的浪潮与伦理道德体系的构建呈现出不可避免的交互影响，而科学的前行必须建立在道德完善的基础之上，才能真正为人类健康服务。医药科研，不仅仅是解密疾病、开发药物的过程，更是对人类价值和生命尊严的深刻思考。从早期的塔斯基吉梅毒实验（Tuskegee syphilis study）到如今的基因编辑（genome editing）婴儿，每一次医学突破都伴随着新的伦理挑战与反思。随着人工智能（artificial intelligence，AI）、基因药物等尖端技术的不断涌现，医药科研正步入一个既充满机遇又极具挑战性的全新维度。在追求医学创新的同时，如何确保知情同意、数据隐私和公平性等伦理要求得到有效落实，成为科研人员和社会共同面对的挑战。唯有当科研人员坚守伦理原则，科学进步才能真正造福人类。本章节将探讨医药科研中的关键伦理问题，并深入剖析安乐死药物、基因药物、罕见病用药、人类胚胎干细胞研究、AI 技术应用等领域中的道德考量。

第一节　医药科研的意义与一般道德要求

PPT

一、医药科研的意义与风险

（一）医药科研道德的意义

医药科研道德是调整医药科学研究实践中各种利益矛盾的原则、规范的总和。医药科研道德是医药科研和医药学发展的精神动力和必要导向，它规范着医药学发展的正确方向，确保医药学的人道主义性质。在医学和药学发展过程中，求真与扬善的统一才是医药学发展的本质需要；即医药科学的目的本身就是求真并且扬善，求真是扬善的基础，扬善是求真的目的。为了扬善而求真才是医药科研最本质的目的与性质，故保证求真与扬善的统一就构成了医药科研道德最根本的意义。

（二）医药科研的风险

荷兰学者 Sabine Roeser 在其著作 *The Ethics of Technological Risks* 中指出，"风险分析是伦理学的一个分支，因为它本质上是规范性的并且关注重要的伦理问题。（Risks Analysis is actually a branch of ethics, since it is inherently normative and concerns important ethical issues. ）" 医药科研的风险，具有与其他技术风险相似的迟延性特点，并表现出风险与实际不确定性之间的关系。强化对医药科研风险的认识和分析，将有助于解决伦理问题和现实利益的冲突。

医药科研不同于一般的科学研究，药品的特殊性客观决定了其潜在负面效应的存在。尽管药品上市后会进行不良反应监测及管理，但"源头"治理仍是防患于未然的首选良策。药物设计阶段的价值考量对于防治药物风险、确保医药的人道主义性质意义重大。

鉴于医药科研直接关系到人的生命和健康，其研究目的、方法和结果的选择与参与研究各方的利益密切相关。在研究过程中，实验主体与客体之间、实验客体与社会群体之间、主体群体内部同行之间、现实与长远之间常常存在利益冲突。这些矛盾可能体现在研究者的职业利益与受试者的生命健康利益之间，少数受试者的实验风险与社会广大人群的健康利益需要之间，以及医药学自身的治疗价值与科学价值之间。在这些矛盾面前，医药科研人员需要选择符合人道主义的行为，这需要医药科研伦理的参与。医药科研伦理作为调整各种利益矛盾的原则与规范，能够指导科研人员在两难境地中做出正确的选择。

二、医药科研的一般道德要求

医药科研中的一般道德要求是确保研究伦理和科学诚信的基础。作为推动医学进步和改善人类健康的核心领域，这些道德要求不仅影响科研成果的质量，还直接关系到研究参与者（尤其是患者）的安全与权益。医药科研人员不仅需要精通前沿的科学知识和技能，还必须秉持高度的道德责任感，严格遵守一系列道德原则，来确保科研活动的纯洁性。

1. 坚持真理、实事求是　意味着研究人员应始终追求科学发现的真实性与完整性，基于客观事实和科学证据开展研究。这一要求贯穿于研究设计、实施、数据处理及成果发表的全流程，确保研究结论的准确性和可靠性。科研人员应对数据和结论进行严谨分析，确保研究结论是基于真实、可重复、可验证的证据，而不是为了迎合特定的利益或舆论压力而有意歪曲事实。诚然，在当今高度竞争与成果导向的科研环境中，科研人员面临着人员、经费、时间和产出方面的巨大压力，可能被迫去追求那些"短、平、快"的成果，而忽视科学探索的长期性和不确定性。一些研究者甚至通过故意夸大研究价值、美化研究结果，甚至捏造、"误用"图片，利用数据操控（data manipulation）或选择性报告（selective reporting）的手段来获取名利。科学研究的本质要求科研工作者勇于承认失败，在坚持科学原则的前提下维护科学的严谨性，抵制个人偏见和外部压力，力求呈现真实且可信的研究成果。在临床试验和药物研发中，科学诚信对于药物有效性和安全性的公正评价更是至关重要。研究者必须如实记录和报告药品不良反应，若隐瞒不良反应，则可能导致患者在未充分了解风险的情况下使用药品，造成严重的健康后果。此外，科研机构与经费资助方也应努力创造一个允许失败和反思的环境，鼓励科研工作者以诚实的态度面对研究中的不确定性和挑战。

2. 谦虚谨慎、团结协作　现代医药科研活动已逐渐步入群体创造的时代，跨学科与跨国合作成为常态，以个体为单位的"单打独斗"不再可行。科研的本质要求信息与知识的共享，谦虚谨慎不仅是科研人员个人的科研态度，也影响着团队的合作效率。科研人员在面对不同学科的知识和经验时，需要保持谦虚和开放的态度，才能实现真正的协作与创新。然而，科研中的功利主义倾向有时会使个别研究者过度强调个人成就而忽视团队合作，在某种程度上阻碍了人类科学的连续性发展。科研人员应摒弃"科研成果独占"或"过度标榜个人贡献"的想法，推动跨学科合作和资源共享，最大化科研成果对社会的整体贡献。

3. 勤奋刻苦、坚韧不拔　勤奋刻苦与坚韧不拔是科研人员的基本素养。科研过程常伴随着无数失败与不确定性，而正是耐心与坚持不懈的努力推动了科学和技术的进步。许多药物的研发历经了多年甚至数十年的努力才能问世，在此过程中，除了满腔热情之外，坚定的意志和顽强的毅力也是必不可少的要素。

需要指出的是，勤奋刻苦并不意味着无休止地工作，科研人员的坚韧精神需要与心理健康问题结合讨论。近年来，科研压力和工作负担加剧了科研人员的心理健康问题。如何平衡科研进度与科研人员的身心健康，保证科研人员能够在一个可持续的状态下长久从事科研工作，是一个值得探讨的议题。

4. 不断进取、勇于创新　创新作为医药科研持续发展的核心动力。在医学领域，新疗法和新药物的研发依赖于对既有知识和理念的不断突破。

💡**实例 7 - 1** --

20 世纪中期，世人普遍认为胃溃疡是由于压力和不良生活方式引起的。为了推翻这一错误认知，澳大利亚微生物学家巴里·马歇尔（Barry Marshall）亲自服用患者胃液，并在罹患胃溃疡后使用抗生素获得了治愈。这一看似鲁莽的行为为我们揭示了幽门螺杆菌是导致胃溃疡的主要原因。马歇尔也因此与病理学家罗宾·沃伦（Robin Warren）共同获得了 2005 年诺贝尔生理学或医学奖。

医药科研的创新不仅需要技术上的突破，还包括方法和伦理上的创新。20 世纪 80 年代以来，随着"以患者为中心"（patient - centered）照护理念的普及，越来越多的临床研究开始采用"患者参与型"（patient - engaged）或"患者导航型"（patient - navigated）的方法，让患者从传统的被动研究角色中解放出来，转变为研究设计和执行过程中的主动参与者，有助于提高患者对研究方案的依从性，并更好地尊重患者的权利和需求。

同样值得注意的是，科研资源的高度集中化及对风险规避倾向的增强，不可避免地促使年轻的科研人员更倾向于选择那些能快速产出成果的"热门"领域，来避免冒险和随机性带来的损失。这种趋势在年轻一代中蔓延可能会极大地推迟真正的突破性创新的问世。

5. 关注人类长远利益　医药科研成果既关系到个人的生命福祉，也关系到人类的共同利益，不仅是为了解决当下的健康挑战，更是为了人类未来世代的长远发展。对于科研人员而言，不仅应关注"创新性"问题，还应关注"持久性"问题。科研人员应当避免短视行为，不只是追求眼前的成果和商业利益，而应当站在全人类、大健康的长远视角，关注可能在未来数十年乃至数百年内影响人类健康的潜在威胁，推动可持续的科学发展。承担社会责任不仅是科研人员的道德义务，也是推动科学进步、促进社会发展的重要途径。除了个体科研人员外，制药企业和研发机构也应承担相应的社会责任，避免过度关注短期利益和市场回报，却忽视了对长期公共卫生问题的研究（如环境污染、气候变化、抗生素滥用导致全球耐药性、新的流行病风险等）。从药品监管与政策制定者的角度而言，加强与行业团体、国际机构和非政府组织的合作，共同推动长期而具有广泛社会效益的科研项目将是一条具有前景的道路。

第二节　我国药物临床试验的道德要求

PPT

一、我国药物临床试验的伦理审查

药物临床试验（clinical trial）是指以人体（患者或健康受试者）为试验对象，旨在发现或验证药物的药效学作用、不良反应，或吸收、分布、代谢和排泄特征，以评价其有效性和安全性的系统性试验，是新药研制开发过程中必不可少的环节。

1995 年，WHO 发布了《WHO 关于药物临床试验管理规范（GCP）的指导原则》（WHO Guidelines for Good Clinical Practice for trial on pharmaceutical products），明确要求所有临床试验必须经过独立伦理审查委员会的审批，确保研究设计遵循伦理原则。伦理审查委员会的主要职责包括审核知情同意（informed consent）程序、评估试验的风险与收益平衡、监控试验执行中的安全问题等。目前，全球多数国家采用 GCP 作为保障药物临床试验的基本法规框架。为了进一步加强药物临床试验的质量管理，促进试验过程的标准化与规范化，我国制定并实施了包括《药品管理法》《药品注册管理办法》《药物临床试验质量管理规范》《药物临床试验机构管理规定》在内的一系列法律法规，以及《生物医学研究伦理审查办法》《药物临床试验伦理审查工作指导原则》等专项指导文件。此外，WHO 与国际医学科学组织委员会（CIOMS）共同制定的《人体生物医学研究国际伦理指南》（International Ethical Guidelines for Biomedical Research Involving Human Subjects）也为我国的伦理审查提供了国际性的范本参考。该指南强调，研究者应在知情同意、风险评估、信息披露等方面确保受试者的权利与安全。

🔗 知识链接

国际医学科学组织委员会

国际医学科学组织委员会（Council for International Organizations of Medical Sciences，CIOMS）成立于 1949 年，是一个旨在促进国家、地区和国际层面的医学科学交流与合作的非政府组织。该组织制定了一系列关于生物医学研究和临床试验伦理的指导原则，并定期发布关于公共健康、医学伦理和生物医学研究的报告和指导文件，为全球卫生政策的制定和实施提供支持。CIOMS 也提倡在医学研究中遵循高标准的科学和伦理实践，以推动公共健康的改善，在全球范围内具有影响力。

《药物临床试验质量管理规范》特别强调了知情同意的重要性，要求研究人员保证受试者对试验目的、程序、风险和利益的充分理解。尽管我国已建立了较为完善的伦理审查框架，但随着药物临床试验数量的快速增长（特别是在癌症、心血管疾病等高风险领域），审查过程中依然存在形式主义的问题。许多研究机构在面对伦理审查时，将其视为不得不完成的程序性步骤，而非对研究设计进行深入道德反思的机会，往往只是要求受试者签字了事。另一方面，实际操作中还可能面临着语言障碍、教育水平差异等现实问题，尤其是在农村和偏远地区，受试者由于受教育程度或医疗知识的限制，难以完全理解他们签署的内容，导致知情同意流于形式，受试者对临床试验的真实风险和复杂性仍一知半解。

💡 实例 7 - 2

塔斯基吉梅毒实验（Tuskegee syphilis study）是由美国公共卫生局（PHS）主办的一项臭名昭著的医学试验，于 1932—1972 年间在美国阿拉巴马州梅肯县进行。受试者为 399 名非洲裔男性梅毒患者和 201 名未受感染的对照组。试验过程中，研究人员故意隐瞒受试者病情。当 1943 年青霉素被证明可有效治疗梅毒感染后，为了使所谓的"临床试验"继续进行，仍未给予受试者任何有效治疗，最终导致超过一百人死于梅毒及其并发症。

本案例中，研究是在未经受试者同意的情况下进行的，受试者均为弱势群体（生活贫困的非裔佃农），存在信息不对称的问题，并未被告知参与试验的性质，也不了解自身病情及可用的治疗选择，严重背离了知情同意的基本伦理原则。研究人员为自身利益故意忽视受试者健康，导致了严重伤害，也未产生能够改善公共健康的有益结果。

为了充分保障临床试验受试者的权益，伦理审查应从单纯的形式化审批转向更深层次的伦理考量（如对弱势群体的特殊保护）。伦理委员会应个性化设计知情同意流程，例如在文化和语言差异显著的地区，可采用口头解释、动画视频、图片展示等方式，帮助受试者更好地理解试验内容，确保信息透明。伦理委员会不仅应审核临床试验的法律合规性，还应关注对受试者可能面临的心理和社会影响，允许受试者与独立的医学顾问或第三方讨论试验的风险与利益。同时，加强对知情同意实施过程的监督，确保每一位受试者都有充分的时间和机会提出问题，作出自主决策。

此外，药物临床试验中也可引入动态风险评估（dynamic risk assessment）机制，使伦理委员会不仅在试验启动阶段发挥作用，在试验的全过程中也能持续跟踪、监控和评估可能出现的新风险，确保风险与利益平衡的持续性，并在必要时要求研究者调整试验计划或终止试验流程。这些更深层次的伦理审查机制要求伦理委员会成员具备扎实的专业知识和同理心，能在更复杂的工作环境和可能面临的伦理困境中解决问题。

二、我国药物非临床试验的道德要求

药物非临床试验同样需要遵循严格的伦理标准，保障操作合规，数据真实、准确、完整。2017 年，修订版《药物非临床研究质量管理规范》（Good Laboratory Practice，GLP）正式出台，详细规定了非临床安全性评价研究机构在运行管理和研究全周期中的质量管理细则，包括试验设计、组织实施、执行、检查、记录、存档和报告等各个环节，确保研究的每一步都符合高标准的伦理和科学要求。

此外，2019 年版《药品管理法》亦特别增设了针对药物非临床研究的条款，重申了研究活动必须符合国家规定，并明确要求研究机构需配备与项目相适应的专业人员、场地、设施、设备及管理体系，以此作为保障数据、资料和样品真实性的前提。以上法规均体现了国家对药物研发过程中的伦理与质量管理的重视。

非临床安全性评价研究主要包括各类在活体动物或体外细胞、组织、器官中进行的药理学/毒理学研究、免疫原性实验和药代动力学实验等。这些研究为药物的安全性和有效性提供了基础数据。由于细胞等实验材料不具备独立人格，故而非临床试验的伦理争议相对较少，其伦理要求主要集中在数据获取途径的合理性和科研人员的道德诚信方面。诚信不仅关系到研究结果的可信度，也关乎整个药物研发行业的声誉。

GLP 的核心目标旨在提升药品非临床安全性评价研究的质量，通过系统化的规范，确保实验数据的准确性、真实性和完整性，最大程度地减少并排除人为因素对实验结果造成的偏差。GLP 还强调了尽早发现和改正错误的重要性，确保在发现问题后能及时追溯和解决其根本原因。有关动物实验的道德要求将在后文中具体展开。

三、人体试验的道德要求

人体试验是指以人为受试者，通过科学方法进行的试治、试验、观察，来验证医药研究成果的作用与价值。广义的人体试验包含一切从人类身上获取样本、数据或信息的研究；狭义上则指医学领域的临床研究，其结果往往直接关乎受试者的生命利益。因此，如何妥善处理科学研究与人类生命权益之间的关系，成为了人体试验面临的核心伦理议题。

伦理审查和知情同意是保障人体试验合法性和科学性的两大基本要求。1946 年，纽伦堡军事法庭在审判二战期间的医学实验罪行后，颁布了《纽伦堡法典》，首次明确了人体试验应遵循的伦理原则，包括受试者的知情同意、对社会的益处和避免不必要的痛苦等十项声明，为后续伦理标准的制定奠定了坚实基础。1964 年，赫尔辛基世界医学大会通过的《赫尔辛基宣言》更是对《纽伦堡法典》的精神进行了深化与拓展，成为了指导现代人体试验的国际性权威规范。该宣言强调科学研究必须符合医学目的，保护受试者的利益，并且强调知情同意的重要性。

《赫尔辛基宣言》与《纽伦堡法典》的结合，形成了现代医学研究中的人体试验道德原则，是指导医药学人体试验的根本原则，主要内容如下。

1. 坚持科学目的 增进人类健康是医药科研的最高宗旨。历史上部分国家在战争中进行了非人道的人体试验，深刻警示了医药科研人员必须始终坚持人道主义的方向，确保研究成果为全人类健康服务，而不是被个人或商业利益所驱动。

2. 维护受试者利益 由于人体试验可能带来潜在风险，受试者的利益必须始终被置于首位。医药科研人员应严格遵守人体试验的道德规范，尽可能避免开展高风险试验。除此之外，维护受试者的身心健康、社会影响、经济负担及福利等问题，都是伦理要求的一部分。

3. 尊重受试者知情权　由于人体试验的特殊性，受试者往往处于相对较为被动的地位。科研人员有责任在发现新风险时及时告知受试者，尊重受试者知情同意的权利，任何形式胁迫或诱导受试者参与高风险试验的行为都是不可接受的。

4. 坚持科学性原则　人体试验必须遵循科学原理，基于充分的动物实验，且由专业人员实施与监督，确保研究过程的严谨性。科学性不仅是对研究对象负责，更是医药研究道德的重要体现。

5. 伦理审查的必要性　所有试验方案均需在实施前提交至伦理委员会审评。伦理委员会需具备高度的独立性和权威性，能够基于科学、伦理及法律等多维度对试验方案进行全面评估，以确保其符合既定的伦理标准。试验进行期间，研究者有责任对试验进行监督，及时记录并报告不良反应。

在我国，针对人体试验的伦理审查制度已相对成熟，但如何有效防止利益冲突影响伦理委员会的公正性仍值得探讨。若伦理委员会成员与研究团队或资助方存在利益关系，将极有可能导致倾向于批准有利于其机构或资助方的项目，而忽视潜在的伦理隐患。为解决这一问题，伦理委员会可引入独立的外部审查机制，保证审查过程不受利益关系的干扰。监管机构也可要求伦理委员会公开审查流程，并定期评估其独立性，提高人体试验的信息透明度。

同样，由于人体试验中使用的药物或治疗方法可能给受试者带来长期健康风险，在伦理审查中应强调试验后的长期责任机制。研究人员有责任在试验结束后继续开展跟踪随访，并为可能出现的慢性不良反应提供保障措施。

四、动物实验的道德要求

动物实验为新药研发和疾病机制探索提供了宝贵的实验数据。随着科学技术的进步和伦理意识的提升，动物实验的道德要求逐渐受到重视。为应对这一挑战，科学界普遍采用 1959 年威廉·罗塞尔（William Russell）和雷克斯·伯奇（Rex Burch）在《仁慈实验技术原理》（*The Principles of Humane Experimental Technique*）一书中提出的"3R"原则，来最大限度地减轻科学研究给动物带来的痛苦与不适。

1. 替代（replacement）原则　强调在可能的情况下，使用非动物方法替代动物实验，包括体外实验、计算机模拟或临床前试验等。非动物模型已被证明能够有效地模拟部分生物反应。例如，利用细胞培养技术进行药物筛选，不仅可以减少对动物的需求，还能节约成本、提高实验效率。因此，替代方法逐渐成为业界主流不仅是伦理学的要求，也是科学发展的必然趋势。在条件允许的情况下，研究人员应优先考虑采用替代性方法，以减少对动物的实际使用需求。

2. 减少（reduction）原则　要求在保障实验科学性与有效性的前提下，尽可能减少所需动物的数量。研究者应通过优化实验方案、提高数据收集效率、选择合理样本等方式，用尽可能少的动物数量来获取尽可能多的有效信息，确保每一只动物都能物尽其用。例如，在进行侵入性操作（如经静脉给药）之前先进行非侵入性操作（如观察），在进行伤害性较小的实验（如行为实验）后再进行伤害性较大的实验（如肿瘤造模实验），精度要求不高的实验动物可重复利用等。同时，数据共享和多中心合作研究也能有效降低动物的使用频率，还有助于提高研究的可重复性。

3. 优化（refinement）原则　关注的是提升实验过程中对动物的照顾，尽量减少动物在实验操作和饲养过程中所承受的疼痛、痛苦和持续性伤害，包括提供适宜的生活环境、采取适当的麻醉和镇痛措施、使用非侵入性技术（non – invasive techniques）以及在实验结束后进行人道处置等。研究人员应接受定期培训和继续教育课程，提升操作水平，了解在实验中减少动物痛苦的新技术和新进展。动物伦理委员会通常也会对动物实验的设计与执行进行评估，来保证实验方案遵循了优化原则。

不同国家和地区对动物实验的法律法规和伦理要求存在差异。除了 3R 原则外，许多国家还要求涉及动物的研究必须经过伦理审查，确保实验符合动物福利法（animal welfare）。随着技术的进步，更多替代方法（如类器官、3D 细胞培养模型）正在发展，但这些方法的伦理问题尚未得到充分讨论。在高度依赖动物模型的疾病研究（如神经退行性疾病、抗肿瘤药物研究）中，动物实验仍占据着重要地位，替代技术的发展相对滞后。因此，通过随机抽查、审计等手段从国家层面加强对动物实验的监管，并且加强伦理审查和相关培训，将有助于达成动物实验的道德要求。

五、现场实验的道德要求

现场实验是指研究人员在特定真实环境中对药物或治疗方案进行测试。这类实验的伦理问题突出，因此其伦理道德要求严格，旨在确保参与者的权益得到充分保护，同时保证研究的科学性与伦理性。

1. 伦理审查与知情同意　WHO 对现场实验提出了明确的伦理要求，强调实验必须经过伦理委员会的审查和批准，确保研究者遵循了既定的法律法规和伦理标准，保证研究设计和实施的科学性与伦理性。研究者需提交详细的研究方案，明确研究目标、方法潜在风险以及预期收益。大部分国家也通过设立《药品管理法》或医学伦理相关指南文件，来保障实验过程的透明和合规。

知情同意是现场实验中最核心的伦理要求。研究人员必须充分告知参与者所有相关信息，包括但不限于试验目的、过程、可能的风险与收益等，确保参与者在充分理解的基础上自愿参与。为了消除信息不对称可能带来的影响，研究者应在必要时提供翻译和解说服务，使所有参与者能够清楚地理解实验内容和要求。这不仅是保护参与者权益的重要手段，也是确保实验结果可靠性不可或缺的环节。

2. 持续安全监测　在实验过程中，研究者应随时监测参与者的健康状况，确保其安全。研究人员应设定清晰的终止标准（endpoint），以便在出现任何严重风险时，能够迅速停止实验，保障参与者的安全。这一措施不仅保护了参与者的权益，也提高了研究的伦理标准。

3. 数据保护原则　现场实验通常涉及敏感的个人健康信息，研究者在数据收集和管理上也应展现高度的伦理自律，遵守相关的数据保护法规，确保所有参与者的数据与隐私安全，采取有效措施防止个人信息的泄露和滥用。在实验的任何阶段，参与者都应有权利访问自己的数据，并要求更正或者删除不准确的信息。这一权利的保障有助于增强参与者对研究的信任，也进一步提升了研究的透明度。

此外，研究者在实验过程中应不断反思和自我审视，以提升伦理意识，承担伦理责任。通过培训和讨论，增强对伦理规范的理解和遵守，使伦理自律成为其科研实践的内在动力。只有在严格遵守这些伦理要求的前提下，现场实验才能为科学研究的进步做出积极贡献。

PPT

第三节　医药科研面临的道德挑战

医药科研在推动医学进步和改善公共健康方面发挥着重要作用，但与此同时，也面临着许多复杂的道德挑战。这些挑战不仅是科学问题和伦理原则的交织，也反映了社会、技术和法律环境的变化。

一、安乐死药物研究中的道德

安乐死是指在特殊医疗情境下，为了减轻无法逆转的疾病或痛苦，而人为结束个体生命的手段。荷兰是世界上第一个从法律层面承认安乐死合法性的国家，目前比利时、卢森堡、瑞士、加拿大、西班牙等国，以及澳大利亚、美国的部分州或地区也颁布了类似法规。总体而言，全球对安乐死合法化的讨论依然激烈，主要是因为其触及了个人权利和社会伦理之间的巨大分歧。一方面，允许安乐死被视为对个人意愿的尊重；另一方面，从法律角度看，允许他人辅助实施安乐死可能会动摇法律的根基，并给弱势群体（如老年人和残疾人）带来"被死亡"的风险。

文化和宗教传统的多样性也对安乐死的接受程度产生了显著影响。以儒家文化为例，强调对生命的珍视和对死亡的恐惧，安乐死的行为（无论是主动寻求或是辅助实施）被视为禁忌。这种传统观念与现代文明之间的冲突，使得安乐死的合法化问题变得愈加复杂而敏感。

有关安乐死的辩论涉及法律、道德伦理、政治文化背景和社会价值观等多个层面，也让全球范围内安乐死药物的研究遭遇了诸多阻碍。安乐死药物的研究不仅是科学与伦理的交锋，更是对人类生命本质的深刻思考。鼓励研发安乐死药物是否意味着生命的贬值？在追求科学进步的同时，如何确保这一进步不会侵蚀我们对生命的基本尊重和人道精神？又如何平衡患者自主权与医疗人员责任之间的矛盾？

在安乐死药物的研究中，伦理要求首先体现在参与者的知情同意上。研究人员必须确保参与者充分理解试验的目的、潜在风险及药物性质。然而，知情同意并不只是简单的信息告知，尤其是当涉及生命尊严和个人选择之间的复杂关系时。研究者不仅应关注药物本身的有效性，还应考虑到社会心理因素对个人决策的影响。许多安乐死的支持者处于极端痛苦中，生命质量低下，求生欲望减弱，这种痛苦可能干扰他们的判断力。因此，在提供安乐死选择时，研究人员必须深入理解参与者的情感动机和心理状态，确保参与者在完全理解所有信息的基础上做出理性的选择，而不是因绝望或外部压力草率决定。

伦理委员会在安乐死药物研发中也扮演着重要的监督角色，安乐死药物在开始研发前必须经过伦理委员会的审查与评估。但由于安乐死药物的特殊性，伦理审查员往往无法与患者深入接触，也难以充分理解患者的深层心理，而他们面临的潜在风险却是极其严重且不可逆转的。就这一点而言，伦理委员会在形式上满足法律要求的同时，真正保证药物研究的道德合规性却相当困难。

二、基因药物研究中的道德

自人类基因组研究计划（human genome project，HGP）完成以来，如何处理和利用人类最隐私的信息已成为各学科研究者共同面临的挑战。1997 年，联合国教科文组织发布《世界人类基因组与人权宣言》（Declaration on the Human Genome and Human Rights），明确禁止制造克隆人以及将自然状态下的人类基因组作为谋取经济利益或进行无约束研究的工具。

基因药物的研发不可避免地涉及对人类基因组的操控和利用。基因编辑技术（如 CRISPR）为许多遗传性疾病提供了治疗潜力，但也带来了基因隐私、遗传歧视和伦理操控等多重挑战。

（1）基因隐私　是个体对自身基因信息的绝对控制权与保护权。随着基因测序技术的普及，开发基因药物研发时常需要收集大量个体的基因信息。如果这些数据未得到充分保护或遭到泄露，就可能侵犯个体隐私权。科研人员需要确保在数据收集、存储和分析过程中遵循严格的伦理标准，以防止参与者的信息被滥用。

（2）遗传歧视　基因药物研发可能引发针对高风险群体的遗传歧视，使个体遭受不公平对待。例如，保险公司可能因个体携带致病基因而拒绝提供保险，具有某些基因特征的求职者可能在招聘过程中被认为不适合特定职位，在教育和婚恋市场上同样可能遭遇不公，这些问题都对社会的整体公平性构成了威胁。

（3）伦理操控　在基因药物研发过程中，研究者可能通过不当方式影响参与者的决策或研究方向。例如，向文化程度较低的参与者歪曲或故意传达不完整的信息，误导高收入群体选择与研发团队利益相关的昂贵治疗方案等。少数族裔或弱势群体由于缺乏足够的信息和资源，更容易受到剥削和伦理操控。

基因药物研究不仅是对科学技术的探索，更是对人类未来命运的讨论。我们面临的挑战不仅在于技术如何改变我们的生活，更在于如何确保这些技术服务于人类的整体利益，而不是少数人的特权。基因编辑的道德边界不应仅由科学家来定义，而应通过更广泛的社会讨论达成共识。我们必须警惕技术的滥用及其可能导致的社会不公，确保科技的发展始终根植于人类的伦理价值观中。

三、罕见病用药研究中的道德

罕见病（俗称"孤儿病"），是指在总人口中患病率极低（通常为0.065%－0.10%）的疾病。罕见病药物研发面临的伦理挑战，主要集中在如何合理分配有限资源，以及平衡商业利益与患者权益之间的关系上，同时也引发了对患者权益和公平性的深刻反思。

由于患者群体规模小，市场需求有限，制药企业往往缺乏足够的动力去投入资金，导致相关药物研发缓慢，患者长期得不到关注和治疗，成为被遗弃的"孤儿"。伦理要求强调，尽管患者数量较少，但他们的基本医疗需求不应被忽视。研究机构和制药企业应建立机制，确保所有患者都有机会获得必要的治疗。

投资意愿低的根本原因在于高昂的研发成本与不确定的市场回报。为了激励制药行业关注罕见病，许多国家采用了颁布法律条款的方式。1983年，美国颁布了《孤儿药法案》（Orphan Drug Act，ODA），赋予了罕见病药品上市后的7年市场独占权，成为未来美国制药企业继续投资的重要动力。此后，日本、澳大利亚、欧盟等地区也采取了类似的免税和垄断政策以鼓励药物研发。这些举措体现了药物研发领域道德意识的提升和社会责任感的加强。

另外，由于制药企业需要从有限的患者群体中获取足够的利润，通常会倾向于抬高药品定价以弥补投入，这使得患者面临高昂的治疗费用，造成严重的经济负担。如何在确保药企合理利润的同时，维护患者的治疗权利，是一个复杂的道德难题。

参与罕见病药物研究的患者还经常会面临信息和支持不足的困境。为了有效保护患者权益，研究者必须提供清晰、全面的知情同意信息，确保患者了解研究的风险和利益。这不仅是法律要求，更是伦理义务，体现了对患者自主权的尊重。

罕见病的药物研发不仅是科学问题，也是道德和社会正义的问题。罕见病患者在治疗上常被边缘化，反映了更广泛的社会责任缺失。研究者和制药公司在开发新药时，必须考虑到其对社会整体的影响，努力消除这种不平等现象。在追求经济利益的同时，必须确保所有患者都能获得必要的治疗，而不被市场机制抛弃。这需要医学界、制药公司和政策制定者之间进行深入对话，共同建立一个更为公平和包容的医疗体系。

四、人类胚胎干细胞研究中的道德

人类胚胎干细胞来源于人类胚胎，因其具备无限增殖和多向分化的潜力，为再生医学带来了新的希望，具有广阔的临床应用前景。20世纪90年代以来，胚胎干细胞研究逐渐兴起，但随之而来的伦理争议却从未平息。这些争议主要集中在胚胎的地位、使用和处理上。一种观点认为，早期阶段的胚胎不具备完整的生命价值，因而可用于科学研究；反对方则认为，从受孕开始，胚胎就应被视为拥有"人"的地位，享有生命权，对其进行的任何破坏都等同于谋杀。目前主要的争议包括以下内容。

（1）干细胞来源　若来自选择性流产的胎儿，争议焦点在于胎儿是否被认定为"人"。对于体细胞核转移产生的胚胎，在于如何对待和处理在体外发育至囊胚阶段的人胚胎。体外授精所产生的胚胎还涉及捐卵者的知情同意，以及剩余胚胎的处理问题。

（2）卵子供应问题　主要集中在如何保证供卵妇女的身体健康，确保卵子供应符合伦理道德。

（3）肿瘤风险　若控制不当，胚胎干细胞在生长过程中可能变异，形成肿瘤细胞。

（4）研究导向问题　研究者必须遵循"不能伤害人，尊重人"的原则；治疗性克隆已被医学界广泛接受。

（5）规范化问题　主要集中在胚胎干细胞研究的任意性和克隆人问题，各国研究者普遍反对克隆人。

在某些国家和地区，胚胎干细胞研究被严格限制或禁止。然而，这种表面上的限制不仅妨碍科学研究的进展，还可能导致研究者迁往其他监管较松的国家继续研究，即"伦理外包"。即便胚胎干细胞研究获得成功，其成果在临床应用中的伦理争议也同样严峻。如何确保这些成果不会被用于不当目的，产生诸如"基因编辑婴儿"或其他不符合伦理规范的产物，都是亟待解决的问题。

目前，人类胚胎干细胞研究的伦理问题仍处于灰色地带。但可以预见的是，随着时间推移，未来此类研究将快速发展，为促进人类健康带来新的希望，其中的伦理争议也必将不断变化。单纯的强制禁止无疑是因噎废食。相关监管部门应坚持正确的伦理导向和原则，在尊重科学探索的同时，警惕伦理失范的可能性，引导社会以开放包容的心态看待并充分重视合理的利益诉求，达成各方的利益平衡及伦理共识。

五、人工智能对医药科研领域的道德挑战

人工智能（AI）是一种现代高新科技，基于复杂的大数据算法，并依赖互联网、物联网和云计算等技术，旨在模拟、延伸和超越人类智能。作为一种开放性、革命性和颠覆性的技术，AI正在全方位、深刻地影响人们的生活。在医药科研领域，AI技术逐渐成熟，智能问诊、"刷脸"就医、影像辅助诊断、疾病风险预测、机器人手术以及人工智能辅助药物设计等应用正在引发一场智能化变革。然而，这些技术的发展也伴随了多重伦理道德挑战。例如，AI系统在训练时依赖于历史数据，而历史数据中可能存在年龄、性别、种族等方面的偏见，影响了算法的公正性和透明性。

为了在不损害患者权益的同时鼓励AI的持续发展，必须强化对医药科研领域AI应用的正向伦理规约。首先，应遵循以人为本的原则，重视人在智能时代的地位与作用，避免技术异化，保护患者隐私，探索人机共生、协同共进的路径。其次，必须坚持主体性，克服道德主体困惑，确保医药工作者与AI之间的职责明确。最后，要秉持公众性，尊重公众对于医药AI数据权限和发展风险的知情权与参与权，弥合数字鸿沟（digital divide），促进资源的公平分配。

综上所述，我们需要清晰地认识到，AI是人类创造的工具，旨在服务于人类的需求和价值目标。我们应当以"人本原则"为核心，结合公正原则和责任原则，构建一个有机的道德原则体系。这一体系不仅应涵盖对负面后果的伦理规制，也为AI的研发与应用提供积极的道德支持。

思考题

答案解析

1. 简述医药科研的一般道德要求。
2. 简述伦理审查委员会在药物临床试验中扮演的角色。
3. 简述人体试验的伦理基础。
4. 简述动物实验的道德要求
5. 简述人类胚胎干细胞研究面临的主要伦理争议。

（宫　建　唐至佳）

书网融合……

本章小结　　　　　　微课　　　　　　习题

第八章　新药开发中的道德

学习目标

1. 通过本章学习，掌握新药开发中的道德要求，包括新药审批、医药专利、药品商标、中药知识产权和核酸药物研发等方面；熟悉医药知识产权的保护范围、医药专利、药品商标和中药知识产权保护中的意义；了解医药专利保护、药品商标保护、中药知识产权保护和核酸药物研发的基本理论知识。

2. 具有关注全球医药科技和知识产权保护的发展趋势能力，具有对医药领域中侵犯知识产权行为的鉴别能力，在医药活动中能够保护医药知识产权的能力。

3. 树立正确的科研观，培养较强的社会责任感，为推动医药科技进步和为人类生命健康事业做出贡献。

新药研究与开发是一项复杂的系统工程，其特征为高投入、高风险、周期长、见效缓。从药物的发现到最终产品上市，这一过程往往需要超过十年的时间。据统计数据显示，当前开发一种新型化学药物所需的费用高达 8 ~ 12 亿美元，且这一成本正以每年约 20% 的速率持续增长。值得注意的是，在上市的 10 种新药中，平均仅有 3 种能够成功实现盈利，且其中仅有 1 种盈利较多。在此情形下，医药知识产权保护在激发研制者积极性方面显得尤为重要。然而，如何使法律所创设的良好外在条件与研制开发者内在的道德素质实现有机统一，成为了医药伦理学研究中的一个全新视角和重要内容。

本章将着重阐述新药开发过程中的道德要求，旨在帮助新药开发者以及医药知识产权保护领域的具体职业人员提升道德水平，并在实际工作中践行这些道德原则。

第一节　新药开发中的知识产权 @ 微课 1

PPT

一、医药知识产权的定义与特征

（一）概述

1. 知识产权的定义　知识产权（intellectual property）是在西方国家工业化过程中产生的，现已成为国际通行并普遍使用的概念。我国是在 1986 年颁布的《民法通则》中首次使用"知识产权"这一术语并加以规定。虽然"知识产权"已经成为普遍的使用称谓，但是由于其概念内涵和外延的广泛性，无论是国际还是国内，对其概念的表述都没有形成统一说法。结合我国学界对这一概念的总结以及法律中的相关规定，我们认为，知识产权是指民事主体依据法律规定，对其智力劳动成果、经营活动中的标记、信誉和其他特定相关客体等所享有的独特且排他的民事权利的总称。

2. 知识产权的范围　涵盖相当广泛，有广义和狭义之分。狭义的知识产权主要指的是传统的、已被广泛认可和法律明确规定的类型，主要包括著作权（版权）、专利权和商标权。广义的知识产权除了包括狭义的知识产权之外，还包括了一系列其他类型的智力成果权利和经营信誉相关的权利，包括邻接权、商号权、商业秘密权、集成电路布图设计权、地理标志权、植物新品种权等各种权利。

我国 2020 年通过的《中华人民共和国民法典》对知识产权进行了概括性的规定。根据规定，知识产权的范围包括但不限于上述提到的各种类型。具体来说，《民法典》第 123 条列举了知识产权客体范围，包括作品，发明、实用新型、外观设计，商标，地理标志，商业秘密，集成电路布图设计，植物新品种和法律规定的其他客体。其中第八项法律规定的其他客体是兜底性的规定，为未来可能出现的新型知识产权预留了空间。这也表明了，随着科学技术的日新月异以及社会的持续进步，知识产权的范围将不断地扩展和深化。例如，数字技术的快速发展催生了新的版权问题，如数字版权、网络传播权等，这些都已成为知识产权的重要组成部分。同时，新兴领域如人工智能、生物技术、基因工程技术等也带来了新的知识产权保护需求。因此，我们可以预见，未来随着科技和社会的不断发展，知识产权的范围将会更加广泛，涵盖更多新的领域和形式。所以，这就要求我们不断更新和完善相关的法律制度和伦理体系，以适应知识产权保护的新需求。

（二）医药知识产权的定义

医药知识产权是知识产权在医药领域的具体应用和体现，新药开发中的知识产权指的就是医药知识产权。医药知识产权是指医药领域中的民事主体依据法律规定，对其在医药活动过程中的智力劳动成果（如新药研发成果、独特配方、制药工艺等）、标记（如药品商标、品牌等）、信誉（如企业声誉、药品质量信誉等）以及其他与医药相关的特定客体等所享有的独特且排他的民事权利。

（三）医药知识产权的特征

医药知识产权作为一种独特的民事权利，是知识产权的一个重要分支，它具有民事权利的共同特点，也具有知识产权的一般特征。除此之外，还有显著的独特特征，凸显了医药行业的特殊性。

1. 知识产权的一般特征　知识产权作为一种民事权利具有四个特点。

（1）无形性　知识产权的客体是一种无形的财产，既不是物，也不是行为，而是智力成果，是一种没有形体的精神财富。虽然智力成果不具有物质形态，也不占据一定空间，但权利人却能用法律赋予的权利控制他人对其智力成果的使用，这是知识产权最重要、最根本的特征之一。

（2）专有性　知识产权的专有性是指权利人对其智力成果享有独占、垄断和排他的权利，任何人未经权利人的许可，都不得使用权利人的智力成果（法律另有规定的除外）。知识产权的专有性意味着权利人排斥非权利人对其智力成果进行不法仿制、假冒或剽窃。这种权利只授予智力成果的创造者，而且只授予一次。

（3）时间性　知识产权的时间性是指这种权利仅在法律规定期限内受法律的保护，一旦超过法律规定的有效期限，这一权利就会自行消失，即使作为知识产权客体的智力成果仍能发挥效用，但因其保护期限的终止，该知识产品成为全社会的共同财富，为所有人和整个社会所有和使用。如我国《专利法》规定发明专利的保护期为 20 年。

（4）地域性　知识产权的地域性是指对权利人的一种空间限制。任何一个国家或地区所授予的知识产权，仅在该国或该地区的范围内受到保护（签有国际公约或双边互惠协定的例外）。也就是说知识产权不具有域外效力。

2. 医药知识产权的独特特征　医药知识产权是知识产权的一项具体内容，它除了具有一般知识产权的特点外，还有自身独有特征。

（1）专业性更强　医药知识产权涉及高度专业化的医学、药学、生物学等领域知识。医药研发需要经过漫长而复杂的过程，包括基础研究、临床前试验、临床试验等多个阶段，每个阶段都需要专业的科研人员运用特定的技术和方法。例如，新药的研发往往需要药物化学家设计合成新的化合物，药理学家进行药效和安全性评价，临床医生进行临床试验等。这种专业性使得医药知识产权的创造、保护和管理需要具备专业知识的人员参与，同时也增加了其复杂性和难度。

（2）研发难度和投入成本更高 一个新药从发现到上市，可能需要花费数年甚至十几年的时间，以及数亿甚至数十亿美元的资金。例如，一些抗肿瘤药物的研发，需要进行大量的临床试验以确定其疗效和安全性，这一过程不仅耗时耗力，而且成本高昂。长周期和高投入使得医药知识产权的保护尤为重要。只有通过有效的知识产权保护，药品开发主体才能在一定时期内独占市场，回收研发成本并获得利润，从而有动力继续进行创新研发。

（3）与公共利益的平衡难度更大 由于医药与人类的生命健康息息相关，对于医药知识产权的保护和管理，就必须考虑伦理和社会责任的问题。在药品专利的申请和审查过程中，需要关注药品的安全性、有效性和可及性等问题，以确保其符合伦理和社会责任的要求。在专利权行使的过程中，必须平衡创新者的权益与公众健康的需求，从而维护医药市场的公平竞争环境，并保障民众的用药权益。例如，我国《专利法》第55条明确规定，为了公共健康目的，对取得专利权的药品，国务院专利行政部门可以给予制造并将其出口到符合中华人民共和国参加的有关国际条约规定的国家或者地区的强制许可。

（4）法律保护更严格 由于医药知识产权具有特殊的重要性，法律对其保护也更为严格。首先，各国在专利法、药品监管法规等方面对医药知识产权都有专门的规定。其次，对于药品专利，通常规定更高的创造性、新颖性和实用性标准。最后，为确保药品的安全、有效和质量可控，对药品的审批和监管程序也更为严格，而对一般知识产权的保护虽然也有法律规定，但在具体标准和程序上可能相对较为灵活。

（5）技术更新更快 随着科学技术的不断进步，医药领域中的医药技术也在不断加速创新，例如，新的药物研发技术、治疗方法、医疗器械等持续涌现，这就导致医药知识产权的生命周期相对较短，药品开发主体需要不断进行创新，以保持在市场中的竞争力。与此同时，由于医药技术的快速更新，例如基因编辑技术在医药领域的应用，对医药知识产权的保护也产生了挑战。这就要求知识产权所有人灵活调整保护策略，以应对技术发展所带来的问题。

二、医药知识产权的保护范围

医药知识产权的保护范围广泛且深入，涵盖了所有与医药相关的知识产权，不仅限于特定新产品、新技术或专利、商标的保护，而是一个相互联系、相互作用、相互影响的完整体系。具体来说，医药知识产权的保护范围主要包括以下几个方面。

1. 医药专利权 医药专利是医药知识产权的核心组成部分，其保护范围广泛，主要包括要申请专利和不要申请专利的新产品、新物质、新技术、新工艺、新材料、新配方、新构造、新设计、新用途以及动植物、微生物和矿物新品种的生产方法等。如一类新药的研究开发中，化合物必需申请专利，否则开发者的利益无法保障。

2. 医药商标权 医药商标主要指已注册的标志，是医药企业用于标识其产品或服务来源的重要标志，包括用于标识特定药品的商标即药品商标，如药品名称商标、药品图形商标等，如北京同仁堂的商标"同仁堂"代表了中药的传统精髓和品质保证；用于标识特定医疗服务机构的医疗服务商标；标识药品来源地的原产地名称等。

3. 医药著作权 在医药领域，著作权主要涉及与医药相关的智力成果的创作和保护，如医药类百科全书、年鉴、辞书和教材等，以及医药计算机软件或多媒体软件，例如药物信息咨询系统、GLP、GMP、GCP和GAP等控制系统软件等。此外，还包括研究论文、药品说明书、摄影、录像等作品的著作权。

4. 医药商业秘密权 根据《中华人民共和国反不正当竞争法》第九条第四款的规定，"本法所称的商业秘密，是指不为公众所知悉、具有商业价值并经权利人采取相应保密措施的技术信息、经营信息等商业信息"。商业秘密包括技术秘密和经营秘密，如独特的药物配方、制备工艺、客户信息以及经营策略等都属于商业秘密的保护范畴。商业秘密是医药企业保护其核心技术和商业信息的重要手段。商业秘密的保护因其高度的保密性而独具优势，相较于专利保护，商业秘密无需公开其具体内容，从而更有效地维护了企业的核心技术和商业利益。

💡 **实例 8-1**

东北某制药厂发明了一种具有国际先进水平的维生素 C 生产工艺技术，通过运用该技术使该厂在市场上占有极大的优势。对于这项技术，企业采取了严格的保密措施，包括指定保密守则、工艺技术保密制度、重点车间的保密规则等规章制度，在职工中培养保密意识；外来人员到该厂参观，必须由厂领导或保卫干部陪同；调离企业的技术人员必须交出所有掌握的技术资料，并签订跟踪保密协议；涉外谈判，只谈指标，不谈工艺流程和数据；外商来厂参观考察，只准进入接待室；对外提供资料，只许提供产品说明和工厂简介，严禁提供技术资料；对技术资料实行分割保管办法，由三人各保管一部分资料，只有三人保管的资料合起来才可以构成完整的技术资料；在生产工艺上，实行工段控制法，每个工人只知道添加剂的数量，不知道是何种添加剂和化学成分。

三、医药知识产权保护的道德意义

在科技日新月异、经济蓬勃发展的今天，我们深刻理解到药品不仅仅是技术创新的产物，更凝聚了研发者的心血与智慧。作为具有价值和使用价值的特殊商品，药品的知识产权保护显得尤为重要，其背后蕴含着深远的道德意义。

1. 有利于激励创新，加速科技进步　医药知识产权保护制度，如专利制度，从发达国家几百年的实践到我国近 40 年的实施，都证明了它不仅不会阻碍科技的发展，反而能极大地推动科技进步与创新。这一制度为投入巨大资源和承担风险的研发者提供了市场的独占权，为他们带来了应有的回报，从而激发了他们持续创新的热情，确保了创新成果能够迅速转化为实际生产力，推动整个医药行业的科技进步。同时，专利制度要求技术信息的及时公开，这不仅避免了资源的浪费和重复研究，还使得科研资金能够更合理地分配到新的研发项目中，进一步加速了科技创新的步伐。据美国一著名经济学家研究分析，如果没有专利保护，60%的药品发明不能研究出来，65%不会被利用；化学发明有38%不会研究出来，30%不会被利用。由此足以见其积极意义所在。

2. 有利于平衡个人利益与社会利益，促进公平正义　医药知识产权保护不仅确保了研发者的个人利益，为他们的高风险投入提供了高额的回报预期，同时也考虑到了社会的整体利益。保护期的设置既满足了个人对物质利益的需求，也确保了技术成果最终能为社会所共享，服务于全人类的福祉。这种制度设计巧妙地平衡了个人利益与社会利益，体现了法律对公平正义的追求，既鼓励了创新，又保障了社会公众对新技术、新产品的合理需求，使得技术创新能够在公平和正义的环境下蓬勃发展。

3. 有利于营造尊重知识，尊重创新的良好氛围　社会进步和经济发展需要良好的外在环境和制度保障。医药知识产权保护制度的建立，为全社会营造了一种尊重知识、尊重创新、鼓励公平竞争的良好氛围。它通过法律手段保护发明者的智力成果，承认了他们在创新活动中所付出的艰辛努力和所取得的巨大成就。这种认可不仅激发了全社会的创新热情，还促进了科技成果的转化和应用，推动了医药产业的持续健康发展。

4. 有利于加强国际交流与合作，提升国际竞争力　在全球化的今天，医药知识产权的保护对于加强国际交流与合作、提升国家竞争力具有重要意义。中国加入 WTO 后，医药产业面临着更加开放的市场环境和更加激烈的国际竞争。加强医药知识产权保护，不仅有助于提升我国医药产品的国际竞争力，还能够吸引更多的国际投资和技术合作，推动我国医药产业向更高水平发展。同时，这也为我国传统医药的国际化提供了有力保障。

当前我国在医药知识产权保护实践中仍面临着一些挑战，特别是中药领域的知识产权保护问题尤为突出。由于中药的复杂性和特殊性，如何有效地保护其知识产权成为了一个亟待解决的问题。为此，我们需要加强中药的基础研究和技术创新，完善中药的专利审查标准和保护机制；同时，还需要加强国际合作与交流，借鉴国际先进经验和技术手段，推动中药的现代化和国际化进程。只有这样，才能更好地保护中药知识产权、促进中药产业的健康发展。

第二节　新药开发中的道德要求

PPT

一、新药审批中的道德 🇪 微课2

（一）新药审批管理的主要内容

一个新药从研制开发到批准生产、上市过程中的许多技术要求都要通过新药审批检测、验证，这是药品能否用于满足人民和全社会需要的一个中心环节。在我国新药研制管理的核心问题是严把药品质量第一关，克服药品低水平重复研究、重复生产；以临床价值为导向，鼓励新药的研究、创新与开发，积极推动仿制药发展；在质量标准上从严要求，强调药品的安全性、有效性、质量的可控性和标准的可操作性；在审批程序上遵循公开、公平、公正的原则，优化审评审批程序，提高审评审批效率，加快新药审批进度；在审评审批机制上，建立关联审评审批、沟通交流和专家咨询等制度，设立了突破性治疗药物、附条件批准、优先审评审批和特别审批四个加快通道，以提高药品注册质量和效率；在质量管理方面，强化药品全生命周期监管，建立以药品上市许可持有人为责任主体的药品质量保证体系，保证药品的安全、有效和质量可控。负责新药审批的管理机关是国家药品监督管理局（NMPA）。

在我国新药审批管理的主要内容包括：新药临床前研究、新药临床研究、新药的申报与审批、新药的技术转让。

1. 新药临床前研究　内容包括药物的合成工艺、提取方法、理化性质及纯度、剂型选择、处方筛选、制备工艺、检验方法、质量指标、稳定性、药理、毒理、动物药代动力学研究等。中药制剂还包括原药材的来源、加工及炮制等的研究；生物制品还包括菌毒种、细胞株、生物组织等起始原材料的来源、质量标准、保存条件、生物学特征、遗传稳定性及免疫学的研究等。进行安全性评价研究必须执行《药物非临床研究质量管理规范》（GLP）的要求。

2. 新药临床研究　新药临床研究包括临床试验和生物等效性试验。

（1）临床试验　分为Ⅰ、Ⅱ、Ⅲ、Ⅳ期。Ⅰ期临床试验主要观察人体对于新药的耐受程度、药物代谢和药物动力学，为制定给药方案提供依据，这是初步的临床药理学及人体安全性评价试验。在这个阶段的观察病例为20~30例。Ⅱ期临床试验则是对新药的有效性和安全性进行初步评价，并推荐临床给药剂量。这一阶段采用随机盲法对照临床试验，通常涉及超过100例的试验病例。其目的不仅是初步评价药物对目标适应证的治疗作用和安全性，还为Ⅲ期临床试验的研究设计和给药剂量方案的确定提供依据。Ⅲ期临床试验遵循随机对照原则，对药物的治疗作用进行确证，进一步验证药物对目标适应证患者的治疗作用和安全性，并评价其利益与风险关系。这一阶段通常是扩大的多中心临床试验，需要具有足够样本量的随机盲法对照试验，观察的病例数一般要在300例以上，以为药物注册申请的审查提供充分的依据。Ⅳ期临床试验作为新药上市后的应用研究阶段，旨在广泛使用的条件下评估药物的疗效、不良反应，特别是罕见不良反应的监测。此阶段还评价药物在普通或特殊人群中使用的利益与风险关系，并可能涉及给药剂量的改进。这一阶段通常需要观察 2000 例以上的病例。

（2）生物等效性试验　是指用生物利用度研究的方法，以药代动力学参数为指标，比较同一种药物的相同或者不同剂型的制剂，在相同的试验条件下，其活性成分吸收程度和速度有无统计学差异的人体试验。

对于新药临床研究的监督管理，完全遵循《药物临床试验质量管理规范》（GCP）的相关规定。新药的研究开发者在法律和道德层面均应以 GCP 为行为准则，指导其各项研究活动。

3. 新药的申报与审批　在新药的申报与审批管理方面，始终坚持以人民为中心，全面落实"四个最严"要求，致力于推动药品更快更好地服务于人民健康。为此，我国在鼓励新药研发与加速新药上市方面，实施了一系列制度性改革与完善措施。

（1）法律法规规章制度持续完善　2015 年以来，中共中央、国务院先后印发《国务院关于改革药品医疗器械审评审批制度的意见》《关于深化审评审批制度改革鼓励药品医疗器械创新的意见》《关于促进中医药传承创新发展的意见》《国务院办公厅关于加快中医药特色发展的若干政策措施》等重要文件；2016 年全国人大常委会制定《中医药法》，2019 年全国人大常委会新修订了《药品管理法》，制定了《疫苗管理法》；国家药品监督管理局分别在 2020 年修订了《药品注册管理办法》，2023 年修订了《中药注册管理专门规定》。这一系列的规范性法律文件，为鼓励研究和创制新药、加快新药上市奠定了法律基础。

（2）具体实施策略不断优化　首先，明确创新导向，以临床价值为导向，支持对人体疾病具有明确或特殊疗效的药物创新。其次，创新审评机制，强化审评机构能力建设，完善与注册申请人的沟通交流机制，并建立专家咨询制度，以优化审评流程。再次，优化临床试验管理，将临床试验审批由批准制改为默示许可制，并调整临床试验机构的认证管理为备案管理，以提高审批效率；实施关联审评审批制度，简化审批流程，对化学原料药、相关辅料、直接接触药品的包装材料和容器等进行一并审评；设立优先审评审批制度，为临床急需的短缺药品、防治重大传染病和罕见病等疾病的创新药和改良型新药等提供绿色通道；实施附条件审批制度，允许在临床试验数据已显示疗效并能预测临床价值的情况下，对治疗严重危及生命且尚无有效治疗手段的疾病以及公共卫生方面急需的药品进行附条件审批；建立突破性治疗药物程序，加速具有明显临床优势的创新药或改良型新药的临床开发进度和上市审评审批速度；设立特别审批程序，在突发公共卫生事件发生时，对应急所需防治药品实行特别审批。最后，实施药品上市许可持有人制度，明确持有人对药品全生命周期的质量与安全负责，建立质量保证体系。

4. 新药技术转让　是指新药证书（正本）的持有者将其新药生产技术转让给生产企业的行为。接受新药技术转让的企业不得对该新药进行再次技术转让。

为确保申报新药和仿制药品的科学性和真实性，国家采取了一系列综合措施，包括制定相关法律法规以规范生产企业及新药研究开发者的行为，强化国家药品监督机构的管理职能，并通过加强道德教育提升相关人员的职业道德水平，从而有效防范和严惩弄虚作假行为。

（二）新药审批中的道德要求

在新药审批这一关键环节，主要涉及两大群体：一是来自生产企业或科研单位的新药开发人员；二是国家药品监督管理各级部门的管理人员，包括药政人员和药品检验人员。鉴于这两类人员所从事的医药实践工作的区别和特殊性，我们将分别提出具体的道德要求。

1. 新药开发人员的道德要求　在近年来的新药审批实践中，我们发现了一些值得新药开发研究人员特别注意的问题。以中药新药开发为例，主要存在两大类问题：一是部分企业或研制单位出于担心处方泄露被仿制的考虑，申报的处方与实际使用的处方不一致；有些单位甚至为了便于选择含量测定指标而擅自改变组方结构，将本应作为佐药或使药的成分变为君药或臣药。此外，报批用的样品往往是在药厂实验室制备或由研制单位承制，并未经过放量中试或批量生产，从而掩盖了实际生产中可能遇到的问题，这也是日后药品不合格的原因之一。二是有些单位对稳定性研究不够重视，所选指标不能真实反映药品在考察期内的变化，测定次数和测定时间也不按要求进行，考察内容更是少于规定等。为了严格规范新药开发人员的行为，提出以下道德要求。

（1）坚持实事求是原则，严禁任何形式的弄虚作假行为   如前所述，每一种新药的研究与开发必经药物的临床前和临床研究，而药物临床研究的目的在于通过实验获得科学性、真实性、可靠性的实验数据以证明药品的性能和疗效。这就要求实验研究人员实事求是，严格认真，不弄虚作假，如实记录和整理观察到的有效数据，切不可依据预先了解的试验用药的性质、作用、疗效及安全性就主观臆断，而忽视观察中得到的真实情况。为获得批准，谎报材料，以欺骗手法达到目的，这种行为是极不道德的。在药物临床试验获得批准后，新药研究人员及单位需从具备相应资格的机构中遴选临床试验执行单位，并提供全面、可靠的研究数据，以充分证明药品的安全性、有效性和质量可控性。同时，需对提交的所有资料的真实性负责，并严格遵守国家相关规定，确保申报材料的科学性、真实性、完整性和规范性。

（2）严守科研秘密，坚决抵制见利忘义行为   新药的研究开发中自始至终要求科研开发人员要保守科研秘密，直到获得专利后方可公开研究成果。在这样的要求下，新药开发人员应做到重义轻利，而不应该见利忘义。有一些研究人员在实践中违背了道德要求，在未获批准之前，将此单位研究资料私自转给彼单位申报，自己从中获取个人好处；还有些科研人员或新药研制单位，为获小利以多种形式将新药研究资料、试制样品转让多家研制单位，使之成为新药申报者，这种行为是违反道德要求的。新药开发单位及个人应严格遵循道德准则，妥善处理个人、集体与国家之间的利益关系，尊重同行劳动成果，客观评价自身贡献，严禁窃取他人成果或将集体成果据为己有。唯有如此，方能携手共进，推动医药科学事业的蓬勃发展。

2. 新药审批管理人员的道德要求   在新药审批这一关键环节中，另一类不可或缺的人员就是负责审批的国家机关工作人员。这些人员肩负着国家和人民赋予的重任，其职责是严格坚守审批标准，依法行使审批权力，并对人民的健康福祉负责。针对新药审批管理人员的特殊性和重要性，我们提出了以下具体的道德要求。

（1）切实保护研究者权益，严格保守科研秘密   药品监督管理部门、相关单位以及所有参与新药审批的人员，都对研究者提交的技术秘密和实验数据负有严格的保密义务。这些宝贵的信息是研究者辛勤劳动的结晶，也是新药研发的核心竞争力。因此，任何因个人利益而随意泄露科研秘密的行为，都是对研究者及单位合法权益的严重侵害，是违法犯罪行为，更是极不道德的行为。我们必须坚决杜绝此类行为的发生，确保研究者的合法权益得到充分保护。

（2）高效审批，避免拖延，加速新药上市进程   新药审批管理人员应当秉持高效、负责的工作态度，及时对新药申请进行审批。他们应当充分认识到，每一款新药的上市都可能为人民的健康带来福祉，为社会的发展注入新的活力。因此，他们应当合法合理的缩短审批周期，使新药能够更快地投入生产，为人民和社会发挥作用。绝不能因个人私利或其他原因而拖延审批时间，阻碍新药的上市进程。

（3）坚守审批标准，严把药品质量关   新药审批管理人员是保障药品质量的第一道防线。必须坚守审批标准，严格把关，确保每一款新药都符合安全性和有效性的要求。绝不能为了个人利益或外部压力而降低审批标准，为不合格药品开绿灯。同时，也要坚决杜绝批准虚假申报的现象发生，维护新药审批的公正性和权威性。

（4）公正无私，清廉正派，树立良好形象   在新药审批过程中，管理人员时常会面临各种诱惑和挑战。必须做到公正无私，坚持原则，清廉正派。在受理转让申请等环节中，更要保持清醒的头脑和坚定的立场，不受任何非法利益的干扰。只有这样，才能在人民群众中树立药品监督管理执法公正的好形象，赢得人民的信赖和尊重。同时，也要不断提升自己的专业素养和道德水平，为新药审批事业的健康发展贡献自己的力量。

二、医药专利保护中的道德 ⓔ 微课3

（一）医药专利保护概述

1. 我国医药专利保护体系概述 在法律法规规章方面，自 1985 年《中华人民共和国专利法》实施以来，历经四次重要修订，分别在 1992 年、2000 年、2008 年和 2020 年，使其不断与国际知识产权制度接轨并优化。同时，国务院于 2001 年实施《中华人民共和国专利法实施细则》，并在 2002 年、2010 年、2023 年多次修订，明确了取得专利权的药品范围，包括制造所需活性成分和使用所需诊断用品，进一步界定了药品专利保护的边界。为保护药品专利权人合法权益，鼓励新药研究和促进高水平仿制药发展，国家药品监督管理局和国家知识产权局于 2021 年 7 月 4 日发布实施《药品专利纠纷早期解决机制实施办法（试行）》，建立了药品专利纠纷早期解决机制。同时，国家知识产权局根据《专利法实施细则》制定并于 2023 年 12 月 21 日公布最新修订的《专利审查指南》，为专利审查工作提供具体操作规范和标准，确保审查工作的规范性和一致性。

在具体制度方面，我国已建立起包括药品强制许可制度、Bolar 例外制度、药品专利期限补偿制度、专利链接制度以及配套专利信息登记制度等在内的医药专利保护体系。这些制度相互配合，为医药领域的创新和发展提供了全面的保护。

2. 医药专利保护的类型 在我国，医药领域的专利保护与其他技术领域保持一致，主要分为发明、实用新型及外观设计三大类，这三者在专利法上统称为发明创造，同时也是医药专利的三种具体类型。

（1）医药发明专利 主要涵盖对产品、方法或其改进所提出的新的技术方案，包括产品发明和方法发明两大类别。产品发明是指通过人工制造，以有形物品形式出现的创新成果；而方法发明则是指为解决特定问题所采用的全新手段与步骤。

在医药领域，可授予专利权的发明创造具体分为产品发明和方法发明两大类。

1）产品发明 包括新化合物、已知化合物的新医疗用途、药物组合物、微生物及其代谢物，以及制药设备和药物分析仪器、医疗器械等。新化合物无论其是活性成分还是非活性成分，只要具有医药用途，无论是合成的还是提取的，无论其是有机物、无机物、高分子化合物，还是结构不明物和中间体，都可以申请医药产品的发明专利。同时，制药领域中涉及的新原料、新辅料、中间体、代谢物和药物前体也属于可申请的范围。已知化合物若首次发现其有医疗价值或第二医疗用途，同样可以申请药品的发明专利。药物组合物则需由两种或两种以上物质组成，至少包含一种活性成分，且这种组合需具有协同作用或增强疗效的显著优点。

2）方法发明 包括生产工艺、工作方法和用途发明。特别是关于药物的新用途，即对于一种已知药物，若发现了其新的适应证，可以通过限定用途的形式申请方法发明专利。

（2）医药实用新型专利 是指对产品的形状、构造或其结合所提出的适于实用的新的技术方案。在医药领域中，与功能相关的药物剂型、形状、结构的改变，特别是避孕药及药具的创新设计；诊断用药的试剂盒与功能相关的形状、结构；生产药品的专用设备；某些药品的包装容器的形状、结构；以及某些医疗器械的新构造等，都可以申请实用新型专利。

（3）医药外观设计 是指对产品的形状、图案或者其结合以及色彩与形状、图案的结合所作出的富有美感并适于工业应用的新设计。在医药领域中，药品包装容器的外观设计等可以通过外观设计专利给予保护。这包括有形药品的新造型或其与图案、色彩的搭配和组合创新；新的盛放容器（如药瓶、药袋、药品瓶盖）的设计；富有美感和特色的说明书、容器的设计；以及包装盒等的创新设计。

在医药领域，专利必须满足法定条件，才能获得法律的保护。依据我国《专利法》的规定，发明和实用新型必须满足新颖性、创造性和实用性。新颖性意味着该发明或实用新型不属于现有技术，且在申请日前未被他人提出过申请。创造性要求与现有技术相比，发明具有突出的实质性特点和显著进步，实用新型具有实质性特点和进步。实用性则要求发明或实用新型能够制造或使用，并产生积极效果。同时，外观设计专利需具有明显区别，不得与现有设计或他人合法权利冲突。然而，一些特定内容如科学发现、智力活动规则、疾病诊治方法、动植物品种、原子核变换获得的物质，以及主要起标识作用的平面设计等，是不被授予专利权的。但值得注意的是，尽管动植物品种本身不受保护，其独特的生产方法仍可获得专利权。这些规定旨在鼓励创新和独特性，同时限制了对非创新性或公共领域内容的专利保护，平衡了创新者和社会公众的利益，确保了专利制度的公平和有效性。

（二）医药专利保护的意义

专利权是社会技术和市场经济发展的必然产物。医药作为与人类生命健康密切相关的行业，对医药专利进行保护的意义深远且多维度，不仅关乎企业的生存与发展，还是一个国家经济繁荣、科技进步和社会文明的重要标志，更是对维护人们的生命健康有着重要的意义。具体而言，医药专利保护在以下几个方面具有重要意义。

1. 有利于维护市场秩序与公平竞争 医药专利保护通过授予专利权人独占权，有效防止对医药技术成果的非法复制和滥用，维护了市场的公平竞争秩序。在专利制度的保障下，医药创新主体可以更加专注于技术创新和产品质量提升，而不是陷入无休止的侵权诉讼中。这不仅保护了专利权人的合法权益，也为整个医药市场的健康发展创造了良好的环境。

2. 有利于促进医药技术创新与产业升级 专利制度的核心在于保护和鼓励技术创新。在医药领域，技术创新是推动产业发展的关键力量。专利保护确保了具有新颖性、创造性和实用性的医药技术能够得到应有的认可和回报，从而激发了科研人员和企业投入更多资源进行研发，推动新技术、新药物的不断涌现。这种正向循环不仅促进了医药产业的持续升级，还为解决人类健康难题提供了更多可能性。

3. 有利于促进医药科技成果转化与应用 医药专利保护为科技成果的商业化运作提供了保障。通过专利保护，科研机构和企业可以更加自信地将研发成果推向市场，实现科技成果向现实生产力的转化。这有助于加快新药研发速度，提高药物可及性，满足广大患者的用药需求。同时，专利保护也促进了医药产业的国际合作与交流，推动了全球医药技术的进步。

4. 有利于激励发明人并促进科研秘密的公开 专利保护制度通过奖励有贡献的发明人，满足了他们个人正当的物质利益需求和自尊的成就心理。这种正向激励机制极大地激发了科研人员的创造力和工作热情，推动了医药领域的持续创新。同时，专利保护也要求发明人在一定期限内公开其技术秘密，这有助于促进知识的传播和共享，推动整个社会的科技进步和文明发展。

5. 有利于提升国家竞争力与国际影响力 在全球科技竞争日益激烈的背景下，医药专利保护成为了一个国家提升竞争力和国际影响力的重要手段。拥有自主知识产权的医药技术不仅可以为企业带来丰厚的经济效益，还可以在国际市场上占据有利地位。此外，专利保护还有助于吸引更多的国际资本和技术人才流入我国医药产业，推动我国医药产业向更高水平发展。

（三）医药专利保护中的道德要求

在医药专利保护的框架内，道德准则与《专利法》所确立的专利权人权利与义务体系紧密相连，共同构成了维护创新秩序、推动科技进步及增进社会福祉的坚实基础。

1. 尊重与保护专利权人的合法权益 医药专利保护的核心在于对医药专利权人创新成果的尊重与保护。这不仅是法律上的要求，更是道德上的必然。根据我国《专利法》的规定，发明和实用新型专利权被授予以后，法律另有规定的除外，任何单位或者个人未经专利权人许可，都不得实施其专利，即不得为生产经营目的制造、使用、许诺销售、销售、进口其专利产品，或者使用其专利方法以及使用、许诺销售、销售、进口依照该专利方法直接获得的产品。外观设计专利被授予后，任何单位或者个人未经专利权人许可，都不得实施其专利，即不得为生产经营目的制造、许诺销售、销售、进口其外观设计专利产品。

在医药实践中，医药专利的侵权现象时有发生。一般而言，专利侵权是指在专利权有效期内，行为人未经专利权人许可，以生产经营为目的实施其专利的行为。我们知道，医药专利保护的目的与其他专利保护目的一样，都是为了保护发明人的利益，通过保护，使得发明人或发明单位的投入得到应有的社会回报，如果不能通过法律对发明人和发明单位的正当利益给予保护就难以对发明创新产生激励，从而通过科技促进社会经济发展的愿望就会落空。如果侵害个人利益的行为影响整个社会的进步，对整个社会的发展造成潜在的危害，这种严重侵权所造成的社会危害就不只是针对个人，而是整个社会。这一点明确表明维护专利发明者的个人利益从根本上讲最终还是为了促进社会的进步，个人正当利益与公共利益从根本上说应该是一致的。因此，医药行业内的所有参与者，包括医药人员、企业以及研究机构，都应严格遵守法律，尊重专利权人的劳动成果，不得侵犯其合法权益。同时，社会应形成尊重知识、尊重创新的良好氛围，鼓励和保护创新精神，为医药行业的持续健康发展提供有力支撑。

2. 以社会利益为重，承担社会责任　我国《专利法》明确规定，"不得滥用专利权损害公共利益或者他人合法权益。在国家出现紧急状态或者非常情况时，或者为了公共利益的目的，国务院专利行政部门可以给予实施发明专利或者实用新型专利的强制许可。为了公共健康目的，对取得专利权的药品，国务院专利行政部门可以给予制造并将其出口到符合中华人民共和国参加的有关国际条约规定的国家或者地区的强制许可"。这些法律规定表明，专利权虽然作为一种私权，其目的在于激励创新，保护发明人的合法利益，但是医药领域的创新成果往往具有广泛的社会影响，直接关系到公众的健康福祉。因此，专利权人在依法享有和行使专利权利的同时，还应承担相应的社会责任，积极履行将专利成果服务于社会、造福人民的义务。这要求专利权人在追求个人利益的同时，兼顾社会利益，以科学、合理的方式推广和应用专利成果，促进医药科技的普及与进步，做具有高尚道德情操的合格医药人员和社会公民。

3. 以科学态度面对伦理挑战　随着生物技术的快速发展，医药专利保护面临着越来越多的伦理挑战。例如，转基因动植物、人体基因等生物技术成果的专利保护问题引发了广泛的争议。由于动物和植物是有生命的，其传统生物学的繁殖往往难以保持可重复性，因此多数国家的专利法规定了对动物和植物品种不授予专利权。然而，随着生物技术的发展，转基因动物和转基因植物已被创造出来，由此人们认为应当以法的形式保护这种极有价值的发明，若经过争议后，能以法律形式加以保证发明人的权利，随之而来的伦理问题便接踵而至。如关于人体基因是属于科学发现还是技术发明，能否授予专利。当前许多人认为人体基因属于科学发现，肯定不能授予专利，但是，从客观存在的全长 DNA 序列中选择特定的片段，第一次用技术的手段将其分离出来或者克隆出来，使其显示出特有的应用价值，例如可以用来制备治疗某些疑难病症的生物药品，这就是改造客观世界的技术发明，多数国家都可以将这种人体基因依法授予专利权。在这种关系到全人类共同财富的利益问题上如何解决、协调好发明者个人利益与全社会共同利益的关系成为专利法律和伦理道德争议的焦点。例如，异议者认为对人体基因授予专利是不道德的，是现代奴隶制的一种表现形式、相当于肢解人体分块出售，不尊重人的尊严，伤风败俗。而申诉者认为：该专利不会造成控制人类，不会影响人的自决权，其作用恰恰是在有人自愿地捐献一次组织的基础上克隆人体基因，以后无限制地用来造福人类。这些争议不仅涉及法律层面，更触及到伦理道德的核心。对此，科研人员应以科学、理性的态度面对这些挑战，充分考虑技术成果的社会影响、伦理风险以及潜在利益冲突。在寻求专利保护的过程中，既要尊重科学发现和技术创新的成果，又要遵循伦理道德的原则，确保技术成果的应用符合社会公序良俗和人类尊严。

4. 倡导诚信与合作精神　在医药专利保护中，诚信与合作精神同样不可或缺。诚信是医药科研活动的基本准则，也是维护市场秩序和公平竞争的重要保障。医药行业的参与者应秉持诚信原则，如实披露技术信息，避免虚假宣传和不正当竞争行为。同时，加强行业内的合作与交流，促进专利技术成果的共享与转化，共同推动医药科技的进步与发展。通过诚信合作，形成良性互动的竞争格局，为医药行业的繁荣贡献力量。

三、药品商标保护中的道德 ⓔ 微课 4

（一）药品商标保护概述

1. 药品商标的概念和特征　商标是商品经济的产物，随着商品经济的发展而不断演变和完善。

（1）药品商标的概念　根据我国《商标法》的规定，商标是能够将一个企业的商品或服务与其他企业的商品或服务区分开来的可视性标志，这些标志可以包括文字、图形、字母、数字、三维标志、颜色组合以及这些元素的组合。作为商标的一种特殊类型，药品商标是指药品生产者或经营者为了区分其生产的药品与其他同类商品在药品包装、标签或广告上使用的由文字、图形或其组合构成的标志。在药品领域，商标不仅代表了药品的出处和生产商，还承载着药品的信誉和企业的形象。

（2）药品商标的特征　药品商标具有以下特征。①显著性：药品商标必须具有显著特征，能够迅速吸引消费者的注意力并与其他药品区分开来。这种显著性不仅体现在商标的设计上，还体现在其实际使用中的效果和影响力。②独占性：药品商标一旦注册成功，注册人便享有该商标的独占使用权。未经注册人许可，任何人不得在同一种或类似商品上使用与其注册商标相同或近似的商标，以避免消费者产生混淆。③价值性：药品商标作为企业的无形资产，具有极高的经济价值。一个知名的药品商标能够为企业带来巨大的市场影响力和商业机会，成为企业核心竞争力的重要组成部分。④依附性：药品商标依附于具体的药品产品而存在。它不仅是药品的标识，更是药品质量和信誉的保证。⑤合规性：药品商标的注册和使用必须遵守国家相关法律法规的规定。例如，药品商标不得使用药品的通用名称，以避免误导消费者；同时，商标的设计和使用也必须符合药品行业的特性和要求。

2. 我国药品商标保护体系概述　我国药品商标保护体系是一个多层次、多维度的综合框架，旨在维护药品市场的公平竞争秩序，保障消费者和药品生产企业的合法权益。这一体系以《商标法》为基石，经过多次修订和完善，为药品商标权提供了坚实的法律后盾。同时，相关法律法规的配套和完善，进一步强化了法律体系，对打击商标侵权行为、维护市场秩序起到了至关重要的作用。

在法律法规层面，除了《商标法》外，《反不正当竞争法》《商标法实施条例》《驰名商标认定和管理规定》及《商标评审规则》等也共同构成了保护药品商标权的法律体系。这些法律法规详细规范了商标的注册、使用、管理和保护，为药品商标权提供了全面的法律保障。同时，《药品管理法》及其相关配套规定，对药品商标的使用进行了严格规范，明确禁止将药品通用名称作为商标注册或使用，从而确保了药品市场的清晰和透明。

在药品商标权的保护上，我国法律明确规定了商标专用权、商标转让权、商标许可权和商标续展权等几种主要类型，确保了商标注册人对其商标的独占使用权，并规范了商标的转让、许可和续展行为。这些规定不仅保护了商标注册人的合法权益，也促进了商标的合法流通和有效利用。

除了法律法规的保护，行政监管也是药品商标权保护体系的重要组成部分。国家知识产权局和各级市场监督管理部门通过严格的审查程序和管理措施，确保商标的合法性和独特性，并严厉打击假冒伪劣和商标侵权行为。特别是对于药品商标，行政监管部门还会重点关注其是否与药品通用名称相冲突，以避免误导消费者，从而维护药品市场的清晰和透明。

司法保护作为药品商标权保护体系中的最后一道防线，发挥着不可替代的作用。当发生药品商标权纠纷时，当事人可以向人民法院提起诉讼。法院将依据相关法律法规及司法解释进行公正审理，并作出具备法律约束力的判决。同时，法院还强化了侵权行为的执行力度，确保判决结果得到有效执行。对于严重侵犯药品商标权的行为，将依法追究刑事责任。这不仅维护了权利人的合法权益，也起到了震慑和警示潜在侵权者的作用。

此外，行业自律和社会监督也是药品商标保护体系中不可或缺的一部分。药品行业协会等组织通过制定行业规范、引导企业正确使用和保护药品商标，促进了整个行业的健康发展。同时，药品生产企业也增强了商标保护意识，通过建立完善的商标管理制度来确保商标的合法使用与有效维护。而消费者、行业协会、媒体等社会各界也积极参与药品商标使用情况的监督，为整个保护体系提供了坚实的外部支持。

（二）药品商标保护的意义

药品作为防病治病、康复保健、防疫救灾以及计划生育等领域不可或缺的重要物质，其质量直接关系到人民的生命安全与健康。药品商标保护的意义深远且多维，它不仅关乎商标权主体的利益和社会生产的发展，还紧密连接着消费者的权益、国际贸易的竞争格局以及全球医药市场的规范化进程。具体而言，其意义体现在以下几个方面。

1. 有利于保护商标权主体利益，促进社会生产发展　药品作为特殊商品，其研发、生产和销售需要大量的投入和专业的技术。药品商标的保护能够确保商标权主体的利益得到充分保障，避免他人未经授权使用其商标，从而减少不正当竞争带来的损失。当商标权主体的利益得到保护时，他们将有更多的动力和资源投入到药品的研发和生产中，不断提高药品的质量和创新水平，为社会提供更多安全有效的药品，进而促进社会生产的发展。

2. 有利于监督商品质量，维护消费者利益　药品商标不仅是企业的标识，也是消费者识别药品质量的重要依据。保护药品商标可以促使生产、经营者更加注重药品质量，因为一旦药品质量出现问题，不仅会损害消费者的健康，也会对企业的商标信誉造成严重影响。

消费者在购买药品时，通常会选择那些具有知名商标的产品，因为他们相信这些产品的质量有保障。如果药品商标得不到有效保护，市场上就会出现大量假冒伪劣药品，消费者难以辨别药品的真伪和质量，从而可能购买到不安全的药品，对自己的健康造成威胁。例如，一些不良商家为了追求利润，生产和销售假冒知名品牌的药品，这些药品的质量往往无法保证，甚至可能含有有害物质。通过加强药品商标保护，可以有效地打击这些假冒伪劣行为，维护消费者的合法权益。

3. 有利于提升国际竞争力，促进对外贸易　药品商标保护还具有深远的国际意义。随着全球化的深入发展，我国药品企业越来越多地参与到国际市场的竞争中。在这个过程中，药品商标的保护显得尤为重要。一个具有国际影响力的药品商标，不仅可以提升我国药品企业在国际市场上的知名度和竞争力，还可以促进对外贸易的发展。通过加强药品商标的国际保护，可以有效防止我国商标被恶意抢注或侵权使用，维护我国企业的合法权益，为我国药品走向世界提供有力保障。同时，通过加强与国际知识产权组织的合作与交流，我们可以更好地了解国际规则和标准，为我国医药产品走向世界提供更多的便利和支持。

（三）药品商标保护中的道德要求

在药品商标保护这一复杂且关键的领域中，法律手段固然是保障的基础，但道德要求的约束同样具有不可替代的作用。道德要求作为法律之外的补充，能够引导不同主体履行在商标保护中各自的道德责任和义务，遵循更高的行为标准，共同构筑起保护消费者健康、维护市场秩序的重要防线。我们主要明确在药品商标保护中对商标权人、企业、政府部门、消费者及行业协会等主体的道德要求。

1. 诚实守信，确保药品质量与商标信誉　作为药品商标保护的主要主体之一，企业在保护自身品牌和产品的同时，还承担着重要的道德责任。企业应坚守诚实守信的原则，确保所生产的药品质量符合国家和行业标准，不夸大药效，不隐瞒副作用，以维护消费者的生命健康权益。此外，企业还应积极维护商标的信誉，通过提供优质的药品和服务来赢得消费者的信任和忠诚，避免做出任何可能损害商标形象和消费者利益的行为。

2. 合法维权，尊重权益 商标权人是依法享有商标专用权的自然人、法人或其他组织。在药品商标保护中，商标权人拥有对商标的专用权，并有权禁止他人在未经许可的情况下使用相同或类似的商标。商标权人可以通过法律手段维护自己的商标权益，包括起诉商标侵权行为等。

商标权人在享有商标专用权的同时，也应遵循合法、正当地行使商标专用权的道德要求。商标权人应确保自身商标的使用不侵犯其他主体的合法权益，并避免利用商标进行不正当竞争或误导消费者的行为。在维护自身商标权益时，商标权人应采取合法、正当的手段，避免滥用法律权利或采取过激行为损害他人利益。这种对法律与道德的双重尊重，是维护市场公平竞争秩序的关键。

3. 完善法规，加强监管与执法力度 政府部门作为法律法规的制定者和执行者，应承担起完善法律法规和加强监管与执法力度的道德责任。这要求政府部门根据药品商标保护的实际需要，不断完善相关法律法规体系，明确商标的注册、使用、转让等各个环节的法律规定；应加强法律法规的宣传和普及工作，提高全社会的法律意识和道德水平；应建立健全的监管机制，加强对药品市场和商标使用的监督和管理；对于侵犯商标权等违法行为，政府部门应依法予以严厉打击，维护市场的公平竞争秩序和消费者的合法权益。

4. 理性消费，积极参与社会监督 消费者作为药品的最终使用者，也是药品商标保护的重要主体之一，其道德责任是增强自我保护意识，在购买和使用药品时，学会识别真假药品商标，不购买和使用侵犯他人商标权的药品；应积极举报和投诉侵犯商标权等违法行为，为政府部门的执法工作提供有力支持。此外，消费者可通过社交媒体等多元化渠道，积极传播正确的消费观念和道德标准，以推动全社会共同营造抵制侵权行为的良好氛围。

5. 自律管理，维护公平竞争与市场秩序 行业协会作为行业自律组织，在药品商标保护中也发挥着重要作用。作为行业的代表与协调者，行业组织应肩负起自律管理以及维护公平竞争与市场秩序的重要道德责任。这要求行业组织制定并执行行业规范，引导企业遵守法律法规和道德规范，维护行业的良好形象；在药品商标保护方面，应积极推动企业加强商标管理，防止侵权行为的发生；积极打击不正当竞争行为，如虚假宣传、商业诋毁等，维护市场的公平竞争环境。同时，还应加强与政府部门的沟通与合作，共同推动药品商标保护工作的深入开展。

总之，药品商标保护中的道德要求是多方面、多层次的。只有各个道德主体共同发力、形成合力，才能有效推动药品商标保护工作的深入开展，为构建健康、公平、有序的药品市场环境贡献力量。此外，这还需要全社会的共同努力，通过提升道德水平，共同营造尊重知识产权、维护市场秩序的良好社会风尚。

四、中药知识产权保护中的道德 🅔 微课 5

（一）中药知识产权保护概述

1. 中药知识产权的概念和范围 中药作为中华民族传统医药学的核心组成部分，是人们在长期与疾病斗争的实践中逐步形成的智慧产物。它不仅承载了中华民族对生命、健康和疾病的深入认知与智慧，还是中国传统文化中不可或缺的重要元素和独特象征。中药的范畴广泛，既包括了中医药的传统理论、技术方法，也涵盖了基于这些理论和方法而形成并使用的各种物质。

在知识产权的语境下，中药知识产权特指对与中药紧密相关的各类智力创造成果、独特标识、商业信誉及其他相关客体所享有的专有权利。鉴于中药不仅具有现代医学价值，更承载着深厚的传统文化底蕴，其知识产权的范畴因而显得尤为广泛。具体而言，中药知识产权既包含现代知识产权法体系下的专利权、商标权、著作权、商业秘密权和地理标志等，也涉及中医药领域特有的传统知识、独特诊疗技术，以及中药材的专业化种植与炮制工艺等非物质文化遗产内容。

中药的独特疗效和深厚的文化内涵，使其在国际医药领域的地位日益凸显。然而，随着全球化进程的推进，中药所面临的国际竞争也日趋激烈，中药知识产权也面临生物海盗等多方面的侵害，不断流失。在此背景下，对中药知识产权的全面保护不仅关乎传统医学文化的传承与发扬，更是推动中药产业现代化、国际化发展的关键所在。通过加强中药知识产权的保护，我们能够更好地维护这一宝贵遗产的完整性和独特性，同时为中药产业的创新发展提供坚实的法律基础与道德支撑。

2. 我国中药知识产权保护的概况　近年来，我国中药知识产权保护体系得到了全面加强和完善，这不仅体现了国家对中医药文化传承与创新的高度重视，更为中药产业的持续健康发展奠定了坚实的法律基础和制度保障。这一体系的建立与发展，体现了多维度、多层次的保护措施，涵盖了法律、行政、司法及国际合作等多个方面。

在法律层面，我国自 1982 年起逐步建立了以商标法、专利法、著作权法为核心的知识产权法律体系，为中医药知识产权保护提供了坚实的法律基石。特别是加入世贸组织后，我国根据国际规则对法律法规进行了修订，使中医药知识产权保护的法律框架更加完善。近年来，《中医药法》和《"十四五"中医药发展规划》的出台，进一步凸显了国家对中医药知识产权保护的重视，为行业发展提供了法律保障和战略规划。

在保护机制方面，我国综合运用著作权、商标权、专利权等多种知识产权制度，对中医药传统知识、老字号品牌、道地药材、中药复方、提取物、炮制工艺及制剂技术等进行了全方位、多层次的保护。同时，针对中医药的特殊性，我国还积极探索新的保护模式，如推进《中医药传统知识保护条例》立法进程、建立中医药知识产权数据库、推动中医药知识产权的国际化保护等，以更加全面、深入地保护中医药知识产权。此外，商业秘密与中药品种保护制度也发挥了重要的补充作用，为中药领域的技术创新提供了更加灵活多样的保护方式。

在司法保护方面，我国不断加强中医药知识产权的司法保护力度。最高人民法院出台的《关于加强中医药知识产权司法保护的意见》等文件，明确了中医药知识产权的保护要求，惩治了侵权行为，维护了市场公平竞争秩序和创新激励机制。同时，司法机关还积极开展宣传和培训活动，提高公众对中医药知识产权的认识和保护意识，促进了中医药产业的健康发展。

在国际合作与交流方面，我国积极参与国际知识产权保护规则的遵守和制定，加强与国际组织的合作与交流，推动中医药知识产权的国际保护。通过签订合作协议、参与国际知识产权保护组织活动等方式，我国与其他国家分享了中医药知识产权保护的经验和做法，为全球知识产权保护事业做出了积极贡献。同时，我国还加强对中医药国际市场的监管力度，建立健全海外维权机制，强化法律服务支持，以切实维护中医药产业的合法权益和公平竞争的市场秩序。

综上所述，我国中药知识产权保护已经取得了显著成效，呈现出制度完善、机制强化、司法保护加强和国际合作交流深化的良好态势。这为中药产业的创新发展提供了有力保障，也为全球知识产权保护事业做出了积极贡献。

（二）中药知识产权保护的意义

中药知识产权保护的意义深远且多维度，它不仅关乎中医药文化的传承与弘扬，还紧密关联着国家健康战略的推进、产业创新能力的提升以及国际知识产权规则的完善与发展。

1. 有利于促进新药研发与国民健康提升　中药知识产权保护能够激励创新，促进针对新疾病和新健康挑战的新药研发。这不仅可以丰富药品市场、提高医疗水平，还能为国民健康提供更多选择和保障。在疾病谱不断变化的今天，保障人类生命健康的关键就是要进行医药的持续创新。而中药作为独特的医药资源，其知识产权保护对于构建和谐社会、提升全民健康水平具有不可替代的作用。通过保护中药的创新成果，可以鼓励更多的科研人员和企业投入到中药新药的研发中，从而推动中医药事业的持续发展，为人民群众的健康福祉作出更大贡献。

2. 有利于推动制药产业技术创新与产业升级　强化中药知识产权保护，能够激发制药企业的创新活力，促进技术升级和产业转型。这不仅有助于提升我国制药产业的核心竞争力，还能为高技术产业的发展树立良好示范。我国是拥有 14 亿人口的大国，药品市场极为庞大。面对国内庞大的药品市场需求和日益增长的健康消费，拥有自主知识产权的中药产品将成为制药产业新的增长点，带动整个行业向更高质量、更高效率的方向发展。同时，中药知识产权的保护还有助于提升我国制药产业在国际市场上的竞争力，推动中药产品走向世界，实现国际化发展。

3. 有利于保护传统知识与文化传承　中药作为中国传统文化不可或缺的组成部分，其知识产权保护不仅是对智力劳动成果的认可与尊重，更是对中华民族悠久医药文化的传承与保护，具有深远的历史与文化价值。中药的知识产权保护有助于防止中药传统知识的流失和盗用，确保这些宝贵的文化遗产得以延续，并为后代所用。通过法律手段保护中药的传统知识和技术，可以维护文化多样性和人类文明的共同财富，促进中医药文化的传承与发展。此外，这还将有助于提升国际社会对中医药文化的认知度与认同感，进一步推动中医药文化的国际化传播与交流，促进全球文化的多样性与包容性发展。

4. 有利于促进国际知识产权规则的公平与完善　一直以来，国际知识产权规则对我国中药知识产权的保护是不充分的，所以，在全球化的背景下，进行中药知识产权保护的理论与实践探索，有助于推动传统知识在国际层面的知识产权保护。这不仅能够纠正现有国际知识产权规则中对传统药物保护不足的偏见，还能为发展中国家争取更公平的知识利益分配，促进全球知识产权制度的完善与发展。通过积极参与国际规则的制定，中国可以为包括中药在内的传统知识争取应有的国际地位和保护，实现发展权的平等与公正。同时，这也有助于推动国际社会对传统知识的认知和尊重，促进全球文化的多样性和包容性发展。

综上所述，中药知识产权保护的意义超越了单一的法律范畴，它关乎国家健康战略的实施、产业竞争力的提升、传统文化的传承以及国际知识产权秩序的公正与合理。加强中药知识产权保护，不仅是维护国家利益的需要，也是推动人类文明进步和可持续发展的重要举措。在未来的发展中，我们应继续完善中药知识产权保护制度，加强国际合作与交流，共同推动中医药事业的繁荣与发展，为人类的健康福祉作出更大的贡献。同时，我们还应关注中药知识产权保护在实践中的挑战与问题，不断探索和完善保护机制，确保中药知识产权得到有效保护和利用。

（三）中药知识产权保护中的道德要求

在当今全球化的大背景下，知识产权的保护已成为国际经济、科技与文化交流中的重要内容。对于中药这一中华民族的瑰宝，其知识产权保护不仅关乎经济利益，更涉及到文化传承与民族尊严。因此，在探讨中药知识产权保护时，我们必须深入剖析其背后的道德要求，以确保我们的行动既符合国际法律框架，又体现对民族文化的尊重与传承。

1. 尊重原创，维护智力劳动成果　尊重原创与智力劳动是文明社会的共识。中药作为中华民族长期实践经验和智慧的结晶，其背后蕴含着无数医者和药师的辛勤付出和无私奉献。因此，对中药知识产权的保护，首先是对这些智力劳动成果的尊重与保护。在中药的研发过程中，往往需要投入大量的时间、资金和精力。如果缺乏有效的知识产权保护，这些研发成果就可能面临被轻易盗用或仿制的风险，导致研发者的投入无法获得应有的回报。这种对智力劳动成果的不尊重，不仅会严重损害研发者的经济利益，还会挫伤他们继续从事中药研发的积极性和创造性，进而影响整个中药行业的创新发展。同时，对中药知识产权的保护也是对文化传承的尊重。中药作为中华民族传统文化的重要组成部分，其独特的理论体系和治疗方法体现了中华民族的智慧和创造力。保护中药知识产权，就是保护这种文化传承的连续性和完整性，确保中药这一瑰宝能够在现代社会中继续发扬光大，为人类健康事业贡献其独特的力量。

2. 平衡利益，促进公共健康与产业发展　中药知识产权的保护并非无限制或无条件的，需要权衡多方利益。在实践中，我们需要平衡知识产权保护与公共健康权之间的关系，确保中药的最终目的（即服务于人类的健康）得以实现。如果因为过度保护知识产权而导致药品价格高昂，使得广大民众无法享受到中药的疗效，那么这种保护就失去了其应有的社会价值和意义。因此，在中药知识产权保护中，我们需要恪守一个原则：在尊重知识价值的同时，也要将生命至上作为出发点。这意味着，我们既要为中药研发者的创新成果提供充分的保护，以此鼓励他们持续进行中药的研发与创新，又要兼顾社会大众的健康福祉。我们应构建科学合理的价格体系，并依托市场调节机制，确保中药产品以亲民价格惠及广大民众，全面保障公众健康权益。

为了实现这一平衡，我们可以借鉴国际上的成功经验。例如世贸组织的《与贸易有关的知识产权协议》（TRIPS 协议）就规定了"强制许可"和"平行进口"两个重要条款，以限制专利人滥用独占权，从而保障公共健康权。这些国际经验为我们提供了有益的借鉴和启示，使我们能够在保护中药知识产权的同时，也充分关注到公共健康的需求和利益。

3. 自立自强，积极吸收与再创新知识产权制度　在中药知识产权保护中，我们必须坚持自我驱动，同时积极借鉴、采纳并创新全球知识产权制度中的先进元素。对于发展中国家而言，其发展权利的实现不仅依赖于与国际发达国家的合作与竞争，更核心的是要依靠自身的持续努力与不断进步。这是实现自我发展的关键所在。我们必须深刻认识到，知识产权制度在推动科技与经济进步中起到了举足轻重的作用。尽管该制度仍有待完善，但无可否认，它在促进发展方面发挥了积极作用。所以，对于中药知识产权的保护，我们应该积极吸收和借鉴国际上的先进经验和技术手段，以提高我们的保护水平和能力。这包括加强国际合作与交流，学习借鉴其他国家在中药知识产权保护方面的成功经验和做法。

然而，单纯的模仿并非长久之计。我们需要在借鉴的基础上进行创新，开发出真正适合中药特点的知识产权保护策略。中药作为中华民族的珍贵遗产，其保护机制不能简单地复制西方模式。我们应结合中药的独特性和现实情况，探索新的保护路径。例如，可以尝试构建中药专利共享平台或知识产权保护共同体，通过协同合作和资源集中，更有效地捍卫中药知识产权，并助力中药产业的蓬勃发展。此外，我们应积极运用区块链技术、大数据分析等前沿科技手段，以增强中药知识产权保护的力度，提高保护工作的效率和精准度。

4. 弘扬文化，提升中药国际竞争力　在中药知识产权保护过程中，弘扬民族文化、提升中药国际竞争力是不可或缺的一环。中药作为中华民族传统文化的重要组成部分，其独特的疗效和深厚的文化底蕴使其在国际市场上具有独特的竞争力。然而，由于历史上对中药知识产权保护的不重视以及国际市场上对中药的认知度不高等原因，中药在国际市场上的竞争力还有待进一步提升。因此，在中药知识产权保护中，我们要注重提升中药的国际形象和知名度，加强对中药的宣传和推广力度。这包括通过国际展览、学术交流、文化推广等方式，向国际社会展示中药的独特魅力和价值，提高中药在国际市场上的认知度和接受度。此外，应加大对中药科学研究的投入与支持，通过科学研究验证并展示中药的疗效与安全性，为中药在国际市场的推广奠定坚实的科学基础。

此外，我们还要积极参与国际标准的制定和修订工作，推动中药国际化进程。通过参与国际标准的制定和修订工作，我们可以将中药的独特疗效和优势纳入国际标准之中，从而提高中药在国际市场上的认可度和竞争力。这包括加强与国际标准化组织的合作与交流，积极参与相关国际标准的制定和修订工作，推动中药标准与国际接轨。

5. 诚信守法，构建良好的知识产权保护环境　在中药知识产权保护中，我们还需要注重诚信守法原则的遵循。无论是中药研发者还是中药企业都应该严格遵守相关的法律法规和道德规范，不得进行任何侵犯他人知识产权的行为。这包括尊重他人的专利权、商标权、著作权等知识产权，不进行盗版、仿制、抄袭等侵权行为。

同时，政府与社会各界需携手合作，共同营造一个良好的知识产权保护环境。政府应该加强对中药知识产权的保护力度和对侵权行为的打击力度，制定和完善相关法律法规和政策措施，为中药知识产权保护提供有力的法律保障和政策支持。社会各界应加大对中药知识产权保护的宣传力度，提升公众的认知与意识，营造全社会共同关注和支持中药知识产权保护的积极氛围。

总之，在中药知识产权保护中，我们需要遵循多重道德要求。这些道德要求不仅体现了对智力劳动成果的尊重和对文化传承的重视，也体现了对公共健康需求和产业发展平衡的考虑。同时，我们还需要积极吸收和再造知识产权制度中的优秀成果，弘扬民族文化，提升中药的国际竞争力，并注重诚信守法原则的遵循，以构建一个良好的知识产权保护环境。只有这样，我们才能更好地保护中药这一中华民族的瑰宝，并让其在现代社会中继续发扬光大，为人类健康事业做出更大的贡献。

第三节　核酸药物研发中的风险与道德

PPT

一、核酸药物与传统化药的不同 微课 6

在医药领域中，核酸药物与传统化药分别代表了药物发展的不同阶段和技术方向，它们在定义和类型、作用机制、研发过程及应用范围等方面均存在显著差异，但同时也互为补充，共同推动着医药科学的进步。

（一）定义与类型不同

核酸药物属于"生物药品中的一类"，[①] 是基于核酸（DNA 或 RNA）分子设计，通过特定的核酸序列与目标分子（如 mRNA、DNA 或特定蛋白质）相互作用，从而在基因表达或转录后调控等层面影响细胞功能。根据作用机制的不同，主要分为小核酸药物与 mRNA 药物。小核酸药物是指能够与特定的 mRNA 结合，通过干预 mRNA 翻译效率，最终达到治疗效果的特定序列的小片段核苷酸[②]，主要包括反义核酸（ASO）、小干扰 RNA（siRNA）、微小 RNA（miRNA）、小激活 RNA（saRNA）、适配体（aptamer）等。mRNA 药物包括 mRNA 疫苗和 mRNA 治疗药物。

传统化药即传统化学药物，是指从天然矿物、动植物中提取有效成分，经过化学合成或生物合成获得的具有明确元素组成和化学结构的化学物，包括无机药物、有机合成药物、天然有机药物及抗生素等。[③]

（二）作用机制和靶点的不同

核酸药物直接针对遗传信息流中的 RNA 或 DNA 进行调控，通过精确影响基因表达或修复基因缺陷来达到治疗目标。这种独特的作用方式使得核酸药物具备了高度的特异性和精确性，能够针对那些传统

---

① 陈有海，杨海涛. 核酸药物的研究现状与应用前景展望 [J]. 药学进展，2022，46（5）：321 - 324.
② 乔志伟，尤瑾，邹玥，等. 小核酸药物发展态势分析 [J]. 中国药房，2022，33（15）：1842 - 1846.
③ 肖庆桓. 药学概论 [M]. 上海：上海科学技术出版社，2021.

化学药物难以触及的治疗靶点。例如，小干扰核酸（siRNA）能够特异性地降解目标信使 RNA（mRNA），从而抑制某个特定基因的表达；而 mRNA 药物则通过将 mRNA 递送到特定的组织或靶细胞后，通过核糖体翻译成相应的蛋白来治疗疾病。[①] 因此，核酸药物在靶点选择上显得更为灵活和广泛，理论上可以选择任何基因作为潜在的治疗靶点。

相比之下，传统化学药物的作用机制主要是在蛋白质层面直接进行干预。它们通过与特定的蛋白质靶点，例如激酶、受体或离子通道相结合来实现治疗效果，具体做法是通过调节这些蛋白质的活性或阻断与之相关的信号通路。但这种方法的靶点选择范围有限，因为它依赖于找到能与药物有效结合的特定蛋白质或酶类，同时还受蛋白质可成药性的限制。另外，传统化学药物通常需要在人体的多个器官系统中发挥作用，因此可能引发一系列的副作用和毒性反应。如抗癌药物紫杉醇（paclitaxel）通过抑制肿瘤细胞微管蛋白的解聚来阻止细胞分裂，从而抑制肿瘤细胞的生长，但同时也可能引发神经毒性、骨髓抑制等不良反应。

（三）研发过程的不同

传统化学药物的研发过程通常包括药物发现、临床前研究、临床研究及上市后监测等多个阶段。在这个过程中，需要进行大量的化合物制备与活性筛选、结构优化、药理学与毒理学研究、药代动力学研究及临床试验等工作。然而，由于蛋白质靶点的复杂性和多样性，以及药物分子与靶点结合的高度特异性要求，传统药物的研发周期往往较长，且成功率较低。

核酸药物的研发过程也需要经历完整的研发过程，但其过程相对简化，设计更加灵活。随着基因编辑技术的发展，如 CRISPR/Cas9（基因编辑技术）等，核酸药物的设计和制备变得更加高效和精准。然而，这也带来了更高的技术门槛和不确定性。

（四）安全性与有效性的不同

在安全性方面，核酸药物因直接作用于遗传信息而具有高度特异性和精准性，减少了非目标组织的影响，提高了安全性。其简单的代谢和排泄过程也有助于降低毒性风险。然而，免疫原性反应、递送效率和药物稳定性仍是其面临的挑战。相比之下，传统化学药物常因多靶点效应导致不良反应和副作用增多，影响安全性，且其代谢和排泄过程更为复杂。在有效性方面，核酸药物通过精准治疗特定基因缺陷，展现了广泛的治疗潜力，尤其在遗传性疾病、癌症和病毒感染领域。例如，针对新冠病毒的 mRNA 疫苗的成功研发和应用，就充分展示了核酸药物在应对新兴病毒方面的巨大潜力。而传统化学药物受限于特定蛋白质或酶类靶点，治疗范围可能较窄，且不良反应可能限制其治疗效果。

综上所述，尽管核酸药物与传统化学药物存在多方面的显著差异，但它们并非相互排斥而是互为补充。在实际应用中，传统化药与核酸药物可以联合使用以发挥协同治疗作用。例如，在肿瘤治疗中，传统化疗药物与靶向性 siRNA 联合使用可以显著提高治疗效果并降低副作用；在遗传性疾病的治疗中，核酸药物与基因编辑技术相结合则为根治疾病提供了可能。

二、核酸药物研发的风险——关涉个人信息和数据保护 🅴 微课7

随着生物技术的飞速发展，核酸药物作为新兴的治疗手段，正逐渐在医药领域崭露头角。从 20 世纪 50 年代的初步探索，到如今成为继小分子药物、抗体药物之后的"现代新药第三次浪潮"，核酸药物以其研发周期短、药物靶点筛选快、不易产生耐药性、治疗领域广泛、安全性高且可生物降解、效果持久等优势，为许多难以治疗的疾病提供了新的可能，赢得了全球科研界和产业界的广泛关注。然而，在核酸药物研发的光辉背后，隐藏着一系列复杂而深刻的伦理风险，尤其是在涉及个人信息和数据保护方

---

① 黄迪，张天英，江小华，等 . RNA 与重大疾病诊疗［J］. 科学通报，2024.

面，这些风险不仅关乎患者的隐私权益和生命安全，还直接影响到药物研发的合法性、公正性以及最终的社会效益。

（一）个人信息保护风险：隐私泄露与数据滥用的双重威胁与挑战

1. 隐私泄露的隐忧　核酸药物的研发高度依赖于基因测序和生物信息学分析技术。这些技术的广泛运用，使得研发者能够收集和处理海量的个人基因信息和临床数据。然而，这些信息数据的敏感性和隐私性极高，它们能够揭示出每个人的遗传特质，甚至可能被用于预测个体未来的健康状况。如果这些宝贵的数据被不当泄露，那么个人的隐私权将受到严重侵犯。这种泄露的后果可能极为严重，导致个体在保险、就业、教育等多个生活领域遭受不公正的待遇。例如，保险公司可能会依据这些泄露的遗传信息来调整保费，甚至拒绝为某些个体提供服务；雇主在招聘过程中也可能因基因信息而产生歧视行为。

2. 数据滥用的风险　即便数据在最初收集时得到了充分的保护，但仍存在被后续滥用的风险。这些滥用行为可能包括未经授权的商业推广、歧视性决策等，它们不仅损害了个体的利益，还可能对整个社会的公平和正义造成不良影响。举例来说，商业机构可能会利用这些敏感信息进行精准营销，而某些机构则可能根据基因信息做出对个体不利的决策。这种数据滥用行为，无疑是对个体合法权益的严重侵犯，同时也会扰乱市场秩序，破坏社会的公平与正义。

（二）受试者权益保护风险：从知情同意到风险与受益评估，再到弱势群体保护的全面审视

1. 知情同意的充分性问题　在核酸药物的临床试验中，确保受试者充分了解试验目的、方法、可能的风险和益处，并在自愿的基础上签署知情同意书至关重要。然而，在实际操作中，知情同意过程往往存在诸多不足。一方面，由于基因信息和临床试验的复杂性，研究者可能难以用通俗易懂的语言向受试者全面解释试验内容和风险；另一方面，为了提高受试者的参与率或满足研究需求，研究者可能会故意隐瞒某些重要信息或夸大试验的益处。这些做法无疑是对受试者知情同意权的严重侵犯，使得他们在不完全了解或误解的情况下参与试验，从而面临未知的风险。

2. 风险与受益的平衡　临床试验的核心原则之一是在确保受试者风险最小化的同时，追求科学研究和社会受益的最大化。然而，如何在实际操作中精准把握这一平衡，并确保其持续有效，是一个充满挑战且极为敏感的问题。在研发压力和商业利益的驱使下，研究者有时可能会在临床试验的设计和实施过程中放宽标准，或是在结果报告时进行选择性的呈现。例如，他们可能会忽略某些潜在的风险因素或副作用，而只着重报告那些有利于药物推广的结果；又或者，在未经充分风险评估的情况下，就贸然将新药用于如儿童、老年人或重症患者等弱势群体。这些做法不仅直接损害了受试者的合法权益，还可能引发公众对核酸药物乃至整个医疗体系的信任危机。

（三）科学研究与伦理道德的平衡挑战：科学进步与伦理底线的双重考量

1. 科学进步的诱惑　核酸药物的研发代表着医药领域的前沿探索，旨在为患者提供更加先进和有效的治疗手段。然而，在这一崇高目标的追求过程中，科研人员往往承受着多方面的诱惑与压力。他们不仅期望通过创新研究攻克医学难题，从而提升患者的生存质量，同时也可能受到资金支持、学术地位及职业发展等多重因素的左右。这些因素有可能在潜移默化中影响研究设计的严谨性、数据分析的客观性，以及结果解读的公正性。一旦科研的纯粹性受到侵蚀，不仅可能损害研究的可信度，还可能触及伦理的红线，进而引发公众的质疑与不信任。

2. 伦理底线的坚守　在推动科学进步的道路上，科研人员始终应将伦理道德作为不可逾越的界限，秉持对生命、人权和法律的最高尊重。这要求他们在研发工作的每一个环节都严格遵循科研伦理的标准和规范，确保所有研究活动既合法又合乎道德要求。同时，他们还需对受试者的权益和福祉给予充分的关注和保护，确保每一位参与者都能在安全、受尊重的环境中为科学进步贡献力量。然而，现实情况往

往复杂多变，科研人员在面对伦理与利益之间的冲突时，常常需要做出艰难的抉择。如何在这两者之间找到恰当的平衡点，既推动科学的不断前行，又守住伦理的神圣底线，无疑是摆在他们面前的一大挑战。

（四）其他伦理风险：公平性与可及性的鸿沟与跨文化伦理的差异

1. 公平性与可及性的鸿沟 随着核酸药物的研发成功并投入市场，其高昂的价格可能使得部分患者无法负担。这引发了关于药物公平性与可及性的深刻伦理讨论。如何确保所有患者都能平等地获得有效的治疗资源成为亟待解决的问题。然而，在现实中由于医疗资源分配不均、医疗保险体系的不完善以及患者经济能力差异等原因，导致药物公平性与可及性往往难以实现。这种情况导致部分患者因无法负担高昂的治疗费用而错过治疗机会，甚至使他们的生活陷入困境。

2. 跨文化伦理的差异 在全球化的今天，核酸药物的研发常常涉及国际合作，跨越多个国家和地区。由于不同文化背景孕育了各异的伦理观点和价值体系，因此在临床试验、数据共享及成果应用等环节中，可能会出现伦理上的分歧和争议。例如，在某些文化里，患者可能更看重家庭与社会的扶持，因此在临床试验中可能更偏爱传统治疗方式；而在其他文化中，患者可能更强调个人隐私和自主权，从而在临床试验中倾向于自主选择治疗方案。这些文化差异有可能在临床试验的设计、数据搜集与分析等过程中导致意见不合，进而影响到研究结果的可靠性与有效性。

三、核酸药物研发中的道德要求 ⓔ 微课 8

在核酸药物研发的广阔征途中，道德要求犹如一盏明灯，不仅为科研指明了方向，还引领着每一步探索的坚实步伐。这些要求不仅是对患者权益的深切关怀，更是对科研诚信、社会责任、环境保护及可持续发展的庄严承诺。

（一）社会责任与伦理审查：构筑科研的道德防线

核酸药物研发是一项高度专业化的工作，其直接作用于人体的基因层面，因此承载着巨大的社会责任。科研人员和企业必须充分认识到这一点，将患者的健康与安全置于首位，积极履行伦理义务，确保药物研发的每一步都符合道德和法律的双重标准。

伦理审查作为确保研发活动合规性的关键环节，其重要性不言而喻。一个完善的伦理审查机制应涵盖项目的全周期，从立项之初到成果应用，每一个阶段都需经过严格的伦理评估。这要求审查团队具备高度的专业素养和敏锐的道德判断力，能够准确识别并规避潜在的伦理风险。同时，对于审查过程中发现的问题，应及时提出整改意见，确保研发活动的健康进行。

此外，科研人员还应具备高度的社会责任感，将科研活动与人类福祉紧密相连。在追求科学突破的同时，时刻关注药物的安全性和有效性，确保每一项研究成果都能真正惠及患者，推动医学事业的进步。

📖 **知识链接** --

《涉及人的生命科学和医学研究伦理审查办法》

2023 年 2 月 18 日，为保护人的生命健康、维护人格尊严、尊重和保护研究参与者的合法权益，促进生命科学和医学研究的健康发展，规范相关伦理审查工作，国家卫生健康委、教育部、科技部以及国家中医药管理局联合发布该办法，自发布之日起施行。该办法明确了伦理审查的基本原则、适用范围、审查机构及其职责，并对审查时限、程序及监督机制等做出具体规定。同时，强调知情同意、风险控制、隐私及个人信息保护等核心要求，对特定群体如儿童、孕产妇等研究参与者给予特殊关注。这些措施有助于确保涉及人的生命科学和医学研究符合伦理标准，推动科研健康发展，为社会带来福祉。

(二) 尊重与保护患者权益：坚守以人为本的原则

由于在核酸药物研发领域中，研发活动不仅直接关系到患者的生命健康，而且给患者带来了一定的风险和不确定性，所以，研发主体应始终坚守以人为本的科研原则，将患者的权益放在首位。这是每一位科研人员必须坚守的原则，也是国际社会公认的科研原则。

知情权、同意权、隐私权和选择权，这四项权益是患者参与药物研发试验时最基本的保障。科研人员应当以最大的诚意，确保患者在试验前对试验内容、方法、可能带来的风险和预期益处有全面而深入的了解。只有在患者充分知情并自主同意的基础上，试验才能进行，这是对患者最基本的尊重。

同时，与患者相关的个人信息和试验数据都应受到严格保护，任何未经授权的泄露都是对患者权益的侵害。为此，科研人员也要承担起这一重要责任，采取一系列措施，如加密存储数据、限制数据访问权限等，确保患者隐私的绝对安全。

除了上述措施外，建立健全的患者反馈机制也是必不可少的。通过定期的沟通和反馈，科研人员可以及时了解患者在试验过程中的感受和遇到的问题，进而调整试验方案或提供必要的帮助和支持。这种以患者为中心的科研理念，不仅能够提升试验的质量和效率，还能够赢得患者的信任和尊重，为核酸药物研发事业的长期发展奠定坚实的基础。

(三) 科研诚信与透明度：守护科研的纯洁性

科研诚信与透明度，可谓是科研活动的基石和灵魂。在核酸药物研发的每一个环节中，科研人员都肩负着重大的责任，他们必须严格遵守诚实、客观、公正的原则，不容任何一丝一毫的学术不端行为。这不仅是对科研精神的坚定捍卫，更是对患者生命安全和社会整体利益的深切负责。

为了实现科研的透明度，科研人员不能仅仅满足于在实验室里埋头苦干，他们应当以开放的心态，将研究过程、方法、数据以及分析结果公之于众，接受来自同行专家的专业评议和社会各界的广泛监督。这一过程绝非易事，它要求科研人员具备极高的专业素养和道德勇气，敢于直面挑战，勇于承担责任。

当科研人员以坦诚的态度分享他们的研究成果时，公众能够更加真切地感受到科学的魅力与力量。这种信任的建立，不仅有助于提升科学研究的社会认可度，更能够激发更多人投身科研事业的热情与决心。

同时，科研透明度的提升也极大地促进了知识的共享与传承。在开放的交流环境中，科研人员可以相互学习、借鉴彼此的研究方法与经验，从而推动整个科研领域不断向前发展。这种良性的互动与循环，正是科研活动持续繁荣与进步的不竭动力。

(四) 持续学习与创新：推动科研事业的蓬勃发展

持续学习与创新是科研人员的核心素养，也是推动核酸药物研发事业蓬勃发展的不竭动力。核酸药物研发是科技前沿的挑战，也是医学未来的希望。在这个日新月异的领域，科研人员必须持续学习，不断创新。科技的快速发展和临床需求的多样化，要求我们时刻保持敏锐的洞察力和探索精神。

科研人员需不断学习新知识，掌握新技术，以更高效的手段探索核酸药物的奥秘。同时，创新思维的培养同样重要，它能帮助我们打破传统束缚，开辟新的研究路径。

团队协作与知识共享也至关重要。科研人员应相互学习，共同进步，通过集思广益，实现科研成果的最大化。此外，国际合作与交流也是不可或缺的。科研人员应保持开放的心态，积极与其他国家和地区寻求合作，共同推动全球生物医药领域的发展。

(五) 环境保护与可持续发展：践行绿色科研理念

在核酸药物研发中，环境保护与可持续发展至关重要。科研人员应重视资源的合理利用和环境的保护问题。采用绿色环保的材料和方法进行实验和生产，努力降低对环境的污染和破坏。同时，还需关注药物的经济性和可及性，努力研发出既高效又经济的药物，确保药物能够广泛惠及患者，进而提升整个社会的福祉水平。

为了实现这一目标，科研人员可以不断探索和创新绿色环保环境友好的合成工艺、优化反应条件、提高原料利用率等方式和方法，努力降低生产过程中的能耗和排放。此外，加强对药物废弃物的处理和管理也是必不可少的环节，确保其能够安全无害地回归自然环境之中。

综上所述，通过构筑科研的道德防线、尊重与保护患者权益、守护科研的纯洁性、推动持续学习与创新以及践行绿色科研理念等多方面的努力，我们能够共同推动核酸药物研发事业的蓬勃发展，为人类健康事业做出更大贡献。

思考题

答案解析

1. 简述医药知识产权保护的道德意义。
2. 简述医药专利保护中的道德要求。
3. 简述药品商标权保护中的道德要求。
4. 简述中药知识产权保护中的道德要求。
5. 简述核酸药物研发中的道德要求。

（马运彬）

书网融合……

本章小结　　微课1　　微课2　　微课3　　微课4

微课5　　微课6　　微课7　　微课8　　习题

第九章　药品生产领域的道德

📖 **学习目标**

1. 通过本章学习，掌握企业社会责任的含义和药品生产企业社会责任的结构及层次，药品生产企业社会责任的性质及履行机制，药品生产中的道德要求，野生药材资源保护中的道德要求；熟悉 GMP 的道德意义，干细胞制剂生产中的道德要求；了解野生药材资源保护的意义，中药饮片生产过程中的道德。

2. 具有用伦理学知识应用到现实生活中的能力，自觉践行各领域道德规范。

3. 树立责任意识和服务精神，坚持人民健康为中心，拥有高尚的医药道德与情怀。

药品的制造过程是其整体质量形成的关键阶段，直接关系到药品是否能够达到预期的质量标准。由于药品是用于预防和治疗疾病的特殊商品，其质量的优劣至关重要。为了保障药品的安全性、有效性和一致性，药品生产领域的工作人员需要具备较高的职业道德。

第一节　药品生产企业社会责任

PPT

一、企业社会责任基本理论概述

企业社会责任（corporate social responsibility，CSR）不仅是管理学的话题，也是伦理学的内容之一，其理论基础是利益相关者责任理论①。

企业责任涵盖了经济、法律和社会三个层面。社会责任特别关注企业与社会之间的互动及其在伦理学视角下的义务，其核心是道德责任。企业社会责任可以划分为两个层次：基础层面和高级层面。基础层面指的是企业保障产品质量和消费者安全、遵守法律法规、确保员工生产安全和职业健康等基本要求；而高级层面则体现在企业在满足基础责任的同时，自愿承担额外的社会责任，如环境保护、社会援助、支持弱势群体等，这反映了企业更深层次的道德自觉。广义的企业社会责任包含了基础和高级两个层面，而狭义的理解则专指道德责任。企业在履行社会责任时，不仅要考虑经济利益和合法合规，更要从伦理的角度出发，积极承担对社会的贡献。这种责任感的体现，不仅限于企业内部的管理和运营，更扩展到对外部社会环境和群体的影响和贡献。通过这样的实践，企业能够建立起良好的社会形象，促进可持续发展，并在社会中发挥积极作用。

慈善公益是企业社会责任的一部分，但并非全部。企业必须遵守法律法规，否则将面临责任追究。同时，企业还应基于道德意识主动承担额外责任。两者虽有交集，但各有侧重。

利益与责任是企业运营的双翼。药品质量直接关系到人们的生命健康，其好坏直接影响企业的声誉和消费者的评价。履行社会责任不仅关乎企业的社会评价，也是企业声誉的关键。随着利益相关者对企业社会责任的期待日益增长，企业在这一过程中的表现正逐步转化为其竞争优势。

---

① 上海市食品药品安全研究中心课题组．关于医药企业的社会责任及与政府关系的研究［J］．上海食品药品监管情报研究．2009（4）：6-14.

二、药品生产企业社会责任的内涵和性质

(一) 药品生产企业社会责任的内涵

企业追求经济利益是其内在属性，但同时，企业也承担着社会责任，这两者是密不可分的。药品生产企业的社会责任包括遵守法律法规和自发履行道德义务。这些责任主要体现在对员工、消费者、环境以及社会公益的关怀上，形成了一个综合的责任体系。药品企业的伦理精神实质上是一种"负责任的实践"，其核心价值包括：确保消费者的生命健康、关怀员工及其家庭福祉、保护环境、积极参与社会慈善和支持弱势群体。履行企业社会责任不仅有助于企业自身的可持续发展，其责任内容还涵盖了对消费者、员工、环境以及社会公益活动的全面责任。在这四个方面中，前三者既有法律规定的责任，也有道德自觉的责任，而对社会慈善的回馈则完全是出于道德自觉。通过这样的实践，企业不仅能够实现自身的长远发展，同时也为社会的和谐与进步做出贡献。

药品生产企业的社会责任构成了一个多维度、相互交织的体系，涵盖了产品质量、员工福祉、环境保护以及社会慈善四个关键领域。这个体系按照重要性和影响范围被划分为不同的层级：首先是基础的产品质量责任，其次是员工健康关怀，然后是环境保护，最后是社会慈善回馈。其中，社会慈善回馈是纯粹的道德责任，而其他三个层面则融合了法定和道德责任。这种层级划分基于几个关键因素：首先是责任的普遍性和利益相关性，其次是违规可能带来的损害程度，再次是企业伦理关系的深度，最后是企业战略发展的需要。产品质量责任是企业社会责任体系的核心，是企业立足之本。围绕这个核心，依次展开的是员工健康、环境保护和社会慈善的保护层，它们共同构成了企业社会责任的外围防线。通过这样的结构，企业不仅确保了其产品和服务的高标准，也展现了对员工、环境和社会的深切关怀。这种全面的责任观有助于企业在追求经济效益的同时，实现可持续发展，并在社会中树立良好的形象。

药品生产企业的社会责任是多维度的，其中药品质量责任是核心，因为药品直接关系到人们的健康和生命。企业社会责任的各个方面是相互联系且各自独立，在企业的整体竞争力提升过程中，它们相互作用，形成一个协调的系统。药品质量是企业最基本的社会责任，它体现了对"人文关怀"的承诺。在追求经济利益的同时，药品企业必须做出符合人道的选择，这种选择不仅具有道德意义，也是经济行为的一部分，在这里，利益和责任是紧密相连的。员工健康关怀也是企业的基本社会责任之一。关心员工的身心健康，可以培养员工对企业的忠诚和奉献精神，使员工的个人发展与企业的长远发展紧密结合，成为企业持续发展的动力。环境保护责任是企业社会责任的更高层次，它不仅关乎环境保护，也关系到维护公众健康，具有深远的意义。社会慈善回馈责任是企业对社会的无私贡献，是企业获得社会认可和好评的途径之一。一般来说，良好的社会声誉是企业持续发展的重要外部条件。

(二) 药品生产企业社会责任的性质

药品生产企业的社会责任本质上是一种公益性质的责任，其核心是关注公众的福祉和利益。公益的概念最初源自于功利主义，强调以大多数人的幸福为行为的指导原则。然而，随着实践的发展，公益的内涵已经超越了其最初的定义，不再仅仅局限于社会回馈，而是扩展到了对所有利益相关者的福祉的维护。"利益相关者"(stakeholder) 的概念涵盖了所有与企业利益相关的个体或群体，他们的利益在一定程度上都属于"大多数"。对这些利益相关者的关怀和保护，同样体现了公益的性质。例如，保障消费者和用户的利益、关心员工的健康、维护社区环境等，都是具有公益性质的行为。这种对公益概念的扩展和深化，有助于我们更全面地理解药品生产企业的社会责任。它不仅仅是对少数人的回馈，而是对所有利益相关者的全面关怀。这种责任的履行，不仅有助于提升企业的社会责任形象，也是企业可持续发展的重要保障。

1. 药品质量是企业生存的基石，也是保障消费者健康和福祉的重要公益责任　消费者作为药品的

直接使用者，他们的需求、健康保障和治疗效果评价，都是衡量药品企业社会责任履行的关键指标。药品企业追求的利润必须通过市场来实现，即通过为消费者提供高质量的产品与服务来体现。没有这一转化环节，药品的应用价值就无法实现。然而，近年来国内发生的药害事件暴露出一些药品企业对产品质量责任的忽视，这种忽视不仅损害了消费者的利益和家庭幸福，也对企业自身的发展造成了严重打击。缺乏质量保障，市场秩序将受到破坏，股东利益同样难以保障。因此，药品企业必须重视产品质量，以确保市场的健康和有序发展。

2. 员工的健康与福祉是企业持续发展的核心动力   作为企业最宝贵的资产，员工的情感依托和个人成长需求与企业息息相关。他们在研发、生产、销售等关键环节中扮演着至关重要的角色，正如螺丝与螺母的紧密配合，推动企业不断前进。企业若能关注并保障员工的健康和需求，将激发出强大的发展动力。反之，忽视员工利益的企业，将逐渐失去员工的信任与支持，最终可能导致企业的衰败。因此，企业必须重视员工的福祉，以确保其长期稳定的发展。

3. 节能减排是企业履行环保责任的关键行动   对药品生产企业而言，这不仅关乎企业内部环境，也影响着社区乃至全球的自然环境。在倡导低碳经济的今天，药品企业通过节能减排，展现了对环境质量的维护。从管理学角度来看，内部环境保护是企业的基本责任，而对自然环境的维护则是企业的社会责任。药品企业在履行这些责任时，不仅要考虑内部管理，更需关注与外部环境的和谐共生。

4. 慈善回馈是企业践行社会责任的高尚之举   药品生产企业通过慈善事业回馈社会，对弱势群体的关怀与支持，以及在重大灾难面前的紧急救援和无偿药品捐赠，体现了其深厚的人道主义精神和社会责任。药品生产企业的社会责任核心在于其公益性，这一点在其社会责任的多个维度中愈发明显。在欧盟国家，企业被特别鼓励在提升社会环境方面发挥作用，其目标是实现人文关怀，即追求人类价值与真理的融合。这种关怀不仅关注个体的生存与发展，也致力于促进社会和谐与人类的共同幸福。

由此，药品生产企业的社会责任本质上是一种富含人文关怀的道德承诺。这种道德责任强调的是相互忠诚与支持，而非强制性的惩罚。基于此，企业的社会责任涵盖了对消费者满意度、员工健康、环境保护以及社会贡献的全面义务。企业是这一责任的承担者，而消费者、员工、自然环境和社会中的弱势群体则是责任的受益者。股东的利益与消费者的利益通过产品质量的保障而实现和谐统一。药品生产企业的社会责任，其核心在于体现人文关怀，这是推动社会发展和落实科学发展观的内在要求。如果企业仅将自身定位为追求经济利益的实体，就可能陷入马克思所描述的劳动异化现象。人文关怀的提出，旨在弥补劳动异化，确保社会大多数人的利益得到维护，尊重每个人的自由选择、价值观和权利。药品生产企业首要的社会责任是对消费者负责，确保产品质量，这是履行社会责任的基础。社会责任的内涵广泛，强调"以人为本"的理念。企业社会责任的履行并不必然导致成本的增加，反而，将其纳入企业战略可以为长期发展提供动力。企业不是孤立存在的，其长远发展需要多方面的环境支持，包括经济、技术、社会文化、政治和自然环境等，这些因素共同决定了企业伦理关系的形成。企业社会责任中的公益性质，虽然只是其众多责任中的一个方面，但并非全部。在企业社会责任的广泛内涵中，法定责任与道德责任的界限并不总是清晰，有时甚至出现交叉。然而，无论两者如何交织，企业社会责任的公益性质始终是显而易见的，人文关怀始终是其根本所在。

三、药品生产企业社会责任的履行

在管理学领域，企业履行社会责任的机制通常分为内部控制和外部约束两大类。将企业社会责任纳入其价值创造和管理的内控体系，是确保企业有效履行社会责任的关键。药品生产企业通过积极承担社会责任，旨在增强自身的市场竞争力，因为社会责任的外部评价直接影响企业的信誉和形象。企业社会责任的实践应先于责任管理，这主要是因为服务客户、关心员工、保护环境和回馈社会等具体行动是企业固有的责任，这些行动是企业社会责任的基石。

1. 有效实施企业社会责任的内控机制　内控机制是企业履行社会责任的自觉行为。①提高员工对企业社会责任重要性的认识。这意味着从产品生产到流通的每个环节，都要确保员工明白他们的责任，并自觉地履行。②加强企业文化建设。将企业社会责任理念融入企业文化建设是关键，通过强化企业文化，为企业管理提供指导原则，培养一种以履行社会责任为核心的企业价值观。③将社会责任理念融入产品差异化战略。通过创新和差异化，开拓市场并提升产品价值，使消费者认识到产品背后的社会责任价值。④加强机构建设。设立企业道德委员会，监督并促进社会责任的履行，将企业社会责任的管理纳入到企业发展战略管理系统之中。

2. 建立健全企业外部管理约束机制　外控机制是企业履行社会责任的导向力量。①发挥政府作用。政府在此过程中扮演着关键角色，需要通过激励和奖励措施，积极引导企业履行社会责任。同时，对于未能履行责任的企业，政府应实施必要的管制措施，并制定详细的实施细则，将企业社会责任纳入法制化和规范化的管理体系中。②强化非政府组织监督功能。非政府组织则通过社会舆论监督，推动监管工作。行业协会、消费者协会、环保组织、工会以及新闻媒体等社会群众团体，应充分发挥其作用，形成全方位的社会监督机制。

第二节　药品生产的道德要求

PPT

一、药品生产的道德意义

药品是预防、治疗和诊断疾病的关键物质，它们能调节人体生理机能，具有明确的适应证、主治功能、用法和用量。作为维护人类健康的重要基础，药品因其专属性、时效性、选择性和对人体的直接及内在作用而被视为特殊商品。药品质量的高低直接关联到患者的生命安全和健康，其重要性不言而喻。因此，全球各国政府和相关管理部门通过立法、药典制定和行政规定等手段，对药品实施严格的质量监管和控制，以确保药品的安全性和有效性。

药品的质量好坏通常通过一系列质量特性指标来衡量，而这些指标的测定需要通过质量检验来实现。药品质量检验具有破坏性，意味着大多数情况下，为了获得质量特性指标的数值，被检验的药品必须被破坏。即便检验结果显示药品质量合格，但由于检验的破坏性，这些药品也失去了其使用价值。因此，药品质量检验无法实现全数检验，只能利用数理统计和概率论的知识来进行抽样检验。抽样检验可以确定样品的质量是否合格，并据此推断整个批次的质量状况。然而，这种检验方式无法确保整个批次的药品100%合格。即使检验结果显示药品的合格概率非常高，但只要存在不合格的可能性，对使用者来说，一旦使用到不合格的药品，其危害就是100%的。因此，药品质量检验是保障药品安全的重要环节，但由于其破坏性特点，确保生产过程中药品质量的稳定性和一致性变得尤为关键。在全球范围内，GMP被认为是确保药品生产过程中质量稳定和一致性的有效途径。GMP涵盖了从原料采购、生产过程控制到成品检验的各个环节，旨在通过规范化的生产流程和严格的质量控制，确保药品的安全性、有效性和一致性。GMP的实施对于提高药品质量、保障公众健康具有重要意义。

药品生产是一个复杂的过程，其质量不仅受到人员、设备、原料、工艺、环境及管理等多方面因素的影响，还涉及众多细节。因此，制定和实施相关的法规、规范和规章是确保药品质量的重要手段。然而，这些法规和规章并不能涵盖所有影响药品质量的因素，尤其是在规范从业人员行为方面，法规和规章的作用是有限的。在药品生产过程中，从业人员的行为对药品质量有着至关重要的影响。尽管有明确的法规和规章，但这些规定并不能自动转化为从业人员的实际行为。因此，除了法规和规章的约束，从业人员的自觉意识和道德规范同样重要。从业人员需要认识到自己在药品生产过程中的责任和义务，自觉遵守职业道德规范，维护药品质量。道德公约、社会舆论、良心以及职业道德规范是从业人员行为的重要调节工具。这些非正式的规范体系能够引导从业人员在药品生产过程中做出正确的行为选择，确保药品质量。社会舆论和道德公约可以形成一种社会压力，促使从业人员遵守职业道德规范。良心则是个人内心的道德约束，促使从业人员在没有外部监督的情况下，依然能够自觉维护药品质量。此外，企业还应加强内部管理，建立健全的质量管理体系，提高从业人员的职业道德水平。通过培训和教育，增强从业人员对药品质量重要性的认识，培养他们的责任感和使命感。同时，企业还应建立激励和约束机制，鼓励从业人员遵守职业道德规范，对违反职业道德的行为进行惩罚。

总之，GMP 的实施是确保药品质量的重要保障，但仅仅依靠法规和规章是不够的。从业人员的自觉意识和道德规范在药品生产过程中同样发挥着关键作用。通过加强职业道德教育、建立健全的质量管理体系以及建立有效的激励和约束机制，可以进一步提高药品生产过程中的质量保障，确保药品的安全性和有效性。

二、药品生产过程中的道德

药品作为关键的健康保障品，直接关联着人们的生命安全和生活质量。药品生产企业的首要职责是生产出符合标准、数量充足的高质量药品。这不仅需要技术、管理及法规的支持，更需从业人员的道德自律，确保生产过程的规范性和药品的可靠性。

（一）用户至上，以人为本

"用户至上"在药品生产领域强调以患者为中心的服务理念，要求企业迅速响应患者需求，及时供应必需的药品。鉴于药品的特殊性和紧迫性，生产和供应必须做到"药等病"，避免药品因过期而浪费。药品生产企业需准确预测市场需求，合理安排生产，确保资源的有效利用，满足人民健康的需求。这不仅是维护公众利益的基本要求，也是药品行业道德标准的核心体现。

💡 **实例 9 - 1** --

近年来，随着低价药品在市场上的逐渐稀缺，公众对此现象的讨论愈发热烈。对于药店难以找到平价老药的原因，业内人士分析认为，这些药品的利润较低，导致药品生产企业和药店缺乏销售动力。但也有观点认为，市场上并不缺少低价药品，只是药店倾向于将利润较高的药品摆放在显眼位置，如果顾客不熟悉低价药品的名称，不主动询问，就可能错过这些药品。此外，一些老药之所以在市场上难以见到，可能是因为它们已经更换了名称，例如对乙酰氨基酚曾被称为扑热息痛片，增效联磺片现在则被称为联磺甲氧苄啶片。还有一些老药因为风险大于疗效而逐渐退出市场，如安乃近；而甘草片由于具有成瘾性，已被改为处方药。

面对这种情况，制药企业和相关部门要积极推动集采药品进入基层和药店，探索药店参与集采的有效途径，不断扩大集采的覆盖范围，确保更多民众能够享受到优质且价格合理的药品。

（二）质量第一，品质上乘

药品因其在预防、治疗疾病和调节人体机能方面的关键作用，其生产质量直接关系到公众健康。药品生产企业作为质量的首要责任方，必须严格把控产品质量，确保其安全有效，坚决杜绝任何形式的质量缺陷。在生产过程中，应始终将质量放在首位，这不仅是企业在全球市场中立足和发展的基础，也是药品行业从业者应遵循的职业道德底线。

保障药品质量需要多方面的严格把关。首先，生产人员必须具备相应的专业知识和技能。其次，生产环境、设施设备及所用物料（包括原料、辅料和包装材料）都必须符合严格的生产标准。此外，合适的工艺方法和先进的管理措施也是必不可少的。药品质量的保证不仅仅依靠最终的检验，而是贯穿于整个生产过程。因此，从业人员必须严格遵守 GMP 规范，这不仅是法律的要求，也是道德责任的体现。药品生产企业还应建立完善的道德责任制度，确保所有部门和员工都能自觉地按照 GMP 规范行事。这不仅是法规和管理的要求，更是药品生产行业的道德准则。

药品质量的重要性不言而喻，但其特殊性在于消费者难以自行判断其优劣。虽然人们在提高药品生产质量方面不断取得进展，但许多关键环节依赖于从业人员的自觉性，这些"良心活"往往难以通过常规监管发现。因此，确保药品质量的提升不能仅依赖于外部监管，更需要成为企业及员工的内在驱动。否则，有效的生产方法可能仅成为应对检查的形式，而非持续的实践。我国在 GMP 实施后出现的一些药品生产违规事件，凸显了在药品生产中强化职业道德的必要性，强调了道德自律在保障药品质量中的核心作用。

1988 年，根据《药品管理法》，卫生部发布了中国第一部正式的《药品生产质量管理规范》（1988年版），将 GMP 作为法规正式执行。2010 年，卫生部颁布新版 GMP。2015 年版 GMP 是现行版本，于 2015 年 11 月 20 日发布，自 2016 年 3 月 1 日起施行。新版 GMP 吸收了国际先进经验，结合我国国情，按照"软件硬件并重"的原则，贯彻质量风险管理和药品生产全过程管理的理念，更加注重科学性，强调指导性和可操作性，更加注重以风险管理为核心的动态管理。我国新版 GMP 的主要内容及相应的道德意义介绍、分析如下：

机构与人员——企业应当设立独立的质量管理部门，履行质量保证和质量控制的职责。质量管理部门应当参与所有与质量有关的活动，负责审核所有与本规范有关的文件。关键人员应当为企业的全职人员，至少应当包括企业负责人、生产管理负责人、质量管理负责人和质量受权人。生产管理负责人、质量管理负责人和质量受权人应当至少具有药学或相关专业本科学历（或中级专业技术职称或执业药师资格）；生产管理负责人具有至少三年从事药品生产和质量管理的实践经验，其中至少有一年的药品生产管理经验，接受过与所生产产品相关的专业知识培训；质量管理负责人应当具有至少五年从事药品生产和质量管理的实践经验，其中至少一年的药品质量管理经验，接受过与所生产产品相关的专业知识培训。质量受权人应当具有至少五年从事药品生产和质量管理的实践经验，从事过药品生产过程控制和质量检验工作。质量受权人应当具有必要的专业理论知识，并经过与产品放行有关的培训，方能独立履行其职责。

药品生产人员需具备高政治、心理、文化及技术素质，以确保药品质量。只有掌握必要的科学知识和技能，才能有效操作各生产环节，确保药品安全有效。企业合理配置人才，不仅是自身发展需求，更是职业道德的基本要求。 🅴 微课 1

厂房与设施——厂房的选址、设计、布局、建造、改造和维护必须符合药品生产要求，应当能够最大限度地避免污染、交叉污染、混淆和差错，便于清洁、操作和维护。企业应当有整洁的生产环境；厂区的地面、路面及运输等不应当对药品的生产造成污染；生产、行政、生活和辅助区的总体布局应当合理，不得互相妨碍；厂区和厂房内的人、物流走向应当合理。为降低污染和交叉污染的风险，厂房、生产设施和设备应当根据所生产药品的特性、工艺流程及相应洁净度级别要求合理设计、布局和使用，并应当综合考虑药品的特性、工艺和预定用途等因素，确定厂房、生产设施和设备多产品共用的可行性，并有相应评估报告。生产特殊性质的药品，如高致敏性药品（如青霉素类）或生物制品（如卡介苗），必须采用专用和独立的厂房、生产设施和设备。青霉素类药品产尘量大的操作区域应当保持相对负压，排至室外的废气应经净化处理并符合要求，排风口应当远离其他空气净化系统的进风口；生产某些激素类、细胞毒性类药品应当使用专用设施（如独立的空气净化系统）和设备；生产区和贮存区应当有足够的空间，确保有序地存放设备、物料、中间产品、待包装产品和成品，避免不同产品或物料的混淆、交叉污染，避免生产或质量控制操作发生遗漏或差错。仓储区应当能够满足物料或产品的贮存条件（如温湿度、避光）和安全贮存的要求，并进行检查和监控。

药品生产对环境的卫生和洁净度有严格要求，以防止环境污染影响药品质量。厂房和设施必须符合标准，以保障药品不受污染。同时，生产过程中产生的废气、废液和废渣必须得到妥善处理，避免对环境和药品质量造成负面影响，进而保护人民健康。GMP规定了这些基本要求，不仅是确保药品质量和防止环境污染的措施，也是药品生产企业应遵守的道德准则。

设备——设备的设计、选型、安装、改造和维护必须符合预定用途，应当尽可能降低产生污染、交叉污染、混淆和差错的风险，便于操作、清洁、维护，以及必要时进行的消毒或灭菌。与药品直接接触的生产设备表面应当平整、光洁、易清洗或消毒、耐腐蚀，不得与药品发生化学反应、吸附药品或向药品中释放物质。应当选择适当的清洗、清洁设备，并防止这类设备成为污染源。主要生产和检验设备都应当有明确的操作规程。应当按照操作规程和校准计划定期对生产和检验用衡器、量具、仪表、记录和控制设备以及仪器进行校准和检查，并保存相关记录。

仪器和设备是药品生产的基础设施，对防止生产中的差错和污染、确保药品质量至关重要。现代药品生产依赖于高精度和高清洁度的设备。因此，必须严格遵守相关规范，确保所用仪器和设备满足生产标准，从而保障药品的质量和安全。

物料与产品——药品生产所用的原辅料、与药品直接接触的包装材料应当符合相应的质量标准。药品上直接印字所用油墨应当符合食用标准要求。应当建立物料和产品的操作规程，确保物料和产品的正确接收、贮存、发放、使用和发运，防止污染、交叉污染、混淆和差错。物料和产品的处理应当按照操作规程或工艺规程执行，并有记录。原辅料、与药品直接接触的包装材料和印刷包装材料的接收应当有操作规程，所有到货物料均应当检查，以确保与订单一致，并确认供应商已经质量管理部门批准。物料的外包装应当有标签，并注明规定的信息。

药品的质量深受其生产过程中使用的各种物料的影响。因此，对这些物料实施严格质量管理，不仅是确保药品质量、避免生产错误的基本要求，也是药品生产领域职业道德的直接体现。

确认与验证——企业应当确定需要进行的确认或验证工作，以证明有关操作的关键要素能够得到有效控制。企业的厂房、设施、设备和检验仪器应当经过确认，应当采用经过验证的生产工艺、操作规程和检验方法进行生产、操作和检验，并保持持续的验证状态；采用新的生产处方或生产工艺前，应当验证其常规生产的适用性。当影响产品质量的主要因素，如原辅料、与药品直接接触的包装材料、生产设备、生产环境（或厂房）、生产工艺、检验方法等发生变更时，应当进行确认或验证。必要时，还应当经药品监督管理部门批准。

确认与验证是质量保证的重要手段，其目的是考察工艺的重现性及可靠性。只有适时进行确认与验证工作，才能使生产过程处于稳定状态，确保药品质量。

文件——文件是质量保证系统的基本要素。企业必须有内容正确的书面质量标准、生产处方和工艺规程、操作规程以及记录等文件。企业应当建立文件管理的操作规程，系统地设计、制定、审核、批准和发放文件。与本规范有关的文件应当经质量管理部门的审核；文件的内容应当与药品生产许可、药品注册等相关要求一致，并有助于追溯每批产品的历史情况。每批药品应当有批记录，包括批生产记录、批包装记录、批检验记录和药品放行审核记录等与本批产品有关的记录。批记录应当由质量管理部门负责管理，至少保存至药品有效期后一年。质量标准、工艺规程、操作规程、稳定性考察、确认、验证、变更等其他重要文件应当长期保存。

文件和记录是指导药品生产作业和活动的关键，也是质量控制和追踪的基石。统一的标准和要求保证了药品质量的稳定性和一致性。详尽的记录使得在生产过程中发现的问题可以被追踪和分析，从而促进工作的持续改进，保障药品的高标准质量。因此，及时且准确地记录药品生产中的每一步操作，不仅是实现质量控制的必要条件，也是药品生产职业道德的基本体现。

生产管理——所有药品的生产和包装均应当按照批准的工艺规程和操作规程进行操作并有相关记录，以确保药品达到规定的质量标准，并符合药品生产许可和注册批准的要求。应当建立划分产品生产批次的操作规程，生产批次的划分应当能够确保同一批次产品质量和特性的均一性。应当建立编制药品批号和确定生产日期的操作规程。每批药品均应当编制唯一的批号。每批产品应当检查产量和物料平衡，确保物料平衡符合设定的限度。如有差异，必须查明原因，确认无潜在质量风险后，方可按照正常产品处理。不得在同一生产操作间同时进行不同品种和规格药品的生产操作，除非没有发生混淆或交叉污染的可能。在生产的每一阶段，应当保护产品和物料免受微生物和其他污染。每次生产结束后应当进行清场，确保设备和工作场所没有遗留与本次生产有关的物料、产品和文件。下次生产开始前，应当对前次清场情况进行确认。

上述规定的目的在于防止药品质量事故的发生、便于药品质量追踪、防污染，以确保药品质量。

质量控制与质量保证——质量控制实验室的人员、设施、设备应当与产品性质和生产规模相适应。质量控制负责人应当具有足够的管理实验室的资质和经验，可以管理同一企业的一个或多个实验室。质量控制实验室的检验人员至少应当具有相关专业中专或高中以上学历，并经过与所从事的检验操作相关的实践培训且通过考核。质量控制实验室应当配备药典、标准图谱等必要的工具书，以及标准品或对照品等相关的标准物质。应当分别建立物料和产品批准放行的操作规程，明确批准放行的标准、职责，并有相应的记录。持续稳定性考察的目的是在有效期内监控已上市药品的质量，以发现药品与生产相关的稳定性问题（如杂质含量或溶出度特性的变化），并确定药品能够在标示的贮存条件下，符合质量标准的各项要求。持续稳定性考察的时间应当涵盖药品有效期。企业应当建立变更控制系统，对所有影响产品质量的变更进行评估和管理。需要经药品监督管理部门批准的变更应当在得到批准后方可实施。质量管理部门应当对所有生产用物料的供应商进行质量评估，会同有关部门对主要物料供应商（尤其是生产商）的质量体系进行现场质量审计，并对质量评估不符合要求的供应商行使否决权。应当按照操作规程，每年对所有生产的药品按品种进行产品质量回顾分析，以确认工艺稳定可靠，以及原辅料、成品现行质量标准的适用性，及时发现不良趋势，确定产品及工艺改进的方向。应当建立药品不良反应报告和监测管理制度，设立专门机构并配备专职人员负责管理。应当建立操作规程，规定投诉登记、评价、调查和处理的程序，并规定因可能的产品缺陷发生投诉时所采取的措施，包括考虑是否有必要从市场召回药品。

药品的质量管理与控制对于保障药品质量至关重要。用户的质量反馈、不良反应报告以及生产中重大问题的及时通报，对于预防潜在危害至关重要。隐藏不良反应的行为不仅不道德，还会损害企业的长远利益。

产品发运与召回——每批产品均应当有发运记录。根据发运记录，应当能够追查每批产品的销售情况，必要时应当能够及时全部追回。企业应当建立产品召回系统，必要时可迅速、有效地从市场召回任何一批存在安全隐患的产品。因质量原因退货和召回的产品，均应当按照规定监督销毁，有证据证明退货产品质量未受影响的除外。

维护药品发运记录有助于质量追溯。一旦发现问题，可以迅速追踪并召回相关批次，最大限度地减少药品问题对消费者的危害。这体现了企业对产品和消费者的责任。

自检——质理管理部门应当定期组织对企业进行自检，监控本规范的实施情况，评估企业是否符合本规范要求，并提出必要的纠正和预防措施。

在市场经济中，药品生产企业追求经济效益是自然之举，但药品质量的忽视却可能暴露出企业在职业道德上的缺失，导致信誉和市场双重损失。一次重大的质量事故足以摧毁一个企业。因此，只有在坚守职业道德的基础上，企业才能赢得市场声誉和消费者的信任，实现长远的经济效益。药品生产领域的职业道德与企业的经济效益本质上是相辅相成的。缺乏职业道德的企业，其经济利益的追求也难以为继。企业需要加强自律，提高道德意识，认识到产品质量与企业信誉的紧密联系。同时，应通过教育提升员工的职业道德，实施标准化、高质量的生产流程，确保"质量第一"的理念深入人心。在保障人民群众生命安全的基础上，企业应持续提升产品质量，实现可持续发展。这不仅是对消费者负责，也是企业实现长期稳定增长的关键。通过这样的方式，药品生产企业能够在竞争激烈的市场中稳固自身地位，实现经济效益与社会责任的双赢。

知识链接

药品 GMP 认证

药品 GMP 认证分为国家和省两级进行，根据《中华人民共和国药品管理法实施条例》的规定，省级以上人民政府药品监督管理部门应当按照《药品生产质量管理规范》和国务院药品监督管理部门规定的实施办法和实施步骤，组织对药品生产企业的认证工作；符合《药品生产质量管理规范》的，发给认证证书。其中，生产注射剂、放射性药品和国务院药品监督管理部门规定的生物制品的药品生产企业的认证工作，由国务院药品监督管理部门负责。

（三）保护环境，守护健康

药品生产过程中产生的废气、废液和废渣（统称"三废"）对药品质量和环境都有直接影响，进而关系到公众健康。药品生产企业及其员工应高度重视环境保护，合理有效地处理"三废"，这不仅是道德要求，也是企业可持续发展的必要条件。制药业被誉为"健康产业"，其伦理基础是生产药品以治疗疾病、提升生活质量。因此，企业在提供安全有效的药品同时，也应积极承担环境保护的社会责任，将环保标准纳入整个生产流程，通过科技创新减少环境污染，促进人与自然的和谐共生，避免以牺牲环境为代价追求经济利益。此外，药品生产，特别是一些特殊药品的生产，可能对操作人员的健康构成威胁。企业必须采取适当的防护措施，保护员工健康，这既是员工的合法权益，也是企业应尽的道德责任。企业应加强自律，提升员工的环保和健康意识，确保生产过程符合环保和职业健康标准。通过建立完善的管理体系和操作规程，采用先进的环保技术和设备，减少污染物排放，提高资源利用效率，实现清洁生产。同时，企业还应加强与政府、行业组织和公众的沟通与合作，共同推动制药行业的绿色发展。通过公开透明的方式，接受社会监督，及时公开环保信息，回应公众关切，树立良好的企业形象。总之，药品生产企业在追求经济效益的同时，更应注重社会责任和道德建设，通过实际行动保护环境，保障员工健康，为促进可持续发展做出积极贡献。这不仅是企业的责任，也是实现长期稳定发展的关键。

药品包装是药品不可分割的一部分，承担着保护药品、便于流通和使用以及宣传推广等多重功能。优质的包装不仅保障药品在储存和运输过程中的安全，还影响消费者的第一印象和心理感受，进而关系到药品的市场表现。确保药品包装的质量，需要法律、规章和制度的规范和约束。然而，这些规定往往只设定了基本要求，并不能涵盖所有情况。因此，除了法规的强制执行外，药品包装的质量还需要道德的规范和引导。道德规范可以激励企业追求更高的标准，不仅仅满足于合规，而是致力于提供更优质的包装，以更好地保护药品、满足消费者需求和提升品牌形象。药品包装的设计和材料选择，应当考虑到环保和可持续性，减少对环境的影响。同时，包装上的标签和说明应清晰、准确，不夸大其词，真实反映药品的性质和用途，以维护消费者权益和公众健康。药品生产企业应当加强自律，提升包装设计和生产的专业性，采用先进的技术和材料，提高包装的功能性和美观性。同时，企业还应加强员工的职业道德教育，培养他们对药品包装重要性的认识，确保在包装设计、生产和使用过程中，始终坚持高标准、严要求。总之，药品包装的质量不仅需要法规的保障，更需要道德的引领。通过企业、政府和社会各界的共同努力，可以推动药品包装行业的健康发展，为消费者提供更安全、更优质的药品。

《药品管理法》第四十六、四十八和四十九条对药品包装的规定具体如下。

直接接触药品的包装材料和容器，应当符合药用要求，符合保障人体健康、安全的标准。对不合格的直接接触药品的包装材料和容器，由药品监督管理部门责令停止使用。

药品包装应当适合药品质量的要求，方便储存、运输和医疗使用。发运中药材应当有包装。在每件包装上，应当注明品名、产地、日期、供货单位，并附有质量合格的标志。

药品包装应当按照规定印有或者贴有标签并附有说明书。标签或者说明书应当注明药品的通用名称、成分、规格、上市许可持有人及其地址、生产企业及其地址、批准文号、产品批号、生产日期、有效期、适应证或者功能主治、用法、用量、禁忌、不良反应和注意事项。

标签、说明书中的文字应当清晰，生产日期、有效期等事项应当显著标注，容易辨识。麻醉药品、精神药品、医疗用毒性药品、放射性药品、外用药品和非处方药的标签、说明书，应当印有规定的标志。

药品包装应具备其应有的保护药品、便于储存和运输、便于医疗单位使用等作用，同时对药品质量不应产生任何不良影响。药品包装所附有的药品说明书应实事求是，特别是对药品的作用、临床适应证、不良反应、禁忌和注意事项应做出详实、明确的介绍，同时应将相应的警示语或忠告语印制在药品包装或药品使用说明书上。此外，非处方药的说明书还应通俗易懂、便于消费者自行判断和选择。任何扩大药品疗效及作用或适应证、隐瞒药品不良反应、通过包装设计夸大药品的本质、过度包装、只顾经济利益而采用劣质包装等行为都是不道德的，也多半是违法的。

药品包装设计需融合多学科知识，考虑药品特性及消费者心理。图案和设计应适应不同疾病特点，有助于提升消费者的身心健康和满意度。

三、中药材生产过程中的道德要求 ⓔ 微课 2

中药材是中药产业的核心，为中医临床及中药制剂的研发提供必要的物质基础。它们是制作中药饮片和中成药的关键原料。中药材的品质直接影响到最终产品的效果和安全性，对中药产业的现代化进程和国际市场竞争力具有决定性作用。因此，确保中药材的高标准质量是中药产业发展的基石。

（一）中药材生产中的道德要求

中药材生产遵循严格的道德标准，强调药材的地域性和品质。"道地药材"是指在特定生态环境下生长的药用植物，由于其对环境的适应性，产生了品质卓越、疗效显著的种内变异，享誉世界。例如，宁夏的枸杞和云南的三七等，都是道地药材的代表。道地药材的形成受到气候、土壤等多种自然条件的影响。同一药材品种在不同产地生长，其有效成分含量可能存在显著差异，有时甚至相差数倍。此外，不同产地的药材所含微量元素的种类和含量也有所不同，这也是道地药材的独特优势之一。在中药材生产的过程中要做到以下道德要求。①生产应选择适宜的产地进行。这不仅有助于保持药材的道地性，也是对传统中医药文化和自然资源的尊重。同时，适宜的产地选择有助于提高药材的疗效，满足中医临床和中药制剂研发的需求。②中药材的质量受生产环境的影响颇深。病虫害的威胁使得农药使用成为保护药材生长的必要措施。但农药残留可能污染药材，危害消费者健康。因此，中药材生产应注重环境保护，优先采用生物防治等环保技术，减少化学农药依赖，确保药材安全和品质。应加强产地保护和生态环境建设，为道地药材的生长创造良好的条件。通过这些措施，可以确保中药材的品质，促进中药产业的可持续发展，为人类健康事业做出贡献。同时，也可以提升中药在国际市场上的竞争力，弘扬中医药文化，让世界更好地认识和利用中医药。

（二）中药材采收中的道德要求

中药材采收的时机对其药效成分含量具有显著影响，因为不同药用部位和植物生长阶段的活性成分含量会有所变化。这种变化意味着采收时间的选择直接关系到药材的治疗效果和经济价值。在某些情况下，药材的药效高峰期可能与其产量高峰期不同步，这就要求药材生产者在追求经济效益和保证药效之间做出明智的选择。在这一过程中，职业道德显得尤为关键。①要在适宜的时间采收。药材生产者不仅要遵循科学的采收时间表，确保药材的药用价值最大化，还要避免因过早或过晚采收而影响药材质量。②要使用正确的采收方法。生产者应遵守相关法规和标准，不使用任何可能降低药材品质的采收方法。为了平衡经济效益和药效，药材生产者可以采取多种措施，采用先进的采收技术和设备，以及实施精细化管理，提高药材的采收效率和质量。③要加强教育和培训。提高他们的职业道德意识，确保他们在采收过程中能够做出符合行业标准和道德规范的决策。

（三）中药材贮藏的道德要求

妥善保管中药材是确保其品质的关键。贮藏条件如温度、湿度和光照都会显著影响药材的有效成分。不当的贮藏环境，如过高的温度、过大的湿度或长时间的日光照射，都可能导致有效成分的减少甚至完全丧失。因此，合理控制贮藏环境，缩短贮藏时间，并避免日光直射，不仅是技术操作的需要，也是中药材保管的道德规范。这有助于维护中药材的疗效和安全性，保障消费者的利益和健康。

四、中药饮片生产过程中的道德

中药饮片是指将中药材经过加工、炮制、切片等工艺处理后，形成可以直接用于中医临床配方或制剂的药材。中药饮片是中医临床用药的基本形式，具有以下特点。①加工炮制：中药材在成为饮片之前，需要经过清洗、去杂、干燥等基本处理，以及根据药材特性和临床需要进行的特定炮制工艺，如炒、炙、蒸、煮等。②切片：为了便于煎煮和药效的发挥，许多中药材会被切成片状、段状或粉末状等不同形态。③便于使用：中药饮片可以直接用于中医的汤剂、散剂、丸剂等制剂，方便医生根据病情配方，也方便患者服用。④保持药效：炮制过程中，通过特定的工艺可以增强或改变药材的药效，去除或减少药材的毒副作用。⑤标准化：中药饮片的生产有严格的标准和规范，以保证药材的质量和疗效。⑥多样性：中药饮片种类繁多，根据药材的来源、性质、功效等不同，有上千种不同的饮片。⑦文化传承：中药饮片的炮制技艺是中医药文化的重要组成部分，蕴含着丰富的医学知识和实践经验。

中药饮片的正确使用对于发挥中医药的治疗效果至关重要，因此，中药饮片的生产和使用都需要遵循严格的规范和道德标准。中药饮片的生产过程是中医药文化的重要组成部分，它不仅关系到药品的质量和疗效，还涉及对自然资源的合理利用和对环境的保护。在这一过程中，道德规范的遵守至关重要。①遵循"以人为本"的原则：这意味着在生产过程中，应确保药品的安全性和有效性，保障患者的健康权益。这要求生产者在选材、加工、炮制等各个环节严格把关，确保药材的纯正和质量。②尊重自然和生态平衡：中药材大多来源于自然界，因此在采集和种植过程中，应避免对生态环境造成破坏。比如，应避免过度采集野生药材，提倡合理轮作和种植，保护生物多样性。③注重公平和正义：包括在药材的采集、收购、加工等环节中，公平对待所有参与者，保障他们的利益。④注重诚信和透明度：生产者应诚实地标注药品的成分、功效和副作用，不夸大宣传，不误导消费者。同时，应公开生产过程和质量控制标准，接受社会监督。⑤遵守法律法规：包括不使用非法来源的药材、不侵犯他人的专利权和商标权、不生产假冒伪劣产品。

五、干细胞制剂生产中的道德要求

干细胞是具有自我更新、多向分化潜能和高度增殖能力的细胞，它们能够复制自身并分化成各种类型的组织细胞，形成复杂的器官和组织。干细胞的这一特性使其在医学领域具有极其重要的价值。干细胞根据其分化潜能和发育阶段被分为不同的类型。全能干细胞具有最高的分化潜能，能够发育成所有类型的细胞；多能干细胞则具有较低的分化潜能；专能干细胞则只能分化为特定类型的细胞。

胚胎干细胞和成体干细胞则根据其发育阶段进行分类。成体干细胞在组织修复和再生中发挥着关键作用，而胚胎干细胞则因其全能性而具有巨大的治疗潜力。干细胞治疗为许多传统治疗方法难以解决的疾病提供了新的希望。心血管疾病、代谢性疾病、神经系统疾病、血液系统疾病和自身免疫性疾病等都可能通过干细胞治疗得到改善或治愈。再生医学以干细胞治疗为核心，有望成为药物治疗和手术治疗之后的另一种疾病治疗手段。然而，干细胞治疗的复杂性和特殊性要求在细胞制备技术和治疗方案上进行精细的设计和严格的控制。供体细胞的性质和微环境是影响干细胞性质的两个主要因素。供体的性别、年龄、遗传背景、疾病状态等都会影响干细胞的特性。微环境，包括细胞周围的其他细胞、组织和生长因子，也对干细胞的行为产生重要影响。由于干细胞的复杂性，它们对环境的反应能力非常强。如果在非天然环境中大规模生产，干细胞可能会失去功能或发展出有害的特性，如形成肿瘤、引发免疫反应或生长不需要的组织。因此，从干细胞的采集、分离、培养，到干细胞制剂的制备、检验和质量研究，整个生产过程都需要严格的质量控制和安全性评估。《干细胞制剂质量控制及临床前研究指导原则》为干细胞制剂的生产过程提供了明确的指导。这些指导原则确保了干细胞制剂的安全性、有效性和稳定性，为干细胞治疗的临床应用奠定了基础。通过遵循这些原则，研究人员和医疗专业人员可以更安全、更有效地利用干细胞治疗各种疾病，为患者带来新的希望。总之，干细胞治疗的潜力巨大，但同时也伴随着风险和挑战。只有通过严格的质量控制、安全性评估和科学合理的治疗方案设计，才能充分发挥干细胞治疗的优势，为患者提供安全有效的治疗选择。随着干细胞研究的不断深入和技术的不断进步，我们有理由相信，干细胞治疗将在未来医学领域发挥越来越重要的作用。

（一）干细胞采集、分离、干细胞（系）建立中的道德要求

干细胞治疗因其独特的再生和修复能力而备受关注，但同时也伴随着一系列安全和有效性问题。干细胞的来源至关重要，因为它们必须来自健康且无感染源的供体。使用受感染的干细胞可能导致患者感染，而遗传疾病的供体则可能将疾病传递给接受者。因此，供体必须经过严格的筛选和检测，必要时还需记录详细信息以便于未来的追溯。尽管干细胞相比其他类型的移植细胞或组织，引发的免疫反应较少，但它们仍然具有抗原性，可能引起异常的免疫反应。这种免疫反应可能会影响人体的细胞增殖能力和细胞因子的分泌，进而影响治疗效果。此外，由于干细胞的生长特性与肿瘤细胞相似，它们可能具有致瘤性，因此必须进行致瘤性检测。在干细胞的采集、分离和培养过程中，除了遵守 GMP 标准外，还需要对干细胞进行特性检测和纯度分析，以确保其生物有效性。如果细胞在复制和传代过程中不符合生物有效性标准，它们就不应继续作为合格的干细胞进行培养和使用。生物有效性不足的干细胞制剂无法达到预期的治疗效果，因此，对干细胞制剂的质量和安全性进行持续监控至关重要。通过这些措施，我们可以最大限度地减少干细胞治疗的潜在风险，确保患者安全和治疗效果。

（二）干细胞制剂制备中的道德要求

干细胞的质量和特性不仅受其原始供体细胞的影响，还受到培养过程中微环境的影响。因此，制备干细胞制剂时，所使用的培养基成分必须具备高纯度和符合微生物质量标准，以确保这些成分在进入人体后不会引起不良反应，也不会干扰干细胞的生物学功能。在制备过程中，应尽可能避免使用抗生素，因为它们可能会影响干细胞的生长和分化。如果必须使用动物血清，必须保证其无病毒污染。对于培养基中包含的人类血液成分，如白蛋白和细胞因子等，必须明确其来源、批号，并确保它们通过了质量检测，优先选择国家批准的临床应用产品。此外，用于体外培养的基质细胞也需要经过严格的检验和质量控制，以评估细胞来源的供体和细胞建立过程中可能引入的致病微生物风险。通过这些措施，可以确保干细胞制剂的安全性和有效性，为患者提供高质量的治疗选择。

干细胞的生物活性使其与生长环境相互影响。因此，对于不合格的干细胞制剂，必须按照标准化程序进行管理和记录处理过程。剩余的制剂也应依法并符合伦理规范进行处理。制备过程中的每一步都需进行追踪和详细记录，所有相关资料应系统归档并长期保存，确保制剂的质量和安全性。

（三）干细胞制剂检验中的道德要求

干细胞制剂的检验应遵循《干细胞制剂质量控制及临床前研究指导原则》，同时参考国内外细胞基质和干细胞制剂的质量控制标准。检验工作需从生物技术产品、细胞制品和治疗性干细胞产品三个层面进行，确保细胞质量、安全性和有效性得到全面评估。尽管干细胞制剂理论上具有较高的安全性，但由于其复杂性，任何在制备工艺、生产环境或规模上的变动都可能影响其效果，甚至导致不良特性的出现。因此，对干细胞制剂进行严格的检验和复检至关重要，这是对制剂制备过程的再次验证，确保其符合预期的质量和安全标准。

为保障干细胞制剂的工艺和质量稳定，任何工艺、场地或规模的变更都应重新进行多批次检验。对于需要混合使用的干细胞制剂，必须确保所有批次在细胞质量、免疫原性和生物学活性等方面均具有一致性，以降低混合使用可能带来的风险。

第三节　野生药材资源保护中的道德

一、野生药材资源保护对中药产业的意义

中医药作为中华民族的宝贵遗产，凝聚了数千年的医疗智慧和实践经验，至今仍在医疗保健领域发挥着不可或缺的作用。中药材作为中医药发展的物质基础，是关乎国家战略和人民生活的重要资源。我国自然资源丰富，中药资源种类繁多，据普查统计，共有 12807 种中药资源，其中植物药占绝大多数，动物药和矿物药相对较少。在这些中药资源中，野生药材因其生长环境的特殊性和较少的污染，通常具有显著的疗效，对中医药的发展至关重要。然而，由于自然条件的不确定性和近年来的过度开采，野生药材资源正面临日益减少的困境。与此同时，人工种植的药材由于生长周期短，加之过去在种植过程中滥用化肥、农药和生长调节剂，导致药材质量下降，进而影响了中药的疗效。面对这一现状，保护和合理利用野生药材资源显得尤为重要。这不仅关系到中医药产业的可持续发展，也关系到中药资源的可持续利用，是维护人民健康和推动中医药现代化的关键。为此，我们需要采取一系列措施，如加强野生药材资源的保护，推广科学的人工种植技术，减少化肥和农药的使用，提高药材质量，确保中药的疗效和安全性。同时，我们还需要加强对中医药的宣传和教育，提高公众对中医药价值的认识，促进中医药文化的传承和发展。此外，政府和相关部门也应加大对中医药产业的支持力度，推动中医药与现代科技的

融合，提高中医药的现代化水平，使其更好地服务于人民健康。

中国政府高度重视野生药材资源的保护工作，并在政策层面采取了一系列措施。1987年，国务院颁布了《野生药材资源保护管理条例》，明确规定了野生药材的管理原则、保护物种、采猎规则、保护区建设、经营管理和违法处罚等内容，并制定了国家重点保护的野生药材物种名录。这一法规的出台标志着我国对野生药材保护工作的正式启动。2003年，国务院通过的《中华人民共和国中医药条例》进一步强调了保护野生中药材资源的重要性，并明确提出要扶持濒危动植物中药材的人工代用品研究和开发利用。这表明政府不仅关注野生资源的保护，也鼓励通过科技创新来解决资源短缺问题。2015年，国务院办公厅转发了《中药材保护和发展规划（2015—2020年)》（以下简称《规划》），这是我国首个关于中药材保护和发展的国家级规划。《规划》对中药材资源的保护和产业发展进行了全面部署，明确了未来几年的工作重点和目标。2019年，新修订的《药品管理法》进一步强化了对野生药材资源的保护，鼓励培育道地中药材，以确保中药材的质量和疗效。这些法律法规的出台，对于缓解野生中药材供需矛盾、促进常用中药材生产、提升中药材科技水平、确保临床疗效等方面都具有重要意义。这些政策措施的实施，体现了我国政府对中医药事业的高度重视和对野生药材资源保护的坚定决心。通过加强法律法规建设、完善管理体系、加大科研投入、推广科学种植等措施，我国野生药材资源得到了有效保护和合理利用，为中医药事业的可持续发展奠定了坚实基础。同时，我们也应看到，野生药材资源保护工作仍面临诸多挑战。随着中医药需求的不断增长，野生资源的保护压力也在加大。因此，我们需要继续加强法律法规的宣传和执行力度，提高公众的保护意识，加强科研创新，推广绿色种植技术，完善市场监管，确保中药材的质量和安全。总之，保护野生药材资源，促进中医药事业的可持续发展，是一项长期而艰巨的任务。需要政府、企业、科研机构和社会各界的共同努力。只有通过全方位的保护和合理利用，才能确保野生药材资源的可持续利用，为中医药事业的繁荣发展和人民健康做出更大的贡献。

二、野生药材资源保护的生态学意义

随着我国经济的快速增长，野生药材的生存环境遭受挑战，面临资源枯竭的风险。与此同时，公众健康意识的提升导致对野生药材的需求激增，供需矛盾加剧了过度采猎的问题。保护这些资源对于中医药产业的持续发展和生态环境的维护都至关重要。

（一）有利于保护濒危的药材资源

我国每年药材消耗量巨大，约达50万吨，其中野生药材资源占据重要比例。然而，市场需求和价格的持续上涨导致一些地区对野生药材的采猎行为日益猖獗，野生药材物种数量不断下降。一些受国家重点保护的物种甚至面临灭绝的严峻局面，特别是在四川、陕西、新疆和内蒙古等地，形势尤为严峻。以四川青川县天池山为例，长期大规模的采挖已使野生中药材重楼几乎绝迹。在秦岭地区，过去30年间已有超过10种中药消失，金丝带、药王茶、太白米、何首乌、黑枸杞等名贵野生药材也濒临灭绝。这些现象警示我们，保护野生药材资源已迫在眉睫，必须采取有效措施，以确保中医药产业的可持续发展和生物多样性的保护。

（二）有利于保护脆弱的生态环境

野生药材不仅以其显著的药效而著称，还具有重要的生态价值。过度采猎这些药材不仅对自然环境造成破坏，更对当地生态系统产生深远影响。例如，沙柳、沙棘和枸杞等药材在防风固沙方面发挥着重要作用。若过度采挖，不仅会抑制植被生长，还可能引发风沙和土壤沙漠化问题。在高山地区，雪莲等药材通过保持土壤水分，对维护脆弱的高山生态系统具有至关重要的作用。然而，随着人们对雪莲等药材保健功效认识的提高，其市场需求激增，导致过度采猎现象，破坏了药材的生长环境和周围生态系统的平衡。保护野生药材资源对于维护生态系统的稳定和健康至关重要。我们必须认识到，野生药材的可持续利用不仅关乎中医药的长远发展，也是保护生物多样性和生态平衡的关键。为此，需要采取有效措施，如加强法律法规的执行，提高公众保护意识，推广科学合理的采挖方法，以及开展生态修复和药材资源的人工培育等。通过这些措施，我们可以在确保野生药材资源得到有效保护的同时，满足市场对药材的需求，实现中医药产业的可持续发展。这不仅有助于保护和恢复生态环境，还能为人类健康提供更多、更优质的药材资源。

（三）有利于保护物种的生物多样性

自然界的生物相互依存，形成了一个复杂的生态系统。物种的灭绝不仅意味着生物多样性的丧失，还可能引发连锁反应，对其他物种产生负面影响。以甘草为例，过度采挖甘草不仅导致其数量急剧下降，还严重破坏了与甘草共生的其他植物，如麻黄、草苁蓉、柴胡和防风等中药材。这些植物的减少，反过来又影响了依赖它们生存的动物，如曾经在甘草丰富地区常见的野驴和野马，现在已经变得罕见。植物种类的减少，不仅影响生态系统的平衡，还可能对人类社会产生深远的影响。植物是人类获取食物、进行科学研究和医学研究的重要来源。如果植物种类减少，人类将失去许多重要的原材料，这将影响我们的正常生产和生活。

因此，积极保护野生药材资源，不仅是为了保护生物多样性，更是为了维护人类社会的可持续发展。保护野生药材资源，可以有效地维护生态系统的平衡，保障生物之间的相互依存关系，为人类提供持续的生态服务和资源供给。为了实现这一目标，我们需要采取一系列措施，包括加强法律法规的制定和执行，提高公众的环保意识，推广科学合理的采挖方法，以及开展生态修复和药材资源的人工培育等。通过这些努力，我们可以在保护野生药材资源的同时，促进生物多样性的保护，为人类文明的发展做出贡献。

三、野生药材资源保护的道德要求

中医的整体观优势最注重的莫过于人与自然的协调发展，保护与合理利用野生中药材资源，使中药材真正成为中医治病救人的物质基础，对于继承与发扬中医药的精髓有至关重要的作用。

（一）增强生态环境保护意识

野生药材资源是自然界赋予人类的宝贵财富，保护这些资源不仅是法律要求，更是道德责任。增强生态环境保护意识，意味着我们要认识到野生药材资源的不可再生性和脆弱性，避免过度采集和破坏其自然生长环境。这要求我们在开发利用野生药材时，采取可持续的方式，如合理规划采集区域和时间，使用科学的采集方法，减少对生态环境的负面影响。同时，通过教育和宣传，提高公众对野生药材资源保护重要性的认识，共同维护生物多样性和生态平衡，为后代留下一个更加健康和丰富的自然环境。

（二）积极推广人工培育，寻找替代手段

我国野生药材资源面临枯竭问题，而推动中药材从野生向人工培育的转变是解决这一问题的有效途径。专家认为，对于天麻、人参、甘草、防风等野生药材，通过人工栽培可以满足市场日益增长的需求。随着时代的进步和生态保护意识的提高，一些过去依赖的贵重野生药材，如虎骨、羚羊角、犀角等，已逐步被塞隆骨、山羊角、水牛角等更易获得的药材所替代。中药生产企业应积极响应这一转变，主动开展科学研究，推广人工培植技术，寻找珍稀药材的替代品。这不仅有助于减轻对野生药材资源的依赖和压力，也是对生态环境保护的积极贡献。通过这些措施，企业可以在确保中药疗效的同时，促进中医药产业的可持续发展，实现经济效益与生态保护的双赢。

答案解析

思考题

1. 简述企业社会责任的三个层面。
2. 简述药品生产过程中的道德要求。
3. 简述野生药材资源保护的道德要求。

（董晓丽）

书网融合……

本章小结　　　　微课1　　　　微课2　　　　习题

第十章　药品经营领域的道德

📖 **学习目标**

　　1. 通过本章学习，掌握公认的商业道德原则和药品经营者道德规范；熟悉药品经营企业道德准则与促销伦理准则；了解药品经营伦理发展形成的历史以及药品经济伦理的相关内容。

　　2. 具有用伦理学知识应用到现实生活中的能力，自觉践行经营领域道德规范。

　　3. 树立诚实守信和合法求利的观念，培养合作精神，提升专业意识和法治素养。

　　自改革开放以来，我国药品行业经历了从计划经济到市场经济的转型，实现了快速发展。面对新的发展环境，药品经营者和企业应自觉遵守商业道德，积极承担社会责任。药品行业的道德体系亟需加强建设，以更好地体现社会主义市场经济的伦理精神。

第一节　市场经济与药品经营道德

PPT

一、市场经济与伦理精神

　　市场经济的高效性是无可置疑的。它通过价格机制来反映商品和服务的稀缺性，激励生产者提供更多的商品和服务，满足消费者的需求。然而，市场经济也可能导致一些伦理问题，比如贫富差距的扩大、环境的破坏以及对弱势群体的忽视。这些问题的出现，往往是因为个体在追求利益最大化的过程中，忽视了伦理精神的指导。伦理精神在市场经济中的作用至关重要。它能够引导企业和个人在追求经济利益的同时，也关注社会责任和道德规范。例如，企业可以通过公平的劳动条件、环保的生产方式和对社区的贡献来体现其伦理精神。个人也可以通过诚实守信、公平交易和慈善捐助来展现其道德责任。在市场经济与伦理精神的结合中，我们可以看到一种平衡的力量。市场经济提供了物质财富和生活便利，而伦理精神则为这种追求提供了道德的边界和方向。这种平衡不仅有助于社会的和谐发展，还能够促进经济的长期稳定和可持续发展。然而，实现这种平衡并非易事。它需要政府、企业和个人共同努力。政府可以通过立法和监管来确保市场行为的公平性和透明度，防止不正当竞争和市场失灵。企业需要建立和维护良好的企业伦理文化，通过负责任的经营行为来赢得消费者和社会的信任。个人则需要在日常生活中践行伦理精神，通过自己的行为来影响和改善周围的环境。

二、公认的商业道德 🅔 微课1

　　市场经济的核心是自由、平等、竞争和开放，这些原则孕育了互利、自愿、公平和诚信等商业道德。随着历史发展，这些道德原则成为社会经济稳定和人际信任的基石。在市场经济中，合法追求利润和诚实守信是经营者的基本道德和行为准则。一旦商业道德被广泛接受，它们也会转化为法律规范，具有约束力和强制性。因此，公认的商业道德不仅是道德要求，也是我国市场经济中的基本法律规范。

（一）合法求利原则

　　药品经营的根本目的是保障人民健康，但作为商业活动，其也自然追求利润。尽管中国传统道德和计划经济时期的观念往往回避药品经营的盈利性，但随着药品市场化，其经济属性日益明显，药品经营成为追求经济效益的经济活动。

在社会转型时期，药品经营领域面临着义与利的伦理冲突，这主要体现为社会效益与经济效益之间的矛盾。"义"在《辞海》中被解释为社会的伦理规范，而《简明古汉语词典》则认为"义"是正义、公正、合宜的道德行为或道理。"利"则指利益与好处。从本质上看，义与利并不天然对立，而是在追求利益的过程中，可能出现与公正合宜的道德选择相矛盾的行为。药品经营的道德本质是对利益关系的调节。合法经营、不损害他人与社会利益、不牟取暴利、追求合理的利益回报，是一种公正合宜的求利行为，也是符合道德的行为。在从计划经济向市场经济转型的过程中，建立正确的义利道德观，认识到"合法求利亦道德"，对于引导药品经营者树立正确的价值观具有重要意义。然而，一些药品经营者在追求利润的过程中，忽视了道德规范，甚至不惜损害患者的健康和利益，经营假药劣药，进行价格欺诈，牟取暴利。这种行为是损人利己的，与道德水火不容，永远会受到社会的唾弃和谴责。药品经营企业应深刻认识到，药品关系到人民群众的生命健康，其经营行为必须以保障人民健康为首要目标。在追求经济效益的同时，更应坚守道德底线，合法合规经营，切实维护消费者权益和社会公共利益。企业应加强内部管理，建立健全质量控制体系，确保药品质量安全；加强员工职业道德教育，提高员工的法律意识和道德素养；积极参与社会公益活动，履行社会责任，树立良好的企业形象。同时，政府和行业组织也应加强对药品经营行为的监管，完善相关法律法规，加大对违法违规行为的惩处力度，维护市场秩序，保护消费者权益。通过多方共同努力，推动药品经营行业健康、有序发展，实现社会效益与经济效益的有机统一。

（二）公平竞争原则

在计划经济时期，受特定思想影响，竞争和兼并被视作不道德行为。改革开放后，公平竞争观念逐渐被接受。尽管传统道德观念仍影响一些人，认为谦让和不竞争才是美德，但市场经济条件下，人们开始认识到竞争是其固有属性，能提升社会生产效率。重要的是区分正当与不正当、公平与不公平的竞争。市场经济要求正当、公平竞争，鼓励同行间的合作，实现互利共赢，最终造福社会。这种对公平竞争的道德追求，成为市场经济中经营者的行为准则。

公平的市场竞争秩序是市场经济健康发展的关键。确保所有竞争主体在过程中权利平等、义务对等，是营造公平竞争环境的核心，符合社会主义市场经济的内在需求。社会公平的维护是实现竞争机会平等的前提。这要求交易信息的公开透明，交易双方的诚信，以及社会对正义和道德的尊重。防止金钱与权力、法律的不当交易，是保障市场公平竞争的重要措施。

市场竞争中的不公平现象包括：价格操纵、不正当竞争、市场垄断、虚假广告、侵犯知识产权、不透明的商业实践等。这些行为损害了市场的公平性和消费者的利益，破坏了市场的公平竞争环境，违背了社会公平原则，被视为不道德且不被社会所接受。

（三）诚实守信原则

"诚"在古代汉语中意为真诚，"信"则指坚守诺言。《论语》将诚信视为人际交往和行为的根本原则，这一理念不仅适用于君臣、文人，同样对商人具有深远影响，成为其经营和处世的根本。诚信是经济社会发展的内在需求，是市场经济的基本准则，也是伦理道德的底线。它要求所有社会成员遵守，而非仅对道德高尚者的要求。这种普遍要求的存在是因为诚信是社会交往和经济活动顺畅进行的基础。缺乏诚信会导致信任缺失，增加交易成本，阻碍经济发展。因此，无论个人还是集体，都应将诚信作为行为准则，以促进社会和谐与经济繁荣。诚信的普遍性要求基于几个原因：首先，它有助于构建稳定可靠的社会关系，降低交易成本，提高效率。其次，诚信能够增强个体和组织的声誉，吸引合作伙伴，创造更多机会。再次，诚信是法律规范的重要补充，有助于维护社会秩序和公平正义。最后，诚信反映了个体的道德品质，是社会评价和自我认同的重要标准。因此，每个人都应恪守诚信原则，不仅为了个人利益，更为了社会的共同利益。

在市场经济中，经营者追求最大利益是自然之举，但他们的行为必须考虑到社会性。市场不允许个体任意妄为，经营者需认识到自己的行为可能损害他人，同样，他人的不理性行为也可能对自己造成影响。这种认识促使经营者自我约束，以适度和合理的方式追求利益。如果所有经营者都遵循这一理性原则，社会将建立起相互信任、合作的环境，降低交易成本，提高整体效益，实现共赢。缺乏诚信则可能导致损人利己的行为，最终引发社会问题，损害包括经营者在内的所有人的根本利益。经济发展的内在规律表明，经营者最终会选择与社会合作。不道德的行为会受到社会舆论的谴责和同行的抵制，严重者还会面临法律的制裁。因此，诚信不仅是道德要求，也是经营者长远利益的保障。

在现代市场经济中，诚信不仅是法律和道德的基本准则，而且涵盖了个人、公司、团体乃至政府。药品行业中的诚信意味着确保药品的真实性和质量，赢得公众的信任。具体来说，这包括不采购或销售假冒伪劣药品，不设置不合理的高价，不进行虚假宣传，以及在销售过程中，不夸大其词，而是真实地介绍药品的效果和可能的副作用。

三、药品经营领域的特殊道德内容

（一）药品是特殊商品

药品因其特殊性在市场中占有独特地位。首先，药品具有专属性，需根据病情选择特定药物，不可随意替代，且需医生处方。其次，药品具有毒性、不良反应或副作用，这是其与一般商品的主要区别。再次，药品具有严格的时效性，过期即失效，可能产生毒性。此外，药品消费者在购买时相对被动，通常依赖医生或药师的建议。最后，药品质量至关重要，各国对药品的质量管理极为严格，实施 GMP、GSP 等认证，确保药品质量，赢得消费者信任。药品的特殊性要求我们更加重视其管理与使用，确保用药安全有效。药品的以上特征决定了药品经营环节要遵循一般商业道德规范，还要遵循药品特殊的购销道德规范。

（二）药品经营领域道德内容

药品行业的核心宗旨是以人为本，致力于提供安全、有效、经济、合理的药品和药学服务，以保障患者生命和公众健康为最高道德标准。药品经营者应承担社会责任，维护市场秩序，严格遵守相关法律法规。在药品的采购、分装和销售过程中，必须确保药品质量，保持认真负责的态度，坚守诚信，严格执行药品价格政策。药品经营的道德要求强调了对药品质量的严格把控和对消费者权益的尊重，确保药品经营活动既符合法律规范，又体现道德责任。

随着时代的变迁，药品经营的道德规范不断扩展和深化。最初，这些规范主要关注药师与消费者之间的伦理关系，强调药师的服务态度和配药质量。然而，随着市场经济的兴起，药品经营引入了广告、促销等新手段，医药代表的角色也应运而生，这些都带来了新的道德挑战。医药卫生体制的改革，如医药分家、医保药店的设立、基本药物制度的实施以及处方药与非处方药的分类管理，要求药师从经济和政策伦理学的角度审视职业道德，积极贯彻国家政策。社会文明的进步也促使药品经营者不仅要关注人与人之间的道德关系，还要对国家和社会承担更大的道义责任。此外，随着可持续发展理念的普及，药品经营者还需考虑人与生态、人与环境的关系，做出合理且公正的道德决策。这些变化要求药品经营者在经营活动中不仅要遵守法律，还要不断提升自身的道德标准，以适应不断变化的社会需求。

第二节 药品经营者道德规范

PPT

一、药师与消费者的道德关系

药品销售中，药师与消费者的关系日益重要。随着医学模式和市场经济的演变，这种关系呈现出商业化、民主化和法制化的特点。

（一）商业化影响增大

在药店购买药品的过程中，消费者与药师之间的交易行为是典型的商业活动。这种经济关系中隐含着道德关系。随着医药行业市场化的推进，商业化对医药道德的影响愈发显著，既有积极的一面也有消极的一面。积极方面，商业化推动药品经营者提供更高质量的药品和更优质的服务，使消费者感受到被尊重，从而加深了药师与消费者之间的道德联系。然而，从消极角度看，购药本质上是一种消费行为，金钱与技术、货币与情感的交换使得商品经济的利益特征更加明显。在法律和道德规范不完善的情况下，一些药品经营者可能会为了追求最大利润而牺牲道德原则，甚至违法，这将严重破坏药师与消费者之间的道德关系。

（二）民主化趋势增强

药师与消费者之间的道德关系受双方主动性影响，呈现出三种不同的特征。首先，药师在某些情况下完全主导，而患者则处于被动地位，这种情况常见于文化水平较低的消费者。其次，双方形成一种指导与合作的关系，消费者主动寻求药师的帮助，而药师则提供用药指导，此时消费者拥有一定的选择权。最后，当涉及慢性疾病的治疗时，如高血压和心脑血管疾病，药师与消费者的关系发展为共同参与。患者不仅需要药师的用药指导，还需主动改变生活方式，对自己的健康负责，以实现更佳的治疗效果。在这种模式下，药师与消费者之间建立了基于信任和平等的民主关系。

随着社会的不断进步，药师与消费者之间的道德关系趋向于民主化。在当代社会，患者不再将药师视为不可质疑的权威，而是追求更多的合法权益和平等地位。这种趋势反映在患者多样化的求药行为上，例如，受过良好教育的患者可能会直接到药店指定购买特定药品，不再完全依赖药师的建议；患者也可能要求获取更全面的药品信息和用药咨询服务；他们还会比较不同药品的质量，并了解药品的价格。这种民主化的医患关系具有积极意义，它不仅改变了医生和药师的自大心理和专制作风，促进了医德的建设，也表明了人与人之间的平等，强调了患者权利的重要性，这反映了社会的发展和进步。在药师与消费者之间，最关键的是建立一种基于诚信、可靠和相互尊重的人际关系。

（三）法律化倾向显现

在现代社会，人们普遍认同患者天生拥有获得治疗和保健的权利。医师和药师不仅基于道德义务为患者提供服务，更受到法律的约束。现代医患关系中，法律逐渐取代传统伦理道德，成为规范双方行为的关键。在药品经营和使用过程中，越来越多的纠纷通过法律途径解决，体现了法律在维护医患关系中的重要性。

法律化倾向并不意味着药师与消费者之间的道德规范变得不再重要。实际上，在我国社会主义初级阶段，随着市场经济的逐步发展，法律规范在短期内确实需要得到特别的加强和重视。然而，道德规范具有其独特的内在调节作用，这是法律所无法完全替代的。道德规范能够深入人的心灵，引导人们自觉遵守社会规则，维护人与人之间的和谐关系。

药师与消费者之间的道德关系随着社会的发展而不断演变。在市场经济条件下，我们有必要重新审视双方的权利与义务。这不仅涉及药品的质量和价格，还包括药师的职业道德和消费者的合理需求。通过这种审视，我们可以更好地理解药师与消费者之间的相互依赖关系，促进双方在道德和法律框架内建立更加健康、平等的互动。

二、社会药房药师的道德要求

药师的类别有不同的划分标准，根据职称职务可以划分为药师、主管药师、副主任药师和主任药师；依据是否拥有自己的药方，可以分为开业药师和被聘任药师；依据是否依法注册可以分为执业药师和药师，根据工作单位可以分为药房药师、药品生产企业药师、药品批发公司药师和药物科研单位药师等。

知识链接

《执业药师职业资格制度规定》

《执业药师职业资格制度规定》是由国家药品监督管理局发布的，旨在规范和提升药学技术人员的职业准入标准，确保药品质量，保障公众用药的安全和有效。该制度包括总则、考试、注册、职责、监督管理和附则六部分内容。

药房药师既包括医院药房药师，也包括社会药房药师。社会药房药师中既有零售药店药师，也有社区药师，其中也包括许多通过职业资格考试的执业药师。与医院药房药师相比，社会药房药师面对患者数量更多，情况更加复杂，需要更多的职业责任感和更严格的道德规范。

（一）社会药房药师的道德规范

作为社会药房的药师，他们直接与顾客接触，其职业操守、服务热情、同理心和工作投入度对顾客的满意度有着直接影响。药师的道德行为准则主要包括四个核心方面：一是展现积极的工作态度；二是塑造良好的职业形象；三是维护与顾客之间的和谐关系；四是承担起对社会的责任。这些准则共同指导药师在日常工作中的行为和决策。

1. 一心赴救，一丝不苟 药师是一个崇高而荣耀的职业，肩负着救治病患的使命，每一次药品的分发都关乎着患者的健康与生命安全。药剂师应当始终树立"生命至上"的伦理观念。孙思邈的"一心赴救"思想，在当代可以诠释为：尽最大努力满足患者的购药需求。在销售药品时，药剂师应当主动了解病情，认真核对处方，严格配药，绝不允许有任何疏忽和懈怠，确保所售药品的准确性。同时，药剂师还应不断提升自身的专业知识，以确保能够为患者提供正确和合理的用药指导。

2. 热情礼貌，真诚可信 药师在职业行为中应展现出热情和礼貌，以真诚和可信的态度对待每一位患者。他们应以患者为中心，耐心倾听需求，提供专业而细致的咨询服务。药师需保持微笑，用温和的语言交流，确保患者感受到尊重和关怀。同时，药师应诚实守信，不夸大药品效果，不隐瞒潜在风险，确保患者能够基于准确信息做出明智的用药选择。通过这样的服务，药师不仅能够赢得患者的信任，还能为患者的健康保驾护航。

3. 尊重爱护，平等待人 药师在执业过程中，应始终坚持尊重和爱护每一位患者。他们应以平等的眼光对待所有患者，无论其社会地位、经济状况或健康状况如何。药师应展现出对患者人格的尊重，保护患者的隐私和尊严，确保每位患者都能在无歧视的环境中获得必要的医疗服务。通过平等待人，药师能够建立起患者的信任，这对于患者的治疗和康复至关重要。药师的这种态度不仅有助于营造和谐的医患关系，也是其职业道德的重要体现。

💡 **实例 10 – 1**

荷兰1996年颁布了《社会药店用药服务的标准及指导纲要》，要求执业药师评估处方药是否安全、对症，检查处方药的禁忌及药物不良反应，解释可能发生的副作用；告知使用OTC药物的注意事项；提出用药建议，包括改变生活方式等。塞登女士是海牙一家药店的老板兼药剂师，她从购药患者中选择了150位高血压高危患者，邀请他们来店讨论用药问题，结果有60位患者愿意来参加讨论。塞登女士每位约见半小时，听取患者有关用药的任何咨询，告诉如何服药与及时服药的重要性。并就10位患者症状向医生提出医疗建议，其中5个建议被采纳。

以上药师实施的用药服务并不收费，但药师却愿意去做，因为这是药师职业道德的体现，并对药店长期生存，增加竞争力有重要意义。

4. 忠于职守，尽责社会　现代药师作为医疗卫生体系中的重要成员，承担着保障药品安全、合理使用和促进公众健康的重要职责。在履行职责的过程中，药师的职业道德要求显得尤为重要。忠于职守是药师职业道德的基石。这意味着药师必须严格遵守国家药品管理的法律法规，确保所提供的药品信息准确无误，药品质量安全可靠。在配药、调剂和咨询等环节，药师应以患者为中心，提供专业、细致的服务，确保患者用药的安全性和有效性。尽责社会是药师职业道德的延伸。药师不仅要在工作岗位上尽职尽责，还应积极参与社会公益活动，普及药品知识，提高公众的药品安全意识。在面对药品滥用、误用等问题时，药师应主动站出来，通过教育和引导，帮助公众树立正确的用药观念。在处理与患者、同行以及药品供应商的关系时，药师应坚持公正、诚信的原则，避免利益冲突，确保药品服务的公正性和客观性。同时，药师还应保护患者的隐私权，不泄露患者的个人信息和用药情况。

（二）执业药师道德规范

执业药师是经过专业培训和认证的药品专家，他们在药店、医院或其他医疗机构中工作，负责提供药品咨询、药物调剂、药物监测和药物治疗管理等服务。执业药师具备扎实的药学知识，能够确保患者安全、合理地使用药物。他们还参与药物不良反应的监测和报告，为患者提供个性化的用药指导，以提高治疗效果和减少药物副作用。执业药师还致力于提升公众的药品安全意识，通过教育和宣传，帮助人们了解如何正确使用药物，预防药物滥用和误用。执业药师是医疗团队中不可或缺的一员，他们通过专业的药学服务，为维护和促进公众健康发挥着重要作用。执业药师是社会药房药师中的重要力量，他们的医药道德水平直接决定社会药房工作的成败。我国执业药师的伦理道德建设与执业药师制度同步发展与完善。

1. 拯救生命，尽职尽责　执业药师应将患者和公众的健康与生命安全作为最高准则，运用其药学专业知识、技能和道德责任感，全心全意、尽职尽责地为患者和公众提供药品及药学服务。拯救生命、保护患者及公众健康是执业药师的职业责任，也是从事医药行业的基本伦理要求。"生命至上，价值连城，一剂良药，德行彰显"，孙思邈的这一古训恰如其分地体现了医药职业道德的核心价值。

2. 尊重患者，一视同仁　执业药师应当尊重患者或消费者的价值观、知情权、自主权、隐私权，对待患者或消费者应不分年龄、性别、民族、信仰、职业、地位、贫富，一视同仁。纵观古今中外的医药发展，尊重隐私，普同一等的道德准则已经发展成为世界普适的价值观，成为中外医家共同维护的道德准则。

3. 遵守法律，质量第一　执业药师必须遵循药品管理的相关法律法规，坚守职业道德规范，依法独立开展工作，确保药品和药学服务的质量，科学合理地指导用药，保障公众用药的安全性、有效性、经济性和适宜性。针对当前执业药师领域中凸显的伦理问题，我国在传统药师伦理的基础上，对执业药师的合法执业和药品质量保障提出了更新的伦理要求。例如，执业药师应按照规定完成注册，并参与持续教育；执业药师应确保在职在岗，避免仅挂名而不实际参与工作；执业药师应公正地告知药品可能产生的不良反应，不得对药品效果进行夸大，也不得对潜在的用药风险进行不当描述或做出虚假承诺。执业药师应拒绝任何明显违反法律法规或社会伦理道德的购药请求。执业药师应主动遵守药品不良反应的报告制度等。

4. 进德修业，珍视声誉 执业药师应当不断学习新知识、新技术，加强道德修养，提高专业水平和执业能力；知荣明耻，正直清廉，自觉抵制不道德行为和违法行为，努力维护职业声誉。

我国在珍视执业药师声誉方面提出详尽的要求。执业药师应当遵守行业竞争规范，公平竞争，自觉维护执业秩序，不得有下列不道德行为：以贬低同行的方式招揽业务，以提供或承诺提供回扣等方式承揽业务；利用新闻媒介或其他手段提供虚假信息或夸大自己的专业能力；私自收取回扣、礼物等不正当收入。执业药师不得利用自己的职业声誉和影响以任何形式向公众进行误导性或欺骗性的药品宣传和推荐。执业药师应当对涉及药学领域内任何成员的不道德或不诚实的行为以及败坏职业荣誉的行为进行揭露和抵制。执业药师应到自觉维护执业药师的职业荣誉和社会形象。

5. 尊重同仁，密切协作 执业药师作为医疗团队中的重要一员，承担着确保药品安全、合理使用的重要职责。他们应当与医生、护士以及其他医疗同仁建立起基于相互理解、相互信任的紧密合作关系。这种关系建立在真诚相待的基础之上，通过开放的沟通和共同的尊重，确保每位患者都能获得最佳的药物治疗方案。执业药师需要具备专业的药学知识，同时也要了解医疗团队其他成员的工作内容和挑战，以便更好地协调工作，提供有效的支持。他们应当积极参与医疗决策过程，通过药学专业知识为患者提供个性化的药物治疗建议，同时监测药物疗效和安全性，及时调整治疗方案以适应患者的具体需要。执业药师与医疗团队的每一位成员共同努力，不仅能够提高医疗服务的整体质量，还能够为药学事业的发展和人类的健康做出积极的贡献。通过建立和谐的工作关系和提供高质量的药学服务，执业药师能够为构建一个更加健康、更有活力的社会发挥重要作用。

三、医药代表的道德要求

（一）医药代表改革的主要内容

虽然医改后医药代表的数量迅速减少，但针对医药代表的规范行动并没有结束。医药代表的改革是医改中重要的一环，近年来中国政府出台了多项政策以规范医药代表的职责，推动其向更加专业化、规范化的方向发展。医药代表改革主要包括以下几方面内容。第一，职责明确。医药代表被明确要求只能从事学术推广、技术咨询等活动，不得承担药品销售任务。这是为了消除医药代表与医生之间的不正当经济关系，减少药品流通中的不透明行为。第二，登记备案制度。建立医药代表登记备案制度，备案信息需要及时公开，以提高透明度和可追溯性。第三，专业能力要求。提高医药代表的专业能力要求，强调其在推广药品时需要具备相应的专业知识背景，以确保推广活动的专业性和准确性。第四，监管加强。加强医药代表的监管，对违规行为进行严厉处罚，包括取消资格、罚款等措施。第五，数字化赋能。利用数字化手段提升医药代表的工作效率和监管效能，如通过电子健康档案、远程医疗等方式，提高服务的质量和效率。

（二）医改后医药代表的职责要求

医改后的医药代表职责主要集中在学术推广、技术咨询等活动上，不再承担销售任务。以下是医药代表职责的具体内容：拟订医药产品推广计划和方案，医药代表需要制定相关的推广计划，以便更好地向医务人员介绍药品信息；向医务人员传递医药产品相关信息，医药代表负责向医疗专业人员提供准确的药品信息，包括药品的适应证、副作用、用法用量等；协助医务人员合理使用本企业医药产品；提供专业咨询，帮助医生更好地理解药品特性，以便于合理用药；收集、反馈药品临床使用情况及医院需求信息，医药代表应收集药品使用反馈，并将这些信息反馈给药品生产企业，以便于改进药品或提供更好的服务；医药代表可以通过在医疗机构当面与医务人员和药事人员沟通、举办学术会议、讲座等方式进行学术推广。此外，医药代表在开展活动时应遵守卫生健康部门的相关规定并获得医疗机构的同意。

医药代表不得有以下行为：未经备案开展学术推广等活动；未经医疗机构同意开展学术推广等活动；承担药品销售任务；参与统计医生个人开具的药品处方数量；对医疗机构内设部门和个人直接提供捐赠、资助、赞助；误导医生使用药品，夸大或误导疗效，隐匿药品已知的不良反应信息或隐瞒医生反馈的不良反应信息；其他干预或影响临床合理用药的行为。

这些规定旨在规范医药代表的行为，确保药品推广活动的专业性和合规性，从而提高医疗服务的质量和效率，保障患者利益。

第三节 药品经济伦理

一、药品企业伦理

在市场经济体系中，不仅个体的道德行为至关重要，企业及其所属行业协会的伦理道德同样不可或缺。药品经营企业及其行业组织需共同遵守道德规范，推动道德建设，以确保医药行业的健康发展，满足市场经济发展的需求。

（一）企业伦理的概念

企业伦理涵盖了企业在与员工、社会和顾客互动中应遵循的行为准则。这一概念包含三个层面：首先是企业作为一个整体的伦理规范；其次是企业领导者的个人伦理；最后是企业员工的行为准则。过去，人们往往只关注后两者，忽略了企业本身作为一个道德行为主体的角色。从社会学视角来看，企业作为法人实体，在法律上拥有权利和义务，因此也应承担相应的道德责任。企业是一个具有行为能力和意志的系统，能够实施决策，并对其行为产生积极或消极的道德影响。因此，企业不仅是法律主体，也是道德行为的主体。20 世纪后半叶，越来越多的企业自觉地认识到对企业经济行为要有一个道德的考量，企业自身也有一种道德需求。在一个发达的社会中，现代企业不仅需要经济意识，还需要道德意识。

企业的道德行为源自其内在的道德动机，这些动机具有双重性：追求自利与实现公益。自利的道德动机与经济动机紧密相连，企业之所以选择公正合理的道德行为，是因为这有助于它们获得更丰厚的经济回报。只要这种自利的追求不损害他人利益，它就在道德框架内得到了认可，企业在不越界的前提下追求自身利益是合理的。与此同时，公益的道德动机也是企业行为的重要驱动力。在政治、文化、宗教和传统的多重影响下，企业可能会出于纯粹的公益动机采取某些道德行为，比如自觉放弃部分经济利益，投身于公益事业而不期待任何回报。虽然公益动机可能不会直接提升企业的盈利能力，但从长远来看，当社会中的每个经济实体都展现出合作与贡献的精神，社会秩序将变得更加和谐。这种优良的社会秩序最终将使社会中的每一个成员受益，包括企业自身。企业的道德动机不仅仅是为了短期的经济利益，还包括对社会责任的承担和对可持续发展的承诺。通过积极参与社会公益活动，企业能够树立良好的社会形象，增强公众信任，从而在激烈的市场竞争中获得更广泛的认可和支持。此外，企业的公益行为还能够激发员工的归属感和荣誉感，提高团队的凝聚力和创造力，为企业的长期发展注入活力。总之，企业的道德动机是多维度的，既包括追求经济利益的自利性，也包括对社会负责的公益性。在实践中，企业需要平衡这两种动机，通过负责任的行为，实现经济效益与社会效益的双赢。这种平衡不仅有助于企业在当下取得成功，更能为企业的长远发展奠定坚实的基础。

（二）企业伦理的意义与作用

构建现代企业体系时，企业文化的塑造与之同等重要，其中企业伦理占据着价值观的核心地位。企业伦理的方向和价值追求对企业文化乃至整个企业的走向具有决定性影响。因此，现代企业，包括医药行业也不例外，都高度重视企业文化和企业伦理的培育与发展。

企业伦理的构建对于社会、企业及其成员都具有深远的意义和作用。在社会层面，企业若能树立起强烈的道德责任感，无论是出于自利还是公益的动机，都将促进社会的和谐发展。企业家在现代经济发展中扮演着关键角色，他们不仅需要掌握管理、法律等经济活动所需的基本素质，更应具备高尚的伦理素质。当前，许多成功的企业家不仅关注企业的经济利益，还开始重视环境生态保护、人类发展和社会问题，思考人生价值的真正目标。企业伦理的建设过程，实质上也是企业家道德素质提升的过程。从企业管理的角度来看，企业若能长期注重伦理文化的培育，便能在企业内部形成一种从高层管理者到基层员工的道德共识。这种共识使得对伦理问题的思考和讨论在企业中得到广泛认可和尊重。例如，医药企业通过强化全体员工的社会责任感，塑造出独特的伦理风格和精神。当每个人都认识到自己应对药品的副作用、广告的真实性以及企业行为的正当性负有道义责任时，这无疑将为社会和消费者带来积极影响。企业伦理是企业文化价值观的核心，其正确与否直接关系到企业的发展方向。因此，现代企业，特别是医药企业，都非常重视企业伦理的建设。医药行业的道德自律不仅对单个企业有益，还有助于整个行业的风气建设，进而对社会产生积极影响。药品经营行业的道德建设同样重要，通过加强道德自律，企业不仅能提升自身的形象和信誉，还能为整个行业的健康发展做出贡献。总之，企业伦理的建设是一个全方位、多层次的过程，涉及企业家、管理者和普通员工。它要求企业在追求经济效益的同时，也要注重社会责任和道德规范。通过不断加强伦理教育和实践，企业可以培养出一支具有高度道德素养的团队，为企业的长远发展奠定坚实的基础。同时，企业伦理的建设还能促进社会和谐，提高人们的生活质量，实现企业与社会的共同进步。

（三）药品企业商业道德准则

在全球化贸易的浪潮中，跨国药品交易日益频繁，推动了医药行业的全球或区域性伦理规范的建立和发展。与 GLP、GCP、GMP 等国际标准相似，这些伦理规范鼓励医药企业和行业遵循普遍接受的商业道德，并按照行业内公认的伦理准则行事，妥善处理各种伦理关系。这不仅有助于维护公平竞争的市场环境，也促进了医药行业的可持续发展。

医药企业在全球商业运作中，普遍认同并遵循一套道德规范。第一，核心原则是将患者和医疗保健的利益放在首位，努力提升患者福祉。企业行为必须根植于道德诚信的基础之上，维护所有个体的权利与尊严。第二，医药企业还需发展独立的伦理观念，自主决策，抵御不正当商业行为的侵害。第三，合法性与正当性是企业活动不可或缺的要素，企业应坚守道德原则和价值观。第四，开放性也是关键，企业应保证其行为的透明度，尊重知识产权和商业创新。这些准则共同作用，确保医药企业的商业行为既合法又具有社会道德性，满足公众对医疗行业的高标准要求。

💡 **实例 10 - 2** --

2013 年 10 月 30 日，包括中国化学制药工业协会、中国中药协会、中国医药商业协会、中国医药保健品进出口商会在内的九家医药行业组织联合举办了"中国医药企业伦理准则发布大会"。在此次大会上，这些协会和商会共同签署了《医药企业伦理准则》倡议书，倡导医药行业同仁遵循以患者为中心、诚信、独立、合法、透明和负责任的六大核心原则，并严格遵守《医药企业伦理准则》的各项规定。

这一医药行业伦理准则的制定和实施，是基于亚太经济合作组织（APEC）于 2011 年 9 月发布的一份共同宣言，该宣言旨在为 APEC 的关键领域制定和推广道德准则。2012 年 9 月，APEC 经济体在墨西哥城达成共识，提出了生物和制药行业的商业道德准则，即《墨西哥城原则》。作为 APEC 的成员国之一，中国参与了该原则的制定，并签署了相关决议。《墨西哥城原则》鼓励所有 APEC 经济体的生物和医药行业利益相关者共同遵守统一的道德标准。

高尚的商业伦理有助于营造正面的市场环境。《医药企业伦理准则》的推广旨在促进诚信经营，杜绝不当行为，净化中国医药市场。这不仅有助于建立一个安全、合规的医疗保健体系，也确保患者能够真正受益。

二、药品促销伦理准则

药品作为一种特殊商品，具有其独特的市场特性。药品经营企业在推广药品时，需采取多样的促销策略以实现其经济价值。然而，药品的促销活动必须遵守法律法规和道德规范。1988 年，世界卫生组织（WHO）制定了《药品促销的伦理准则》，并在 1994 年得到世界卫生大会的采纳，呼吁所有成员国和相关组织给予高度重视。20 世纪 90 年代，药品促销理念传入中国，引发了对伦理和法律问题的深入探讨。

（一）促销准则

促销活动指制药或销售企业为增加药品销量而进行的信息传播和市场推广。这些活动应遵循合法性、合理性和适宜性原则，同时需与国家的政治、文化、社会背景、教育水平、科技发展、法律法规、疾病特点、治疗习惯及卫生条件相契合。

药品促销的伦理规范不仅约束药品生产商和销售企业，还涵盖了政府机关、广告代理商、市场研究机构、医疗设施、医疗专业人员、药学部门、医药传播渠道以及大众传播媒介等。这些机构在进行药品推广时，都应遵守相应的伦理标准。虽然这些伦理准则本身不具备法律强制力，但它们在法律尚未明确规定的领域，提供了一种行为规范，有助于指导社会成员的自律。医药行业可以依据这些准则，实施自我监管和管理措施，以提升行业整体的道德标准。

药品促销伦理准则应遵循一系列基本原则，以确保活动的责任性和诚信性。第一，所有药品及其销售公司必须获得合法批准，确保其合法性。第二，促销手段需与国家政策、法律法规和普遍道德标准一致。例如，根据国家法规，禁止使用有奖销售、附赠药品或礼品等手段促销处方药和非处方药。所有药品的宣传口号和资料必须基于真实性、合法性和准确性，具有科学依据，能够承受审查，避免误导消费者或导致药品的不当使用。同时，向医生和药师提供的资料应具有科学性，促销活动不得以经济或物质利益为手段，医疗专业人员也不得索取或接受此类利益。第三，药品的科学宣传和教育活动应以传递知识为目的，而非仅仅作为促销的幌子。健康保健食品的宣传中，不得夸大其治疗功效。新药上市后的监测，如Ⅳ期临床试验，同样不应成为变相促销的手段。这些准则旨在维护药品市场的诚信和专业度，保护消费者权益，同时促进医药行业的健康发展。通过这些细致的规定，可以确保药品促销活动在传递科学信息的同时，不会损害公共利益或误导患者。

（二）广告促销伦理 🔲微课 2

根据我国法规，特定药品类别，如粉针剂、大容量注射剂、抗生素及特殊管理药品，禁止在大众媒介上发布广告。这些药品的广告宣传仅限于在获得批准的医药学专业杂志上进行，目标受众为医疗专业人士。对于非处方药（OTC），则适合在大众媒介上进行广告宣传。一个符合伦理的广告，首要条件是遵守这些法律规定。这意味着广告内容必须合法、真实、科学，并且以不误导公众、不夸大药品功效为原则。通过这样的规范，可以确保广告活动既符合法律法规，又维护了医药行业的诚信和责任，保护了消费者的权益。

药品广告必须遵循严格的科学性和真实性标准，禁止使用不切实际的功效声明或保证性语言。广告中不得提及治愈率或有效率，也不能进行产品间的比较或包含诽谤性内容。同时，广告应避免使用科研、学术、医疗机构或专家、医生、患者的名义和形象作为背书。除了宣传商品名称，广告还必须明确药品的通用名称，确保消费者能够准确识别产品。在面向公众的广告中，应避免利用人们对健康的关注和对健康信息的需求来获取不正当利益。特别地，药品广告不得以任何形式针对儿童。广告中必须明确告知药品可能的副作用，用词应避免引发公众的恐惧或沮丧情绪。此外，广告应提供准确、诚实的价格信息，确保消费者在购买决策时能够获得必要的信息。通过这些规定，药品广告可以更加负责任地向公众传递信息，同时保护消费者免受误导和不必要的焦虑，促进医药市场的健康发展。

三、药品价格伦理准则

我国实行市场调节价格、政府指导价格与政府制定价格相结合的管理制度，以市场调节价格为主。《中华人民共和国价格法》规定经营者应公平、合法、诚实信用地定价，明码标价，不得加价或收取未标明费用。然而，药品市场中存在歧视性定价、价格欺诈和暴利价格等问题。歧视性定价损害消费者利益，违反公平正义原则，加剧医患关系紧张。药品经营者应平等对待患者，对经济困难者给予同情，必要时无偿提供药品。价格欺诈如虚假标价、模糊标价等违反诚实守信原则，违反医药伦理精神和法律。《价格违法行为行政处罚规定》对价格欺诈行为规定了罚款等处罚措施。药品经营者应诚实守信，标价与商品相符，不使用欺骗性或误导性语言。暴利价格损害市场经济公平竞争原则，导致产业发展失衡，损害消费者权益。药品经营者应合理合法求利，不损害消费者利益，树立正确的义利观，服务患者，回报社会。总之，药品经营者应遵守法律法规，坚持公平正义、诚实守信原则，合理定价，服务患者，促进医药行业健康发展。

四、药品经营与生态伦理

人与自然的关系在道德层面上具有深远意义。传统伦理观念往往以人类为中心，将人的利益和福祉作为衡量道德行为的标准。然而，自 20 世纪下半叶以来，人们逐渐认识到环境保护、生态平衡及人与自然和谐共存的重要性。环境伦理和生态伦理因此应运而生，并逐步发展成熟。越来越多的人开始意识到，人类与自然是一个不可分割的整体。只有实现人与自然、环境和生态系统的和谐统一，才能称之为真正的道德行为。爱护环境不仅是对自然的尊重，也是对人类自身的关爱。不道德的行为，如破坏环境和扰乱生态平衡，最终会对人类自身造成负面影响，甚至带来灾难。生态伦理强调维护人类长远和整体的利益，倡导人类应与自然和谐相处，实现可持续发展。这种伦理观念的转变，促使人们在发展经济的同时，更加注重环境保护和生态平衡，以确保人类社会的长期繁荣和地球生态的健康稳定。

生态和环境伦理学倡导一系列基本的道德理念和行为准则。第一，它强调从人类中心主义向人与自然和谐共生的观念转变，推崇一种新的文明模式，即变革生产和生活方式，并树立新的道德标准。这种观念认为地球是我们共同的家园，自然是我们生存的基础，所有生物都是我们生存的伙伴。第二，它倡导从控制和征服自然的生产方式转向可持续的发展模式，从征服自然的科技转向理解和保护地球的科技。这要求我们以尊重自然的价值和权利为基础，保护环境和其他生物的生命。第三，在生活方式上，它提倡摒弃物质主义和过度消费，倡导简朴的物质生活，同时追求道德的提升和精神的升华。通过这些行为规范，生态和环境伦理学旨在促进人类与自然的和谐共存，实现可持续发展，保护地球的生态平衡。

药品的经营与消费也有一个生态道德观的问题，具体表现在野生药材资源的保护与药品、保健品的消费等方面。

（一）野生药材交易与生态伦理

中医药是中华民族数千年文明的结晶，其中不少野生动植物如虎骨、犀牛角、人参、鹿茸等被视为药材中的上品。然而，在现代化的冲击下，许多物种面临灭绝的威胁。为了保护这些珍贵资源，20 世纪 80 年代中期，国务院发布了《野生药材资源保护条例》，明令禁止猎取濒危的虎骨、豹骨、羚羊角、鹿茸等物种，并对野山参、熊胆等资源稀缺的药材实施采猎限制，同时推动这些药材的人工培育和养殖，以实现可持续发展。

药品企业需深刻认识到生态保护的重要性，积极投身科研，探寻珍稀药材的替代品及合成品。同时，企业应积极抵制并揭露非法砍伐和滥捕等不当行为。消费者亦应担起责任，调整自身用药习惯，减少对野生药材的需求，拒绝支持任何破坏生态环境的行径，共同维护生态道德和环境可持续性。

💡 **实例 10 – 3**

甘草、黄连、麻黄等草本植物在半沙漠化土壤中生长，它们对于防止土壤进一步沙漠化具有积极作用。由于野生的甘草、麻黄、黄连等药材品种的药用价值通常高于人工种植的品种，导致这些野生药材的市场价格不断上涨。这种市场现象吸引了大量寻求利益的人涌入我国西部的干旱草原，他们深入挖掘，导致尘土飞扬，沙石四溅，一旦这些药材被挖掘，原本就脆弱的土地很快就会被沙漠化。

2001 年 7 月，国务院颁布条例，禁止滥挖野生发菜、甘草、麻黄等植物。目前越来越多的医药企业投入巨资，开发建立野生药材种植基地。这些企业是具有环境道德意识和社会责任感的企业。

（二）药品保健品消费与生态伦理

药品生产和经营企业在推动行业发展的同时，必须自觉承担起保护生态环境的责任。这不仅是一种法律义务，更是道德上的自我要求。企业应主动投身于科学研究之中，致力于开发和推广珍稀药材的替代品，包括合成品和可持续来源的替代材料。此外，企业还应积极参与监督和规范行业行为，对任何滥伐森林、非法捕猎等违法行为和不道德行为予以坚决的举报和公开谴责。

身为负责任的消费者，我们有义务转变用药习惯，减少对野生药材的依赖，优先选择那些来源可追溯、生产过程符合环保标准的药品。我们应积极推广绿色消费理念，抵制那些损害环境、违反生态道德的产品和行为。通过消费者的选择和行动，可以激励企业改进生产流程，采取更环保的措施，进而促进社会形成一种尊重自然、维护生态平衡的正面风气。这不仅有助于维护地球上的生物多样性，也能确保我们为子孙后代留下一个更加清洁、健康的居住环境。

作为具有道德意识的消费者，我们肩负着推动社会进步和环境保护的责任。这首先体现在我们的消费选择上，尤其是对待药品的选择。我们需要逐渐摒弃那些依赖濒危野生动植物制成的药材，转而支持那些采用可持续生产方式和环保工艺的药品。这种转变不仅关乎个人健康，更关乎地球的健康和未来。我们应当倡导一种全新的消费观念——绿色消费，它强调在消费过程中考虑产品对环境的影响，支持那些致力于环境保护的生产者。通过我们的购买行为，可以向市场发出强烈的信号，促使药品企业在生产过程中采取更加负责任的态度，减少对环境的破坏，保护生物多样性。此外，我们还应该提高对生态道德的认识，反对那些以牺牲环境为代价的不道德行为。这包括但不限于非法采伐、过度捕捞、滥用化学药品等。我们应该通过各种渠道，如社交媒体、社区活动等，宣传环保理念，提高公众对生态保护的意识。通过这些行动，消费者群体可以成为推动社会变革的重要力量。我们的选择能够影响企业的行为，促使它们在追求经济效益的同时，更加注重环境保护和社会责任。最终，我们希望通过每个人的努力，共同构建一个和谐共生的社会，为子孙后代留下一个绿色、健康、可持续的生活环境。这样的社会不仅能够满足当前人们的需求，更能保护地球上的生态系统，实现人类与自然的长期和谐共存。

在当今社会，有识之士对某些人为了追求一时的舒适而滥用药品的行为表示了强烈的批评。他们指出，这种行为不仅对个人健康构成威胁，更是对社会资源的一种浪费。药品消费被比喻为"老虎机"，暗示着其具有不可预测和潜在的破坏性，它像一个贪婪的怪物，张开血盆大口，无情地吞噬着我们宝贵的社会财富。这些批评者还指出，医药消费的滥用反映了一种扭曲的价值观，即在某些情况下，人们错误地将个人的生命优先权置于伦理和社会责任之上。他们认为，这种价值观的滥用不仅损害了社会的公平性，也破坏了医疗资源的合理分配。为了纠正这种趋势，有识之士提倡人们应该更加谨慎地使用药品和医药保健品。他们推崇古希腊医学家希波克拉底的自然疗法理念，强调通过健康的生活方式、合理饮食和适度运动来维护身体健康，而不是过度依赖药物。他们认为，只有回归自然，尊重生命本身的规律，才能实现真正的健康，这不仅是对个人负责，也是对社会伦理的尊重。此外，他们还呼吁加强公众健康教育，提高人们对合理用药的认识，避免不必要的医疗消费。通过教育和宣传，可以帮助人们树立正确的健康观念，减少对药品的过度依赖，从而促进社会资源的合理利用和分配，实现可持续发展。

总之，有识之士的批评和建议提醒我们，面对医药消费，我们应该保持理性和审慎，遵循医学伦理，尊重生命的自然规律，以实现个人和社会的和谐发展。通过这种方式，我们不仅能够保护自身的健康，也能够为构建一个更加公正和可持续的社会做出贡献。

思考题

答案解析

1. 简述公认的商业道德原则。
2. 简述药品的特殊性。
3. 简述执业药师道德规范。

（董晓丽）

书网融合……

本章小结   微课1   微课2   习题

第十一章　医院药学领域的道德

📖 学习目标

　　1. 通过本章学习，掌握医院药学的伦理特征、药物使用的伦理原则及药师的职业道德要求；熟悉药品政策的核心伦理原则；了解这些原则在政策制定和实施过程中的具体应用。

　　2. 具有在复杂医疗环境中进行伦理分析与决策的能力。

　　3. 树立以患者为中心的伦理观念，理解药师在多学科医疗团队中的伦理角色和社会责任。

　　医院药学是药学实践中不可或缺的一部分。在我国，医疗卫生机构是指从卫生健康行政部门取得《医疗机构执业许可证》，或从民政、工商行政、机构编制管理部门取得法人单位登记证书，为社会提供医疗保健、疾病控制、卫生监督服务或从事医学科研和医学在职培训等工作的单位。医疗卫生机构分为四类，包括医院（如综合医院、中医医院、中西医结合医院、民族医院、各类专科医院和护理院）、基层医疗卫生机构（如社区卫生服务中心、街道/乡镇卫生院、村卫生室）、专业公共卫生机构（如疾病预防控制中心、专科疾病防治机构、妇幼保健机构、健康教育机构、急救中心、采供血机构）和其他医疗卫生机构（如疗养院、临床检验中心、人才交流中心、统计信息中心）。

　　本章中，"医院药学"主要指的是医院和基层医疗卫生机构药学领域。医院药学实践不仅需要满足技术和法律的要求，更需要以伦理为核心原则，以保障患者权益和社会责任为最终目标。本章节将围绕医院药学的伦理特征，综合探讨医院药学在现代医疗体系中的重要作用，分析医院药学的任务演变、特点、伦理特征、药师职责及患者权利保障等内容。

第一节　医院药学伦理 🅴 微课1

PPT

一、医院药学的使命

　　近年来，医院药学的任务经历了深刻转型。传统上，医院药学的主要任务集中在药品的采购、调剂和分发上，以确保门诊和住院病房的药品供应，满足患者的基本用药需求。除此之外，医院药学还负责小规模生产和配制药物制剂，确保医院制剂的质量，并开展处方统计与药品费用核算等工作。这些任务是医院药学的重要组成部分，为保障医院的药品供应链和患者的用药安全奠定了基础。

　　然而，随着医疗技术的进步和患者需求的变化，医院药学的任务逐步扩展到更为复杂和多元化的领域。现代医院药学不再局限于药品的简单管理，而是开始向临床药学服务的方向发展。这一转变反映了医院药学在整体医疗体系中的角色升级，从传统的"药品供应者"转变为"患者健康的守护者""健康服务的提供者"。新任务包括用药咨询、药品疗效监测、个体化治疗方案制定、药物利用研究、药物经济学评估、药物基因组学检测、药物流行病学研究、药源性疾病预防以及心理辅导等。通过提供临床药学服务，药师能够为医生提供专业的药学建议，帮助其制定更合理的处方，并直接面向患者实施个体化用药方案，从而有效降低患者的医疗费用，减轻其经济负担。这些新的使命不仅扩大了药师的职责范围，也对药师的专业技能和伦理意识提出了更高的要求。

与此同时，自 2009 年《关于深化医药卫生体制改革的意见》发布以来，针对医院药学的法律和管理框架也发生了显著变化。2017 年《关于加强药事管理转变药学服务模式的通知》中强调了以合理用药为核心的药事服务作为诊疗活动的重要内容，应推进药学服务从"以药品为中心"转变为"以患者为中心"，从"以保障药品供应为中心"转变为"在保障药品供应的基础上，以重点加强药学专业技术服务、参与临床用药为中心"。而 2021 年《医疗机构药学门诊服务规范》及 2024 年《医疗机构药事管理与药学服务》等规范和团体标准的颁布，进一步规范了医院药学的合理合规运转，药品的合理使用，以及患者的用药安全。医药分家、零加成、集中采购、设立药事服务费等一系列改革措施的实施不仅旨在优化医院药学的管理机制，还有利于降低患者的医疗费用负担，确保药品质量，整顿药品购销秩序，并打击商业贿赂行为。

二、医院药学的伦理特征

随着医疗改革的深入和社会文化背景的变迁，医院药学的经济功能逐渐弱化，药占比逐步下降，医院药师从"面对药品"向"面对人"的角色转变使得如何正确处理医患关系成为医院药学伦理建设中的核心问题之一。

1. 以患者为中心的职业道德　与医德相似，医院药学的伦理标准也是以维护人类健康利益为核心。药师需要与患者建立信任，帮助其理解和遵循用药建议，从而提高用药依从性和治疗效果，提升公众对医疗体系的信任感和满意度。药师在履行其职责时，应严格遵守医德规范，热爱专业、认真负责是基本要求。同时，药师还应在日常工作中保持职业形象，表现出仪表端庄、行为文明、清正廉洁和真诚可信的职业素养。在面对患者时，应做到一视同仁、慎言守密，确保患者的隐私和权益得到充分保护。

2. 跨学科协作的伦理责任　医院药学的另一个特征是其伦理评价标准不仅限于药师在药学领域内的专业表现，还包括与其他医疗人员间的跨学科协作精神。医院药师不仅需要与医生、护士合作，还需与营养师、心理学家、社会工作者等多个学科的专业人员密切协作，共同为患者提供全面的医疗服务，提升患者的整体治疗效果。要做好这一点，药师不仅需要具备传统的药学领域学科知识，还需要具备更广泛的知识储备和更高的人际沟通能力。

3. 社会责任与双重伦理义务　医院药师还承担着广泛的社会道德义务，如对药品不良反应的报告、对群体性药源性损害的监测、对特殊管理药品和抗生素的管理以及积极贯彻执行国家药品政策等，以推动医疗体系的综合性发展，确保社会整体利益的最大化。因此，医院药师在履行其职责时，既要对患者负责，也要对社会负责，这一责任的双重性要求药师在伦理决策中不仅要考虑医学标准，还要考虑社会利益和价值目标。

4. 数字化转型带来的伦理挑战　信息技术的迅猛发展也促进了医院药学的数字化转型，并由此赋予了其全新的特征。越来越多的医院药师开始使用电子健康记录（electronic health record，EHR）、处方管理系统（prescription management system，PMS）及临床决策支持系统（clinical decision support system，CDSS）等工具提高工作效率，实现个性化药物治疗和精准用药。然而，新技术的使用可能带来患者隐私权、自主权、知情同意权等多方面的未知风险。在药学信息化过程中，大量患者数据被收集、存储和分析。药师在处理数据时，如何确保最终的医疗决策符合伦理标准成为了一项难题。同样，信息技术的应用也涉及社会责任和公共利益。药师和医疗机构在推动信息化进程时，必须充分考虑其对社会整体健康的影响，确保技术发展服务于社会的整体利益。

三、患者用药权利

自 20 世纪 60~70 年代，全球范围内的人权和民主意识迅速传播，这种社会思潮对医疗实践产生了深远影响。随着公众对自身权利的认识不断加深，作为医疗服务的直接受益者，患者在医疗决策中对自主权和参与权的需求日益强烈。由此，患者权利的概念逐渐形成，并在医疗实践中得到了越来越多的关注。

1963 年，英国成立了患者协会（Patients Association），标志着患者权利保护运动的开端。该协会的成立旨在保护和捍卫患者的基本权利，包括知情权、自主决定权，以及在医疗过程中获得尊重和公平对待的权利。该组织通过倡导、教育和提供支持，帮助患者了解并维护他们在医疗系统中的合法权益。

1972 年，美国医院协会（American Hospital Association，AHA）发布了《患者权利章程》（*Patient's Bill of Rights*），这是保护患者在医疗过程中基本权利的开创性文件，明确规定了患者在接受医疗服务时应享有的基本权利。这一文件的出台为患者权利在医疗实践中的落实提供了法律依据。

1. 公平用药权　在医院药学领域，保障患者合法用药的权利被视为医患关系中的核心问题之一。患者有权获得基本的医疗用药，这一权利与"人人享有卫生保健"和"人人享有基本药物"的全球医疗卫生目标是一致的。医师和药师在开具药方时，必须严格根据患者的病情进行决策，做到因病施药，不能因社会身份或经济状况的不同而差别对待患者。

2. 自主选择权　现代医疗强调患者在治疗过程中的主动参与。在选择药物治疗方案时，患者有权充分了解所用药物的副作用和替代方案，有权拒绝不合理的药物治疗或参与药物实验（如新药临床试验），并在知情的前提下作出是否同意接受治疗的决定。药师在提供专业意见时，应尊重患者的个人意愿和价值观，与其共同探讨和制定最符合其需求的治疗方案，而不是一味地以"家长式作风"强迫患者接受某种特定的治疗。共同决策的模式不仅能增强患者的自主性，也有助于提高治疗依从性和患者满意度。

3. 监督权　患者有权监督自身医疗权利的实施。面对高昂的医疗费用，患者有权了解药品的价格和定价机制，或要求提供药费清单。

4. 隐私权　患者的个人隐私（如病史、用药记录及治疗反应等敏感数据）受到保护。药师应当避免在公开场合讨论患者的个人健康信息，用于收集、分析、储存、传递患者数据的设备和计算机系统应具有良好的数据保护措施（如加密和访问权限控制），以防止患者信息泄露给无关的第三方，必要时应额外获取患者的书面同意。

在保障患者合法用药权利的过程中，医院药师必须始终坚持以患者利益为中心，不断提升自身的职业素养和道德意识，以应对现代医疗环境的复杂性和多样性。这些权利的保障不仅是对患者权益的尊重，更是药师履行职业道德义务的体现。当前，虽然我国在保护患者权利方面取得了一定的进展，但仍存在许多不足之处亟需改进。加强对患者合法用药权利的道德意识，是提升医院药学整体道德水平的重要途径，也是促进医患关系健康发展的关键。

第二节　"零加成"时代医院药学的伦理实践　微课 2

PPT

一、药品调剂伦理

药品调剂是医院药学的核心工作之一，药师在此过程中承担着重要的伦理责任。药品调剂不仅要求药师在技术上做到精益求精，还需要他们在与患者互动时体现出关怀和责任感，以确保药品使用的安全有效，维护患者健康。

药师在调剂药品前，首先必须严格审核处方，包括对药物名称、剂量和使用方法的检查，以及患者的过敏史、合并用药以及潜在的药物相互作用。药师通过避免药品调配错误，可促进用药安全。药师还可利用 EHR 系统等技术工具，进一步提高审核的精确度和效率，确保每一张处方都经过充分的检查和验证。

在调剂完成后，药师需再次核对药品信息与患者信息，确认无误后再签字确认。签字不仅是一个操作流程上的规范要求，更是药师对自己工作结果的最后确认，意味着药师将对药品的准确性负责。在信息技术的帮助下，药师也可利用智能化核对系统，进一步降低人为错误的风险。

药品发放是药品调剂的最后一个环节，也是药师与患者直接互动的重要时刻。药师应在发药时向患者详细解释药物的使用方法、剂量和注意事项，尤其是对老年人或文化程度较低的患者，应给予更多的关怀和指导。药师还可利用图片、宣传手册或多媒体设备，帮助患者更直观地理解药物使用方法，有效减少误用药物的风险。

二、药品采购伦理

药品采购是医院药学的重要组成部分，不仅关系到医院的经济效益，也关乎患者的健康与用药安全。药师在这一过程中必须遵循严格的伦理原则，以确保采购的药品质量可靠，价格合理，并符合患者的需求。

药品采购的首要原则是质量至上。药师在采购药品时，必须优先考虑药品的质量，而非价格。药师有责任选择信誉良好的供应商，采购的药品必须经过严格的质量检测，确保其符合国家标准。在药品招标采购中，要坚持公平、公开、择优的原则，在药效相同情况下，多进廉价药，少进高价药。

药品回扣是药品采购过程中另一个常见的伦理问题。药师在药品采购时，常面临来自药品供应商的回扣或贿赂。从伦理角度来看，药品回扣不仅会损害患者的利益，还会损害医务人员的整体道德形象。接受药品回扣不仅违反职业道德，更会导致不公正的药品采购决策，最终危及患者和公众健康。药师应坚持职业操守，拒绝任何形式的回扣，确保采购的药品是基于质量和疗效的考虑，而非个人利益。

此外，随着医疗市场的全球化，药品采购也面临着来自国际市场的伦理挑战。例如，进口药品的质量标准是否符合国内标准、进口药品的价格是否合理等，都是药师在采购过程中需要考虑的伦理问题。

三、药品使用伦理

医院药学在药品使用环节中，不仅继承了药品研发、生产和经营领域的基本伦理原则，还由于其在临床实践中的独特地位，产生了特有的伦理要求。药品使用过程中的伦理问题涉及多个方面，药师在这一过程中必须遵循伦理规范。

（一）合理用药的道德意义

合理用药是确保患者获得最佳治疗效果的关键。世界卫生组织（WHO）合理用药的标准中指出，患者应获得适合其临床需要、符合个体需求的剂量，适宜的期限以及对患者及其社区来说花费最少的药物。合理用药的首要原则是以患者为中心，即所有用药决策都必须基于患者的最佳利益。药师应充分考虑患者的具体病情和生理状况，选择最适合的药物和剂量，避免不必要的药物使用。药师应遵循科学依据和循证原则，每一项用药决策都应基于最新的药物研究进展和临床指南，而不是个人经验或习惯性做法，使所做的决策符合当前最佳的医学实践标准。此外，药师还应考虑到患者的经济承受能力，选择价格合理且疗效良好的药品，以减轻患者的经济负担。

💡 实例11-1 --

某患者因感染接受抗生素治疗，药师在审核处方时发现，患者存在肾功能不全的问题，而医生开具的抗生素剂量过高，可能导致患者出现严重不良反应。药师立即与医生沟通，并根据患者的体重和肾功能调整了药物剂量。药师还为患者提供了详细的用药教育，解释了新治疗方案的优点和注意事项，并提醒患者注意服药期间是否出现无尿、少尿等异常反应。最终，患者的感染得到了有效控制，且未出现明显不良反应。

本案例中，药师体现了多个合理用药的伦理原则。首先，药师坚持以患者为中心，及时发现并纠正了原有治疗方案中的问题。其次，药师基于科学证据，通过对药物作用机制的深入理解，对药物剂量进行了调整，保证了用药的安全性。药师还开展了患者教育，帮助患者更好地理解新方案，提高了治疗的依从性。

（二）精准治疗的道德意义

精准治疗是一种基于患者个体差异（如年龄、性别、体重、共患病、基因组信息、过敏史、疾病史、家族史、生活方式和环境因素等）和药物特征（如药代动力学和药效学特性等），为患者量身定制治疗方案的个性化医疗策略。精准治疗不仅能有效降低患者的药物费用，还能减少药品不良反应的发生，在现代医疗中占据着举足轻重的地位。然而，由于精准治疗常常涉及复杂的基因检测和个体化药物治疗，对如何保障患者的隐私权、知情权和自主权提出了较高要求。

医院药师在确保精准治疗的伦理合理性方面肩负着责任。药师应确保所有患者数据在收集、存储和使用过程中得到严密保护，禁止未经授权的访问、泄露或滥用。药师应遵循严格的数据管理规范，积极告知患者数据将被如何使用，以及采取了哪些保护措施。药师还应理解患者的文化背景和个人价值观，保证患者在充分知情的基础上，自主做出医疗决策。

实例 11-2

一名乳腺癌患者在接受化疗前，药师通过基因检测发现该患者是某种化疗药物的慢代谢者，可能导致药物在体内蓄积，造成药物中毒。药师向患者详细解释了这种风险，并讨论了可供选择的替代方案，并与医生合作，为患者制定了一套个体化治疗方案，选择了一种副作用较小但同样有效的化疗药物。患者在知情同意的基础上，接受了这一替代治疗方案，最终顺利完成治疗，未出现明显不良反应。

本案例中，药师遵守了多项伦理原则。首先，药师尊重患者的知情权和自主权，详细解释了常规治疗方案的潜在风险，并提供了替代方案，让患者在充分了解的情况下做出自主决策。其次，药师关注患者的个体差异，选择了适合患者个体基因特征的药物，避免了严重不良反应的发生，体现了个体化治疗的伦理考量。同时，药师在与患者的互动中，始终坚持以患者为中心，确保治疗方案不仅安全、有效，而且符合患者的个人需求和生活方式。最后，药师通过科学分析和人文关怀，提供了使患者利益最大化的精准治疗方案，充分体现了药师的伦理责任。

（三）药学监护的道德意义

药学监护是指药师在药物治疗全过程中对患者进行持续性、系统性的跟踪和评估。药师通过药学监护，能够及时发现并解决患者在用药过程中出现的问题，如药物相互作用、剂量错误、不良反应等，确保患者安全。这一过程具有持续性和全面性，要求药师具备高度的责任心和敏锐的观察力，确保患者在整个治疗过程中都能获得最佳的药物支持。与精准治疗类似，药学监护也必须尊重患者的个体差异，不能简单地"一刀切"。药学监护还往往需要药师与医生、护士、营养师、心理学家等合作，共同制定和实施药物治疗方案。

药师在药学监护中的伦理原则。首先，药师在监护过程中始终将患者安全放在首位，发现并预防了潜在的药物风险，避免了更严重的健康问题。其次，药师通过持续监护，及时发现了长期用药导致的问题。同时，药师根据患者的具体情况，制定了个性化的药物调整方案，还与医生进行了有效沟通，通过多学科协作，让调整后的方案得以顺利实施。

（四）药品不良反应监测的道德意义

药品不良反应监测是医院药师职责中极为重要的一部分。我国于1986年开始药品不良反应监测试点工作，1989年成立国家监测中心，并相继在各省建立了药品不良反应监测系统。2011年，我国颁布修订后的《药品不良反应报告和监测管理办法》，从法律上规范了药品不良反应报告和监测的管理工作。据统计，2023年我国药品不良反应监测网络收到药品不良反应/事件报告共计241.9万份，其中新的和严重药品不良反应/事件报告83.3万份，占同期报告总数的34.5%。从药品类别看，化学药品占81.2%，中药占12.6%，生物制品占3.8%；从报告来源看，来自医疗机构的报告占90.1%；从报告人职业看，医生占56.8%，药师占25.7%，护士占12.5%。

药品不良反应监测的首要伦理原则是保护患者健康和安全。从职业道德的要求出发，药师应自觉主动地做好监测工作，尤其是对于高风险药物或长期用药的患者，更应定期监测患者的用药情况。药师应时刻保持警觉，仔细分析每一项异常反应。在发现潜在或实际的不良反应时，应立即采取行动，通知相关医务人员并与患者沟通，降低剂量或停用药品以防止进一步伤害。药师还应保持科学性与客观性，基于可靠的医学数据和科学证据评估药品与不良反应之间的因果关系，避免因主观判断或外界压力而影响监测结果，同时避免不必要的恐慌或错误的药品禁用。科学和客观性不仅是药师专业素养的体现，也是保证不良反应报告准确性的关键。另外，药师在药品不良反应监测中应保持高度透明，如实记录所有相关信息，并在必要时公开发布，确保所有信息能够及时、准确地传达给患者、医生及药品监管机构。信息共享不仅有助于及时采取应对措施，避免群体性药害事件的发生，还能为国家药品政策的制定和安全监管提供数据支持。

实例11-3

某中年男性患者在接受多种抗癌药物联合治疗时，出现了剧烈的恶心、呕吐和肝功能异常。药师在例行药物监测时，依据世界卫生组织（WHO）指导原则（UMC评定法），发现该患者的症状与其中一种新进口的化疗药物"可能"存在关联。这种药物在市场上尚属新药，相关的不良反应数据有限。药师立即与患者的主治医生沟通，建议停用该药物，并更换为另一种安全性更高的替代药物。同时，药师还将这一不良反应详细记录，并上报给当地药品不良反应监测中心。

本案例中，药师严格遵循了药品不良反应监测中的伦理原则和职业道德。首先，药师通过及时监测和分析，发现了用药风险，并立即采取了措施（停药）。其次，药师对不良反应与药品之间的因果关系进行了科学评估。在处理过程中，保持了信息的透明度，与医生和患者均进行了充分沟通，确保患者的知情权得到了尊重。同时，药师还遵循了社会责任原则，将这一不良反应上报药品监管部门，为其他医疗机构提供了重要的参考数据，有助于未来预防类似事件的发生。

知识链接

《药品不良反应报告和监测管理办法》

2011年5月4日，《药品不良反应报告和监测管理办法》（卫生部令第81号）颁布，明确"药品生产企业（包括进口药品的境外制药厂商）、药品经营企业、医疗机构应当按照规定报告所发现的药品不良反应"，并且"鼓励公民、法人和其他组织报告药品不良反应"。

药品不良反应（adverse drug reaction，ADR）是指合格药品在正常用法用量下出现的与用药目的无关的有害反应。药品不良反应具有不可预测性和潜在危害性，任何药品均有可能发生不良反应，严重者甚至可危及生命。因此，国家必须通过建立严格的报告和监测机制，确保药品不良反应信息的及时传递和共享，并采取必要的措施来减少或消除药品安全风险，保障公众用药安全。

四、医院制剂伦理

医院制剂（院内制剂）是指医院根据自身临床需求，针对市场无法供应的药物，经过药品监督管理部门批准后，自行配制的药物。此类制剂制备周期短、品种多样、适用性强、供应及时、方便患者，具有独特的优势。然而，由于医院制剂直接关系到患者的健康，医院药师必须遵循严格的伦理原则和职业道德，以患者利益为核心，保障药品安全性和有效性。

药品质量和安全性是医院制剂生产中最基本的伦理要求。药师在制备医院制剂时，必须严格按照药品生产的相关标准和规范操作，确保药品的纯度、稳定性和无菌性等质量要求。从原材料的选择、制剂工艺的设计、生产过程的控制到最终产品的质量检验，药师必须确保每个环节都符合标准。药师还应定期抽验成品制剂的质量，并根据最新的科研进展和临床指南，不断优化制剂配方和工艺流程。

医院制剂的生产和使用必须符合国家药品法律法规及相关管理规定。药师在生产医院制剂时，必须坚持法律底线，严格遵守药品监督管理部门的审批和监管要求，确保所有制剂的生产过程合法合规，如获取生产许可、接受日常检查和质量监督、确保制剂仅用于本院患者且不在市场上销售等。

同时，药师也承担着相应的社会责任，确保医院制剂的生产不会对社会造成负面影响，如避免生产导致耐药菌株产生或传播的制剂，使用环保生产工艺，减少污染和资源浪费，防范潜在社会公共卫生风险等。此外，药师应积极参与医院制剂的研发、质量改进和技术创新，如开发新的给药途径、提高制剂稳定性和生物利用度等，提升医院制剂的整体水平，满足临床需求，为患者提供更好的治疗选择。

五、医院药学服务的伦理风险

如前文所述，医院药学服务涵盖了药品采购、调剂、使用、监护和患者教育等多个环节。随着技术进步和医药市场全球化，医院药学服务的伦理风险也逐渐复杂化，迫使医院药师不断加强伦理意识和职业判断。

1. 用药安全与合理性的风险　医院药学服务中，首要的伦理风险是合理性风险。不合理的药物选择、剂量或使用方法都将导致用药错误、不良反应或疗效不佳，给患者乃至公众健康带来巨大威胁。

2. 药物相互作用与多重用药的风险　随着人口老龄化加剧，老年患者和慢性病患者同时服用多种药物，即多重用药（polypharmacy）的情况愈发常见。研究表明，多重用药将显著增加药物相互作用风险，导致疗效降低或产生严重不良反应。

3. 利益冲突与公正性的风险　药师在药品采购、推荐或使用过程中，可能面临利益冲突的伦理风险，如受到药品生产厂家的经济利益诱导，优先推荐某些药物，接受企业赠送的礼品、赞助、旅游、咨询费等。这将干扰药师的用药决策，甚至违背"以患者为中心"的根本原则。

4. 多学科协作中的伦理风险　无论是科学研究抑或是临床实践，多维度、多方向的跨学科合作范式都受到了大量关注，高质量的药学服务往往涉及多学科团队合作。然而，如果团队成员之间角色分工不清、职责交叉、沟通不畅或信息不对称，将导致治疗决策出现偏差，增加患者的治疗风险。

5. 创新与技术应用的伦理风险　随着数字化医疗和新兴技术的应用，药学服务中的伦理风险进一步复杂化。例如，使用人工智能（artificial intelligence，AI）推荐药物时发生数据偏见（data bias），使用远程药学服务时发生患者隐私信息泄露，使用自动发药机器人时出现技术失误，使用临床决策支持系统（CDSS）时出现决策过程不透明等。

六、药师道德准则

作为医院药学服务的主要提供者，药师的道德准则直接关系到医疗服务质量的高低。药师的职业道德准则是药师日常实践的核心指南，确保其行为符合伦理标准。

1. 保障合理用药 药师的首要职责是保障患者用药有效、安全、经济、适宜。在具体实践中，药师应基于对药物性质的理解及对患者病情的全面分析，始终坚持科学依据和循证药学原则，确保药物选择和剂量的合理性，并定期开展用药评估，及时发现和纠正不合理用药行为。随着个体化药物治疗理念的推广，药师还需要更多地考虑患者的个体差异。

2. 助力药物治疗管理（medication therapy management，MTM） 药师在多重用药管理中起着重要作用。药师应主动识别潜在的药物使用风险，对所有药物的相互作用进行系统分析，并根据患者的具体病情调整药物组合方案和剂量。对于特别复杂的用药情况，药师还应与医生共同讨论，制定最安全的用药策略。

💡 **实例 11-4** --

患者，女，65岁，患有多种慢性疾病，包括高血压、2型糖尿病、慢性阻塞性肺疾病及慢性肾功能不全。患者正在使用8种不同的药物，包括降压药、胰岛素、吸入性支气管扩张剂、抗生素、利尿剂和护肾药。患者病情在过去几年中基本稳定，但最近出现反复低血糖发作、间歇性呼吸困难及逐渐加重的乏力和头晕症状，频繁入院。患者家属对此非常担忧，认为可能与多重用药有关，要求医院药师进行全面的药物评估。

经过评估，药师发现患者存在以下问题。

（1）药物相互作用与不良反应 胰岛素与降压药联用可能加剧低血糖风险，利尿剂与降压药联用可能导致过度降压和电解质失衡，长期使用抗生素也可能对肾功能产生进一步损害。

（2）患者依从性差 患者药物方案非常复杂，涉及多种剂型和给药时间，已多次因服药时间混淆、错服或漏服药物而发生不良反应。

（3）患者与家属的矛盾 家属对患者的健康非常关心，希望能够停用部分药物。但患者本人对现用药物存在依赖心理，认为只有抗生素和吸入性药物能够有效缓解症状，因此不愿调整现有治疗方案。

（4）多学科人员参与 患者的治疗涉及多个医院科室，包括内分泌科、呼吸科、肾内科和心内科。各科室医生对患者的治疗方案持不同意见，有些医生倾向于保守治疗以减少药物负担，而另一些则主张积极治疗以控制疾病进展。

（5）经济负担 患者的家庭经济条件中等，长期多重用药及频繁住院已给家庭财务带来了压力。她的医保虽然覆盖了大部分费用，但一些新药和非医保药物仍需自费购买。

本案例中，药师面临着多种伦理挑战，具体如下。

（1）患者安全与治疗效果之间的平衡 当药物相互作用和不良反应风险较高时，药师应注意在保障患者安全的前提下，不影响整体的治疗效果。

（2）知情同意与自主权 当实施复杂的治疗方案时，药师应确保患者及其家属对药物调整的知情同意，能够理解并执行新的治疗方案。当患者对药物有依赖心理时，药师应尽可能平衡尊重患者自主权和保障治疗安全性之间的伦理关系。

（3）多学科团队中的伦理角色 在多学科团队中，药师应做到在保持专业独立性的同时有效沟通，协调团队中不同专业意见之间的冲突，并在决策过程中维护患者利益，形成一个最适合患者的治疗方案，并保证最终决策的伦理合理性。

（4）经济伦理考量 当确有必要使用高价药物时，药师应正确处理药品费用与治疗效果（和/或不良反应）之间的矛盾。药师应在药物选择上做出既符合患者经济承受能力，又不损害治疗效果的决策。

（5）资源分配的伦理考量 在面临患者的家庭财务压力或有限的医疗资源时，药师应努力平衡患者的个人需求与社会资源的公平使用之间的矛盾，既体现药师的社会责任，也使患者能够获得最有效的治疗。

3. 坚持利益冲突声明（conflict of interests declaration）制度 利益冲突声明制度要求药师在面对任何可能干扰其职业判断的经济、商业或个人利益时，主动进行披露，并回避任何可能涉及利益冲突的决策过程。药师应恪守职业道德，定期提交利益冲突声明，说明其与药品供应商、制药企业或其他外部组织之间是否存在经济关系，确保其所做的所有决策都是基于患者的最佳利益。医院也应建立有效的监督机制，定期审查药品采购和使用的公正性，确保药师的专业性不受外部利益干扰。

4. 参与多学科团队有效运作 近年来，国内许多高校提出了"医学＋X"的新医科建设新思路，医理结合、医药贯通、医工交叉等创新实践模式和人才培养体系进一步推动了我国医院药学学科的发展。药师作为药物治疗的专家，在多学科团队中应明确自己的角色和职责，主动参与团队讨论，提出药物治疗的建议，并尊重其他学科成员的意见。医院也应加强多学科团队的伦理培训，帮助各团队成员建立有效的沟通机制。

5. 安全应用新技术 新技术必将带来新挑战。药师应始终保持批判性思维，谨慎引入和使用新技术，遵守相关法律法规，并充分评估技术对患者和治疗结局的伦理影响，尽可能减少或避免伦理风险。

第三节 药品政策的伦理考量

一、药品政策的伦理原则

药品政策是国家卫生体系的重要组成部分，直接影响到公共健康、社会公平以及经济发展的方方面面。药品政策的制定和实施不仅仅是一个技术性的问题，更是一个充满伦理考量的过程。有效的药品政策应当符合国情，促进公共卫生事业的发展，保障人民健康，进而实现伦理学所称的"善政"。这种政策需要在安全性、有效性、公平性、可及性和公益性等多个方面进行权衡，确保其能够满足社会整体利益的需求，并对所有公民一视同仁。决策者在制定药品政策时，往往面临各种伦理上的选择与挑战，例如如何平衡不同群体的利益、如何分配有限的医疗资源以及如何确保政策的实施能够真正造福于广大人民群众。公共管理伦理的核心价值在于公平和公正，任何药品政策都必须从这些原则出发，进行道德判断与选择，合理分配卫生资源，维护社会的稳定与和谐。

药品政策的伦理原则为政策制定者提供了道德指南，确保药品政策科学合理，公正公平。安全性原则、有效性原则、公平性原则、可及性原则和公益性原则共同构成了药品政策伦理框架的核心内容。这些原则帮助决策者在面临复杂利益平衡和资源分配时，做出符合社会整体利益和伦理标准的决策。通过遵循这些伦理原则，药品政策不仅能够有效促进公共健康，还能推动社会的可持续发展和伦理秩序的实现。

1. 安全性原则 是药品政策的基石。无论何种政策都应坚持"无害"原则，即最大限度地保护患者免受药物治疗带来的负面影响。药品的安全性不仅是药品研发和生产阶段的核心关注点，也是政策制定者必须优先考虑的伦理问题。政策制定者必须确保所批准的药品经过严格的临床试验和科学评估，在治疗疾病时不会对患者造成不必要的伤害。在药品上市后，还应为之建立完善的药品不良反应监测系统，对可能出现的安全风险进行持续跟踪和评估。

2. 有效性原则 强调药品必须具备明确的治疗效果，能够为患者的健康带来实质性的改善，而非仅仅满足市场或经济利益的需求。药品政策的制定应基于科学证据，优先考虑疗效确凿的药物，保证所批准的药物能够达到其预期的治疗效果。除此之外，药品政策还应鼓励和支持对新药和治疗方法的创新和研发，使更安全有效的治疗手段不断涌现，提高国家整体医疗水平。

3. 公平性原则　是药品政策伦理考量中的另一个重要基石，要求药品政策在制定和实施过程中，必须公平地分配医疗资源，合理调整不同群体的利益。无论人们的年龄、性别、种族、收入或地理位置如何，都有权利获得必需的药物治疗。然而，公平并不意味着简单的平均分配，而是要在兼顾国家、集体和个人利益的基础上，合理配置资源，以实现社会的整体公平。例如，基本医疗保险制度的建立，体现了国家、企业和个人共同承担医疗费用的公平原则。而非处方药（OTC）药品市场的设立则通过建立自费市场，打破"大锅饭"制度，使资源配置更加符合市场经济的规律。此外，药品政策还应当照顾社会弱势群体和特殊群体的诉求，在药品定价、医保覆盖范围、药品供应链配置和市场监管等方面，确保他们能够平等地享有基本医疗资源。

4. 可及性原则　是指药品政策应确保所有需要药物的患者都能在需要时获得这些药物。可及性不仅涉及药品的地理分布，还包括药品的经济可负担性。政策制定者需要通过合理的价格控制、医保政策和药品补贴，确保患者不会因为药价过高、药品供应链不畅或获取药物信息不对称等原因而无法及时获得必要的药物治疗。需要注意的是，确保可及性有时会与企业的经济利益相冲突，此时药品政策应立足于大多数人的健康福祉，利用政策手段调节市场，确保药品的生产和供应符合公共利益。

5. 公益性原则　是药品政策的核心伦理原则之一，特别是在我国这样的社会主义国家，医药卫生事业被视为公共福利的重要组成部分。公益性原则要求药品政策必须以社会的整体利益为出发点，服务于国家的长远发展目标和人民的健康福祉。在具体实施中，通过政府主导和政策干预，必须确保所有公民，尤其是贫困和弱势群体，能够获得基本医疗保障和必要的药物。此外，公益性原则还要求药品政策不仅关注当前患者的利益，还要考虑未来世代的利益。医群公益、社会公益和后代公益的平衡，是确保药品政策具有持续性和长远性的关键。

二、药品政策的实践与应用

（一）基本药物的伦理意义

世界卫生组织（WHO）于 1975 年首次提出"基本药物"（essential drugs）的概念，并于 1977 年颁布了首个基本药物示范目录，旨在通过政府的政策干预，确保所有人（尤其是低收入和弱势群体）能够获得基本、安全、有效且价格可承受的药品。基本药物的选择是基于公共卫生的需求，主要用于治疗和预防常见疾病。WHO 的这一政策推动了全球各国，特别是发展中国家，将基本药物作为公共卫生体系的重要组成部分。

我国的基本药物制度始于 20 世纪 80 年代。1979 年，我国首次引入"基本药物"的概念，并开始筹备编写基本药物目录。1982 年，国家正式公布第一批国家基本药物目录。2009 年，基本药物制度被确立为中国新医改的四项基本制度之一。此后，经过多轮调整，目前现行的《国家基本药物目录》为 2018 年修订版本。基本药物制度主要体现了公平性、可及性和公益性的伦理意义，使所有社会成员都能够获得必需的药物治疗。此外，基本药物制度通过规范药品的价格和供应，防止药品市场的无序竞争，有效保障了公共卫生的可持续性。

（二）基本医疗保险制度的伦理意义

中国的基本医疗保险制度包括城镇职工基本医疗保险（职工医保）、城镇居民基本医疗保险（居民医保）和新型农村合作医疗（新农合）。这一制度覆盖了全国绝大多数人口，旨在通过政府、企业和个人共同分担的方式，减轻个体的医疗负担，保障国民的基本医疗需求。医保制度的建立和完善，使得医疗服务的可及性和公平性得到了显著提升。

与此相对，美国的医疗保险以商业保险为主，覆盖范围有限且费用昂贵，导致许多人无法获得足够的医疗保障。英国实行全民医疗服务（national health service，NHS），由政府全额资助，虽然覆盖全面，但也面临资源分配不均和等待时间过长的问题。日本的医疗保险制度采用全民覆盖的社会保险模式，保障相对完善，但面临人口老龄化带来的财政压力。相比之下，我国的医保制度在平衡覆盖范围和资金负担方面做出了有效尝试，体现了公平性和可及性的伦理原则。通过政府主导，医保制度确保了所有社会成员，特别是农村和低收入群体，能够获得基本的医疗保障。这不仅减少了因病致贫、因病返贫的现象，也提升了整个社会的健康水平。同时，医保制度通过集体分担医疗费用，体现了社会的互助精神和公共责任，进一步促进了社会的公平正义。

（三）药品定价的伦理困境及解决策略

药品定价是药品政策中最为复杂和敏感的环节之一，既涉及企业的盈利和创新激励，又关系到公众的用药可及性和公平性。在药品定价过程中，常常出现以下伦理困境：如果价格过高，许多患者将无法负担，导致药物可及性降低；但如果价格过低，可能会削弱制药企业的研发动力，影响新药的开发和市场供应。

为解决这一问题，政府需要采取综合性措施，在公共健康需求与市场激励之间寻求平衡。例如：①通过药品价格谈判机制，平衡企业盈利与药品可及性，确保药品合理定价；②鼓励制药企业通过创新定价模式，如分期付款或按疗效支付，降低患者的经济负担；③加强药品监管，防止价格垄断和市场滥用，确保药品市场的健康发展。

（四）药品分类管理的意义

WHO在第44届世界卫生大会上提出了"人人都有权利为自己的健康负责"的理念，这不仅是一项健康倡导，也在伦理层面上强调了个人对自身健康的责任。为减轻医疗费用持续增长带来的财政压力，各国政府相继制定了支持消费者自我药疗的政策。例如，美国实行严格的处方药与OTC分类管理，同时还设有控制药品的特殊类目（如风险评估与管控计划）；英国除处方药外，还设有需要在药师指导下购买的P类药品，以及任何人均可购买的普通药品（medicines on general sale list，GSL）；日本的药品分类则更加精细，依据安全性将非处方药又细分为三类，消费者需在药剂师或注册药店的监督下购买大部分药品。

我国于2000年开始实施处方药与非处方药（OTC）分类管理制度。处方药必须凭执业医师或执业助理医师处方才可调配、购买和使用，而非处方药则不需凭处方即可由消费者自行判断、购买和使用。这一政策规范了药品的使用和销售，也标志着我国药品监管体系的进一步完善。患者被鼓励在合理范围内进行自我药疗，在处理常见病症时有了更多的自主权。这不仅是对个人权利的尊重，也是一种合理分配社会资源的方式。公众通过选择非处方药来处理轻微疾病，减少了对医疗卫生资源的过度依赖，在医疗资源的有效分配上发挥着积极作用，也在伦理上符合社会的整体利益，为实现"人人享有基本医疗服务"的目标提供了坚实的基础。我国的药品分类管理制度是依据我国现实国情制定的，在规范市场和保障安全方面表现突出。

思考题

答案解析

1. 简述医院药学的伦理特征。
2. 简述医院药师在药品调剂环节应遵循的道德规范。

3. 简述医院采购药品的基本伦理要求。

4. 药品政策的公益性原则要求政策制定者考虑哪些因素？如何确保药品政策符合社会整体利益？

5. 为什么药品定价被认为是一个伦理问题？简述药品定价中的伦理风险，并讨论可能的解决策略。

（唐至佳）

书网融合……

本章小结

微课1

微课2

习题

第十二章 药品质量监督管理领域的道德

📋 学习目标

1. 通过本章学习，掌握药品质量监督管理的性质和原则，药品监督员、药品检验人员和药物临床监查员（CRA）的道德规范；熟悉药品质量及药品质量监督管理的含义、内容和特点，药品质量监督管理中责任的认定和缺失；了解加强药品质量监督管理道德建设的意义。

2. 具有理解和遵守药品质量管理相关的法律法规，以及职业道德准则，确保药品从研发到销售各环节质量的能力。

3. 树立珍视生命和尊重科学的理念，重视生命尊严和患者健康利益，以及对患者的责任感和对公众健康的承诺，培养以服务公众健康为核心的工作态度。

药品质量的好坏关系到人民的生命健康及人们的生活质量。加强对药品质量的监督管理，以保障人们用药安全、有效、合理，是从事药品监督及药品检验工作人员的神圣职责。探索和研究药品质量监督管理领域的道德要求，对增强药品监督员及药品检验人员的道德水平，提高其执法的原则性和坚定性，对确保人们使用高质量、安全、有效的药品，维护人们健康具有深远意义。

第一节 药品质量监督管理的道德意义 🔲微课1

PPT

一、药品质量监督管理的性质及原则

《中华人民共和国药品管理法》中对药品的概念做了明确的界定：药品，是指用于预防、治疗、诊断人的疾病，有目的地调节人的生理机能并规定有适应证或者功能主治、用法和用量的物质，包括中药、化学药和生物制品等。对药品的概念，从不同角度在实践中人们又会遇到许多相关名词，这些名词的含义延伸了药品的概念内涵，具体如下。

1. 新药 《药品注册管理办法》中规定，新药是指未曾在中国境内外上市销售的药品，指含有新的结构明确的、具有药理作用的化合物，且具有临床价值的药品。境内外均未上市的改良型新药，指在已知活性成分的基础上，对其结构、剂型、处方工艺、给药途径、适应证等进行优化，且具有明显临床优势的药品。

2. 上市药品 指经国家药品监督管理部门审查批准并发给生产（或试生产）批准文号或进口药品注册证的药品制剂。

根据药品品种、规格、适应证、剂量及给药途径不同，对药品分别按处方药与非处方药进行管理。

3. 处方药 指必须凭借执业医师或执业助理医师处方才可调配、购买和使用的药品。

4. 非处方药 是指不需要执业医师或助理执业医师处方，消费者即可自行判断、购买和使用的药品。在国外，非处方药也称为"柜台外销售的药品"（over the counter，OTC）。无论如何划分药品的种类，在药品中贯穿的核心是药品的质量。无论我国还是国外对药品质量的监督管理提到了极高的地位。在美国，有美国食品药品管理局（The Food and Drug Administration，FDA）；在英国，有英国药品管理

局（Medicines Control Agency，MCA）；在我国，2013 年 3 月组建了国家食品药品监督管理总局，全程管理食品药品安全，从而极为鲜明地提出了这支专门队伍的职责及展示了这一特殊工作领域的重要意义。新一轮的机构改革后，目前由国家药品监督管理局负责药品（含中药、民族药）、医疗器械和化妆品安全监督管理。药品监督管理部门应当依照法律、法规的规定对药品研制、生产、经营和药品使用单位使用药品等活动进行监督检查，必要时可以对为药品研制、生产、经营、使用提供产品或者服务的单位和个人进行延伸检查，有关单位和个人应当予以配合，不得拒绝和隐瞒。

（一）药品质量及药品质量监督管理的含义

药品质量指能满足规定的技术标准和要求的特征的总和。它具体涵盖以下五个特性。

1. 有效性　指在规定的适应证、用法和用量的条件下，能满足预防、治疗、诊断人的疾病，有目的地调节人的生理机能的性能。有效性是药品的最基本特征。药品若对人们防病治病没有效果也就不称其为药品。

2. 安全性　指药品按规定的适应证用法和用量使用的情况下，对服药者的生命安全不构成严重影响。俗语道："是药三分毒"。大多数药品均有不同程度的不良反应，当有效性大于不良反应的情况下方可使用。某些物质对人体的某种疾病能起到防治作用，有疗效，但同时对人体有致畸、致癌、致突变等严重损害，甚至致人死亡，就不可作为药品。

3. 稳定性　指药品在规定的条件下保持其有效性和安全性的能力。规定的条件包括药品的有效期限以及药品生产、贮存、运输和使用的要求。若药品在某种条件下极易变质，则不可作为商品药。

4. 均一性　指药品的每一单位产品，如一片药、一支注射剂或一箱药、一袋药，都符合有效性、安全性的规定要求。一般而言，人们的用药剂量与药品的单位产品密切关联，特别是有效成分在单位产品中含量很少的药品，若不均匀就可能会因为用量过少而无效，或用量过大而中毒甚至致死。

5. 经济性　指药品生产、流通过程中形成的价格水平。药品价格与药品的价值相联系，过高或过低均会对消费者或生产企业产生影响。

药品质量监督管理是指国家药品监督管理部门依据法律授予的职权以及法定的药品标准、法律和行政法规、制度和政策，对药品研制、生产、经营、使用的药品质量（包括进出口药品质量）以及影响药品质量的工作质量、保证体系的质量进行监督管理。国家通过对药品质量及相关的工作质量和保证体系质量的监管，实现促进新药研发、规范药品市场、提升制药企业的竞争力以及保证人们合理用药等目标，从经济和道德意义上实现药品安全有效，维护人们健康的理想追求。

（二）药品质量监督管理的性质

我国药品质量监督管理具有预防性、完善性、促进性、情报性及教育性。

1. 预防性　加强药品质量监督管理可以预防药害事件的发生，防患于未然，达到维护人民健康之目的。当前，我国医药产业集中度低，企业多、小、散的格局尚没有彻底改变；流通环节过多、经营费用高，低价药品生产难以为继，市场恶性竞争时有发生；企业自主创新投入和能力严重不足；有的企业责任意识、质量意识和守法经营意识淡漠，忽视质量管理和产品安全，污染环境，破坏生态平衡；有的为追求经济利益，违规发布药品广告，严重误导群众。为有效预防和制止各种不健康和不道德现象，杜绝"药害"事件的发生，强化药品质量监督管理水平，在多个环节及早杜绝违法违规现象，严格检查，严格执法，充分体现药品质量监督管理的预防性。

2. 完善性　随着国家药品监督管理体制改革的不断深入，目前国家药品监督管理局（NMPA）是中国负责药品、医疗器械、化妆品安全监督管理的国家级机构，其职责包括但不限于药品注册管理、监督管理、标准管理、审评审批、监督检查、应急管理等。国家药品监督管理局负责对药品的研究、生产、流通、使用进行行政监督和技术监督。注册药品，拟订、修订和颁布国家药品标准；制定处方药和非处方药分类管理制度，建立和完善药品不良反应监测制度，负责药品再评价、淘汰药品的审核和制定国家基本药物目录。药品质量监督管理的完善性体现在通过监督，对国家基本药物进行遴选，并随着药学的发展和防病治病的需要，对处方药和非处方药的分类不断完善，确保药品质量，保证人民用药安全、有效。此外，通过制定国家药品标准，使各项技术指标不断完善，以达到通过监督不断完善药品质量标准体系的目标。

3. 促进性　药品质量监督管理的促进性主要表现在通过对药品质量的监督促进制药工业和医药商业的健康发展。药品质量好坏是衡量国家制药技术水平高低的重要标志，同时药品质量对药品生产、经营企业而言也是其能否存在和发展的关键。一方面通过对药品生产企业的全部生产过程及产品质量的监督，发现问题并及时指出进行整改，可以促进企业的技术改造、技术革新以及提高经营管理水平；另一方面通过临床药物合理使用过程的监督和对药物不良反应监测报告，还可以促进人们合理用药，减少药源性疾病的发生。所谓药源性疾病即药物引起人体的不良反应，并由此产生各种症状的疾病。药物的应用是治疗疾病的一种手段，若使用不当，就可以产生与治疗无关的副作用，导致药源性疾病。药物制剂中含有添加剂、增溶剂、稳定剂、着色剂和赋型剂等，这些物质或多或少也具有化学活性，均可以成为药源性疾病的诱因，使药源性疾病的数量和种类大大增加，严重影响人类健康。目前，仅从抗生素、激素、黄胺三大类药物引起药源性疾病的情况即可见其严重程度。据《中国医药报》报道，我国每年有8万人直接或间接死于抗菌药滥用。药品监督可以建立药物不良反应报告系统，及时淘汰毒副作用大的药物，以促进合理用药，保证人们用药安全。实施药品电子监管是近年的新措施。中国药品电子监管网是食品药品监督管理部门对药品从生产、经营进行全程监管的应用平台，通过药品与监管码的一一对应关系可以进行药品的流向追溯和召回。监管网政府端包含有入网管理、药品信息管理、企业信息管理、药品召回、预警管理、统计报表、特药计划管理、运输信息管理、消息中心、药品流向和追溯、数字证书密码管理等多种功能。通过这些技术手段的监管，促进药品生产企业和经营企业完善管理，保证药品质量。

4. 情报性　是指药品质量监督管理通过对药物不良反应的监测报告为企业生产及民众用药提供信息情报。对一些产品质量不好，存在严重毒副作用的药品，国家药品质量监督管理部门及时发布信息，使企业及早了解和掌握信息后不再重复研制、生产以避免造成损失，同时对质量不合格，有严重毒副作用的药品，告诫民众注意用药安全，特别严重的，国家发布信息在临床上淘汰。这些举措的根本目的在于确保人们的用药安全，维护民众的健康。

随着国家对药品不良反应监测报告的重视，信息发布功能越加突出。我国规定，国家药品不良反应监测中心是药品不良反应信息发布的唯一权威机构。由此，客观上决定了药品质量监督管理的信息情报性质。

5. 教育性　药品质量监督管理的基本要求是"监、帮、促"。"监"就是科学公正，依法监督，保证人民用药安全；"帮"就是帮助企业技术进步和技术创新，提高药品的研究、生产、流通、使用和管理水平；"促"就是促进人民健康素质的提高，促进医药事业的健康发展。依据我国药品质量监督管理的特色足以见教育性体现在三个方面：①通过执法人员严格执法监督，帮助医药生产企业及医药人员提高知法、懂法、尊法、守法的自觉性，自觉杜绝违法现象发生；②通过开展药品质量监督及有关知识的宣传教育活动，可以提高和增强服务对象对医药产品知识及使用方面的相关知识的了解和接受，使患者、服务对象掌握合理用药的基本知识，积极维护自身健康；③通过药品质量监督管理，还可以帮助患者、服务对象树立起维护自身合法权益的观念，懂得用法律武器保护自己，发现假药、劣药及时举报，以及早杜绝假药、劣药危害人民的健康。据上海市药品不良反应监测中心透露，我国每年5000多万住院人次中与药物不良反应有关的可达250多万人，其中死于药物不良反应的有近20万人。加强药品质量监督管理对药物不良反应的监测和报告，对提高民众合理用药的认识具有教育作用。

（三）药品质量监督管理的原则

我国药品质量监督管理的原则共有四点。

1. 以社会效益为最高原则 药品是人们防病治病的物质基础，保证人体的用药安全、有效，维护人民用药的合法权益是药品质量监督管理工作的宗旨，也是药品生产、经营活动的直接目的，因此，药品质量监督管理必须以社会效益为最高原则，当企业的经营利益与社会利益、人民利益发生矛盾时，坚持社会利益为第一位。

实例 12-1

2016 年 9 月，在北京出现了一个典型的例子。患者庞女士被确诊为眼肌重症肌无力，需要每三个小时服用一次溴吡斯的明片。但是，这种重症肌无力患者必备药、孤儿药已全国断供。溴吡斯的明片是廉价救命药，每瓶 60 片只卖 30 元左右，目前国内只有一家企业生产。而在 2016 年 9 月初，该药由生产企业召回，直接的后果就是多地患者陷入了无药可用的危险境地。彭女士跑遍了北京各大医院，协和、301、武警总院等都去了，都没有，最后还是在一家网站上买到了 4 瓶。不过随后传来的消息令人松了一口气。药厂已经启动了溴吡斯的明片正常生产，并逐步恢复市场正常供应。

廉价药断档是困扰民众用药的一大难题。要有效解决这个问题，一方面需要医药企业在生产中以社会效益为上；另一方面也需要政府部门制定的相关医药政策科学、连续、合理，需要药品质量监督管理工作的正确导向和必要推动。对于人民急需的药品，要给予政策性的鼓励和优惠；对有害民众健康的假、劣药品，要坚决打击，决不手软。

2. 质量第一原则 基于药品是一种特殊的商品，因此必须将药品质量放在至关重要的位置，只有符合质量要求的药品才能保证疗效，否则将会给人民健康带来严重后果。在药品质量监督管理中始终将质量合格放在首位，以确保药品安全、有效。

药品质量监督管理始终坚持产品质量第一的原则，对确保人民的生命和健康意义十分重大。

3. 坚持法制化与科学化高度统一原则 药品质量监督管理必须依法进行，严格执行药事法规要求，执行《药品生产质量管理规范》《药品经营质量管理规范》及其他药事法规，做到执法必严，违法必究。同时还要推广现代科学技术来促进药品监督管理工作，包括监督过程中先进技术手段的采用，药品质量检验过程中科学方法、先进精密仪器的使用等，以此提高药品质量监督管理的水平。

科学监管要采用新技术，对违法广告在监管过程中也要曝光。据了解，2023 年市场监管部门聚焦医疗、药品、医疗器械、保健食品等民生重点领域，持续加大对"神医""神药"虚假违法广告打击力度，共查处相关广告违法案件 9572 件，罚没 1.25 亿元，有力净化广告市场环境，维护消费者合法权益。例如，2024 年 4 月，国家市场监管总局公布了 12 起"神医""神药"广告违法典型案例，这些违法低俗不良药品广告夸大药品适应证和功能主治，欺骗和误导消费者，广告内容格调低下，用语低俗，严重违反广告法律法规规定，并建议新闻出版行政部门对发布违法低俗不良药品广告的媒体单位有关责任人进行处理，以此加强法制力量的监督。

4. 坚持专业监督管理与群众性监督管理相统一原则 在我国，为了加强对药品质量监督管理，国家组建了三支队伍：一是国家药品监督管理机构，由药品监督员专人、专门负责药品监督管理工作；二是药品生产企业和医疗机构设立了药品质检科室，进行药品质检；三是设有群众性药品监督员、检察员开展监督工作。这三支队伍相互协调、相互补充，保证了我国药品监督管理工作的实施。

进行药品不良反应报告与监测管理，为保障公众用药安全筑起一道有效的屏障。2004 年，我国颁布实施了《药品不良反应报告和监测管理办法》（以下简称《办法》）。但实践中的问题如地方药品不良反应监测机构和职责的设置已不能适应当前药品安全监管需要；药品生产企业第一责任人体现不够充分；迟报、漏报现象依然存在；对严重药品不良事件的调查和处理以及要求企业对已上市药品进行安全性研究等缺乏明确规定等，促使卫生部和国家食品药品监督管理局于 2011 年 5 月对《办法》进行了补充、完善和修改。新修订的《办法》进一步明确了省以下监管部门和药品不良反应监测机构的职责，规范了报告程序和要求，增加了对严重药品不良反应、群体药品不良事件调查核实评价的要求，增加了"药品重点监测的要求"，并对生产企业主动开展监测工作提出更明确和更高的要求。这些反映了国家对药品质量和人民生命安全的高度重视，在实践中不断提高了专业性监督管理的水平。

当下，国家药品监督管理局（NMPA）负责全国药品不良反应报告和监测的管理工作。地方各级药品监督管理部门负责本行政区域内的药品不良反应报告和监测工作。药品生产企业、经营企业和医疗机构应当按照规定报告所发现的药品不良反应。国家鼓励公民、法人和其他组织报告药品不良反应。这些措施有助于及时发现药品使用过程中的安全性问题，评估药品的风险与效益，保障公众用药安全。2020年 7 月，国家药监局还发布了《关于进一步加强药品不良反应监测评价体系和能力建设的意见》，强调了强化经费保障、提升检查员的专业素质和工作水平等方面。这些改革和措施旨在提高药品监管的效率和效果，确保药品的安全性和有效性，保护公众健康。

二、药品质量监督管理的主要内容及道德意义

我国药品质量监督管理的主要内容概括地说是通过制定科学的规范和标准，设置严格的行政审批条件，建立统一、科学、公平、公正、公开的原则，对药品包括医疗器械质量进行监督和管理。具体包括以下内容。

（1）监督实施药品管理的法律、行政法规，依法实施中药品种保护制度和药品行政保护制度。

（2）注册药品，拟订、修订和颁布国家药品标准，开展药品再评价和整顿淘汰药品。

（3）制定国家基本药物目录，制定处方药和非处方药分类管理制度。

（4）实行新药审批制度，生产药品审批制度，进口药品检验、批准制度，负责药品检验。

（5）建立和完善药品不良反应监测和报告制度。

（6）调查、处理药品质量，中毒事故，依法查处制售假劣药品、医疗器械等违法行为。

（7）依法监管放射性药品、麻醉药品、医疗用毒性药品、精神药品及特种药械。

（8）对药品生产、经营企业、医疗机构和中药材市场的药品进行检查、抽验、及时处理药品质量问题，指导药品生产企业和药品经营企业的药品检验部门和人员的业务工作。

上述广泛的内容涉及药品的各个领域和各个部门人员的行为选择，若医药人员能以崇高的责任感和使命感在实践中履行道德义务就可以确保药品质量。同时只有药品质量监督管理人员严格执法，秉公无私，在工作中严把药品质量关，才能在实际工作中完成维护人民健康的崇高职责。2000 年 11 月，国家药品监督管理局获悉美国发生多起使用含有苯丙醇胺（PPA）药物的不良反应，指示国内有关部门开始调查，结果发现我国已经发生过 70 余例此类药物引起的不良反应，为保证人民用药安全，国家药品监督管理局做出了暂停销售和使用含有 PPA 药物的决定，在全国引起很大反响，群众高度赞扬国家药品监督管理部门对人民用药安全高度负责的精神。

药品监督管理人员在执法过程中，严格查处假药、劣药，取缔不合格药品等具体行为同样伴着各种利益关系的调整，如决定暂停 PPA 药物的生产和销售，对生产企业带来影响无疑是严重的，但是不能因为局部利益的维护就舍弃人民的利益。所以，在药品质量监督管理的内容要求中贯穿着崇高的医药道德义务，认真履行职责，是道德与法律对药品监督管理人员的共同要求。

目前，伴随互联网的普及，网上药店经营及互联网药品信息服务已经成为一种趋势。面对这一新生

事物，加强药品质量监管十分必要。国家药品监督管理局接到群众举报，一些消费者通过网络买到假劣药品，这说明非法经营的网站在售药。还有一些网站利用消费者保护隐私的心理，非法销售处方药。网上药品信息及交易服务对药品质量监督管理的质量提出了更高的要求。

药品质量监督管理在道德层面关涉诸多利益关系的调整。恰当处理好药品生产者、经营者和使用者之间的利益关系，是检验药品质量监督管理质量和水平的标尺。

第二节　药品质量监督管理的道德要求

PPT

随着国家食品药品监督管理总局的成立，转变管理理念和创新管理方法已经成为确保民众"舌尖上的安全"应有的题中之义。为规避重大药害事件的发生，健全食品药品风险预警机制势在必行。伴随我国药品监督管理体制改革的深化，药品监督机构和药品监督员的作用日益凸显，成为国家药品质量监督保障体系的重要组成部分。

一、加强药品质量监督管理道德建设的意义

药品监督员是政府药品监督管理部门聘任的对药品进行监督、检查、抽验的技术人员，代表政府行使药品质量监督检查的职权。药品监督员队伍是国家确保药品质量和安全的重要力量。药品监督员和药品检验人员是贯彻执行国家有关药品质量的法令、条例、规定的政府工作人员，是认真贯彻执行药事法律、法规和各项方针、政策，保障人体用药安全、有效，维护人民健康的坚强卫士。因此，加强药品质量监督管理道德建设，重在提高药品监督员和药品检验人员的道德素质，从而提高药品质量监督管理水平，正确处理药品质量监督管理机构与药品生产、供应、使用者的关系。具体意义如下。

1. 有利于提高药品质量监督管理水平　药品监督管理的对象是人用药，管理的核心是药品质量，管理的目的是确保人体用药安全、有效。因此，药品质量好坏、用药是否安全与药品监督员是否尽职尽责，具有高尚的职业道德，在实践中的具体表现息息相关。在我国，目前已完全按照《药品生产质量管理规范》规定生产企业的基本条件，如对环境、人员、设施、设备、卫生标准等方面都提出了严格要求，其目的是确保药品质量。加强对药品监督员的职业道德教育，不断增强其责任感，使之在实践中严格按规定监督检查，并贯彻执行药品生产、经营质量管理规范的要求，可以提高其对医药企业生产、经营等各方面的监督管理水平。如 2010 版 GMP 的实行要求药品生产企业重新认证，国家食品药品监督管理总局发布 2013 年第 53 号公告，明确指出血液制品、疫苗、注射剂等无菌药品的生产必须在 2013 年12 月 31 日前达到新修订药品 GMP 要求。此外，针对一些未列入特殊药品管理的处方药和非处方药在部分地区出现从药用渠道流失、被滥用或提取制毒，在国内外造成不良影响，且危害公众健康安全的现象，国家食品药品监督管理局对特殊药品进行电子监管。国家发布通知要求，凡生产含麻黄碱类复方制剂、含可待因复方口服溶液、含地芬诺酯复方制剂的企业，应在 2011 年 12 月 31 日前加入药品电子监管网，以保证医疗需求，防止从药用渠道流失和滥用。同时规定，从 2012 年 1 月 1 日起，对含麻黄碱类复方制剂、含可待因复方口服溶液、含地芬诺酯复方制剂，未入网及未使用药品电子监管码统一标识的，一律不得销售。可见，监管中的技术手段和责任强制，也在客观上提升药品质量监督管理水平。

2. 有利于正确处理药品质量监督管理机构与药品生产、供应及使用者和个人之间的关系　药品质量监督管理机构与医药生产、供应及使用者和个人之间存在着一种在药品质量方面的监督与被监督的关系。如何看待和处理这种关系，以什么态度对待医药产品供、用单位和个人，是衡量药品监督员职业道德水平高低的标准。一方面，药品监督员依法严格管理，是对国家、人民高度负责的表现，是符合医药职业道德要求的。反之，视而不见、贪图私利、徇私枉法是不道德的。另一方面，药品监督员不能单纯

地把医药企业看作是服从者，而应该看作是自己的服务对象，发现问题耐心解释、虚心指导，办事不拖拉、扯皮，坚持原则，以理服人。如此，才会使三者关系协调发展。

药品质量监督管理机构与药品生产、供应及使用者和个人之间的关系不是对立的，而是目标一致的"双赢"和"多赢"关系。药品质量监督管理是社会的"民心工程"，非"为监管而监管"的简单模式。针对我国药品质量问题多出现在生产源头这一实际，加强监管，强化药业质量管理保障能力，"决不让一粒假劣药品流向社会"，是药品质量监督管理的重中之重。

二、药品监督员的道德要求

1. 坚定执法，严守职责　由于药品是关系到人类生命健康的特殊商品，国家为确保药品质量，特别制定了一整套监督管理法规，然而，法律、法令的执行是依靠人来进行实践的。药品监督员就是由国家授权，代表国家执行药品监督和管理的专职人员，他们担负着执法重任，在实践中对违反《药品管理法》的行为进行监督检查；核发《药品生产企业许可证》《经营企业许可证》《制剂许可证》；审核药品，制订修改药品标准；负责进出口药品的质量监督；取缔假药，处理劣药，监测药品的不良反应并及时报告等职责，这些工作的目的就是维护人民健康，确保人民用药安全、有效，所以，药品监督员在实践工作中要严于执法，忠于职守，发现违纪、违法行为坚决抵制并予以制止。如药品监督员负责管理麻醉药品和精神药品，这些药品都是临床上不可缺少的，但是如果管理不好或被滥用、流入社会，都会造成严重后果。如哌替啶，最有可能使用药者上瘾成癖，产生依赖性，使用不当会严重损害人的身心健康。

💡 实例 12-2

某医院的一位副院长，由于使用麻醉性止痛药哌替啶上瘾，造成了带有强迫性质的精神状态，每天都离不开哌替啶，有时一天要给自己注射几支方可满足药瘾。按世界医学界公认的准则，麻醉药及其制剂的取得有诸多方面的限制，必须依据医疗处方并且实行医生和药师双签字。我国对该药也有特别的管理规定。但是，这位副院长凭借手中的职权，将医院拥有的一半以上哌替啶供自己使用，这种行为本身就是违法的。

药品监督部门应严格执法监督，防止精神类药物的滥用。

因此，药品监督员在工作中一定严格执法，发现假、劣药品在市场上坑害消费者一定要坚决打击，决不手软；玩忽职守只能给人民生命带来恶性危害。

2. 严肃认真，一丝不苟　药品监督员把握着药品质量大关，能否确保人民防病治病所用药品的质量，在各个环节都与药品监督员关系极大。药品能否投入生产；生产出的产品质量是否合格；上市后药品是否仍存有严重不良反应；怎样处置都要求药品监督员严肃认真，一丝不苟做好每项具体工作。稍有不慎或失误、疏漏都可能导致伪劣药品对人民健康造成危害。因此，要求药品监督员经常深入实际，调查研究，掌握第一手资料，以科学态度反复核实，做到准确无误。如对临床药物不良反应的监测和报告。在我国 1700 万聋人中，因药物性致聋者占 40%，据世界卫生组织官员对发展中国家药品不良反应的比率估计，我国住院患者中，每年约有 19.2 万人死于药物不良反应，是传染病死亡人数的数倍。药品不良反应是指合格药品在正常用法、用量下出现的与用药目的无关的或意外的有害反应。国家建立药品不良反应监测和报告制度，目的是保障人民用药安全，防止历史上药害事件的重演，为评价、整顿和淘汰药品提供服务和依据，为临床用药提供信息。也正因如此，我国在近些年纷纷从临床上淘汰了一些药品，如有严重毒副作用，影响治疗安全的非那昔汀片，动物实验发现它有致癌作用；金霉素片有严重的胃肠道反应，可引起致命性胃肠炎，影响肝功能；因配方不合理、质量不稳定、易变质失效的药品像黄连素针剂，肌内注射不能达到有效的血液浓度，无治疗作用。这些不良反应的监测报告都需要药品监督员高度的责任心和踏实严谨的作风，在实践中履行自己的道德责任。

3. 坚持原则，正直无私　药品监督员在执法实践中面临许多关系的考验，同样也面临着强权的考验，面临物质上的诱惑。一些药品生产、经营单位或个人为着某种目的，拉关系，走后门，甚至用行贿手段来引诱执法人员高抬贵手；还有地方本位主义影响，一些地方、单位、部门领导对药品监督员的工作百般阻挠，干扰设障，在这种情况下，要求药品监督员以国家和人民的利益为重，清正廉洁，不畏权势，坚持原则，公正无私，秉公执法，刚直不阿。循私舞弊，贪赃枉法，以不惜牺牲人民健康和生命为代价的行为将受到社会和人民的谴责。

4. 爱憎分明，尽职尽责　热爱人民，保护人民身体健康，同危害人民利益的犯罪分子做斗争，这是药品监督员的职责，也是其重要的道德准则。在某些城市和地区造假成风，假阿胶、假熊胆等药物流入市场，一些贩假药贩欺行霸市，强买强卖，当药监人员去制止时，有些人竟亮出凶器，在这种情况下要求药监人员也要敢于斗争，不怕牺牲。而对人民要用耐心去宣传、教育、宣讲法理，同时又不随心所欲，滥施处罚，使人民群众感到公平、公正，从而端正社会风气，促进社会的物质文明和精神文明建设。

三、药品检验人员的道德要求

药品质量监督检验是药品质量管理的重要依据，质量监督必须采用检验手段，如果检验技术不可靠，数据不真实，将会造成监督工作的失误和不公正。为了加强药品质量监督检验，国家设置了专门的法定机构，配备了检验仪器和专业技术人员。这些专业技术人员就是药品检验机构的检验人员。根据《药品管理法》的规定，药品检验所是执行国家对药品进行监督检验的法定性专业机构，药品检验人员的职责十分重大，因为药品质量监督检验是依据国家的法律规定，对研制、生产、经营、使用及进出口药品、医疗机构自制的制剂质量依法检验。这种监督检验与药品生产企业的产品检验和药品经营企业的验收检验性质不同，它不涉及买卖双方的经济利益，不以营利为目的，这种检验具有权威性、仲裁性和公正性。基于上述特性，对药品检验人员提出以下道德要求。

1. 严格检验，确保质量　药品属于高技术产品，成分复杂，检验难度大，药品检验人员在质量检验时，一定要有高度的责任心，严肃认真，严格按质量规定的标准检验。药品标准是国家对药品质量规格及检验方法所做的技术规定，是药品生产、供应、使用、检验和管理部门共同遵守的法定依据。药品标准属于强制性标准。药品检验人员能否按药品标准去检验药品的质量是衡量药品检验人员职业道德优劣的重要标志。

药品检验人员在检验中要严格认真，不可放松条件，若出有差错，将不合格品鉴定为合格品，将伪品鉴定为真品，将有毒鉴定为无毒，将无效鉴定为有效，不仅会给患者带来生命和健康危害，还会给国家和人民造成经济损失，后果不堪设想。

2. 刻苦钻研，不断创新　药品检验工作科学性强、技术难度大。如果药品检验人员不具备雄厚的业务知识基础和熟练的技能就无法胜任本职工作。同时药品检验人员还要担负下级药品检验所及药品生产、供应、使用单位质检部门的业务技术指导工作，协助解决技术上的疑难问题。这就对药品检验人员提出非常高的要求，尤其在今天高科技迅速发展，生物技术制药已成为全球的热点和关注的焦点。用基因工程方法所生产的产品，如果仍用传统的化学药物安全性和毒性试验方法来进行检验、评价就往往显得困难或不适用了。比如，干扰素就有种特异性。人干扰素在人身上的药理学活性就远远大于动物；人蛋白质上的糖基有时会在动物身上引起免疫应答，出现毒性。因此，对于用基因工程方法生产的医药产品的长期毒性试验、药物代谢和药物动力学试验、药理学试验、毒理学试验以及致畸和致突变试验应根据制品性质制定试验项目、方法和新的判断标准，同时也需要先进的仪器设备和新的检验方法的不断更新和应用。还比如在药用酒精挥发性杂质的测定中，通常所用的常规气相色谱法进行分离存在许多缺点，经过研究，检验人员发明了通过程序升温用气相色谱法测定的新方法，既省时又准确。开展有关药品质量、药品标准、药检新技术等方面的研究需要药品检验人员勤奋学习，努力提高自身的科学知识水平和业务技术能力，精益求精。只有专业技术水平提高了，才能真正做到公正执法，保证药品检验工作质量，在工作中减少和杜绝因技术水平导致的差错和失误。同时，积极开展科学研究，可以促进我国药检科学水平的提高，庄严地完成维护人民健康的神圣职责。

3. 制定标准，质量第一　　制定药品标准是药品检验人员的职责之一。药品检验人员在修订药品标准工作中，要深入了解药品的有效性、实用性和科学性，对药品中所含的有害物质严格控制，不能降低标准；对疗效不确切、毒副作用大、不宜生产使用的品种，要及时向药品监督管理部门提出停产、停止销售、停止使用的建议。药品检验人员在制定质量标准的实践中，要把人道主义精神和科学精神结合起来，贯彻维护人民用药安全有效的基本道德原则，保证药品质量达到和符合最优标准，同时对疗效肯定但质量不稳定或检验方法不够成熟的品种及时研究、改进，对人体健康有害和影响成品稳定的杂种，要严格控制，决不能降低标准。为结合实际，要求药品检验人员要深入到生产第一线去了解真实情况，摸清影响药品质量的因素和问题，以保证药品标准的科学性和实用性。

4. 清正廉洁，全心服务　　清正廉洁就是要求药品检验人员坚持原则、作风正派，正直诚实、不谋私利、不循私情，同歪风邪气做坚决斗争。如药品检验人员在检查中发现有影响药品质量的情况时，应及时向被检查单位提出意见，帮助并督促其改进，并主动上报药品质量监督部门管理、督促、检查其改进后果。同时药品检验人员要在参与整顿药品市场的工作中，廉洁奉公，坚持原则，发现游散药贩坚决取缔并坚决打击。

💡 **实例 12 – 3**

某县一药贩发货 800 多千克厚朴中药材，价值几万元，销给某县的药材公司，该县药检所闻讯后，立即派药品检验人员赶赴现场抽样，经检验后认定为是冒牌货，立即进行了封存。药贩见状，急忙四处求情，并带重礼"疏通拜佛"，以求此案私了。该所药品检验人员明确表示：礼物不能收，假药不能用。后来指派专人就地销毁了这批假药，保护了药材公司的经济利益和人民健康。

药品检验人员在保证药品质量的前提下，应本着患者利益至上的原则，热情周到地为药品生产、开发、经营、使用单位服务。如在新药开发中，一种新药如果疗效高、副作用小、经济合理，那么药品检验人员就应以高效进行工作，及早做好药品的质量鉴定，使之早日投入生产、使用，为广大民众造福。相反，某种药品质量不合标准，不能因为收取个人好处就利用手中权利为其开绿灯，丧失职业道德。总之，药品检验人员在药学实践中，在药品质量监督管理工作中担负着艰巨的任务和神圣职责，任何违背上述四条标准的行为都是不道德的，后果严重者还将负法律责任。

📖 **知识链接**

《职业化专业化药品检查员分级分类管理办法》

2021 年 6 月，国家药品监督管理局发布了《职业化专业化药品检查员分级分类管理办法》，旨在建立一支高素质的职业化专业化药品检查员队伍，提升检查员管理的科学化水平。该办法适用于国家级和省级专职、兼职检查员，并强调检查员管理应坚持职业化方向和专业性、技术性要求，实行分级分类岗位管理。检查员分为药品、医疗器械、化妆品三个检查序列，检查员分为初级、中级、高级、专家级四个层级，每个层级有其相应的职责和要求。检查员的聘任程序包括个人申请、择优选拔、岗前培训、见习检查和聘任。这些规定有助于确保药品检查工作的专业性和有效性，保障药品安全，保护公众健康。

第三节　药品质量监督管理精品案例辨析 ⓔ 微课 2

PPT

一、案例概述

（一）事件起因

沙利度胺（thalidomide，酞胺哌啶酮，反应停）是一种用于治疗早孕反应的药物。1953 年，瑞士的一家名为 Ciba 的药厂首次合成了一种名为反应停的药物。后来 Ciba 药厂的初步实验表明，此种药物并无确定的临床疗效，便停止了对此药的研发。然而当时的联邦德国一家名为 Chemie Gruenenthal 的制药公司对反应停颇感兴趣。他们在研究过程中发现，反应停具有一定的镇静安眠作用，而且对孕妇怀孕早期的妊娠呕吐疗效极佳。此后，在老鼠、兔子和狗身上的实验没有发现该药有明显的副作用，Chemie Gruenenthal 公司便于 1957 年 10 月 1 日将反应停正式推向了市场。在欧洲、亚洲、非洲、澳洲和南美洲被医生大量处方给孕妇以治疗妊娠呕吐。到 1959 年，仅在联邦德国就有近 100 万人服用过反应停，其每月销量达到了 1 吨的水平。在联邦德国的某些州，患者甚至不需要医生处方就能购买到反应停。

（二）事件经过

1960 年，欧洲的医生们开始发现，本地区畸形婴儿的出生率明显上升。这些婴儿有的是四肢畸形，有的是腭裂，有的是盲儿或聋儿，还有的是内脏畸形。反应停令人恐怖的副作用发生了。当时西德报导一种罕见的畸形婴儿：新生婴儿四肢非常短小，状如海豹的肢体，臂和腿的长骨细小，称为"海豹胎"婴儿。反应停于 1956 年开始进入市场。动物实验口服给药时测不到致死量，当人类服用过量时也不昏迷，被公认为"安全催眠药"，因此可以不经医生处方，直接在药店出售，曾被誉为是"西德的保胎药"。同时，它与镇痛、镇咳、退热药等配制成复方，以名目繁多的药品名出现在市场上。据西德卫生部门统计，反应停造成了 10000 名畸胎儿，其中有 5000 名仍存活着，1600 人需要安装人工肢体。

1961 年英国发现"反应停事件"中有 600 名婴儿出生，400 名存活。1961 年澳大利亚悉尼市皇冠大街妇产医院的麦克布雷德医生发现，他经治的 3 名患儿的海豹样肢体畸形与他们的母亲在怀孕期间服用过反应停有关。麦克布雷德医生随后将自己的发现和疑虑以信件的形式发表在了英国著名的医学杂志《柳叶刀》上。而此时，反应停已经被销往全球 46 个国家。

此后不久，联邦德国汉堡大学的遗传学家兰兹博士根据自己的临床观察于 1961 年 11 月 16 日通过电话向 Chemie Gruenenthal 公司提出警告，提醒他们反应停可能具有致畸胎性。

在接下来的 10 天时间里，药厂、政府卫生部门以及各方专家对这一问题进行了激烈的讨论。最后，因为发现越来越多类似的临床报告，Chemie Gruenenthal 公司不得不于 1961 年 11 月底将反应停从联邦德国市场上召回。

但此举为时已晚，人们此后陆续发现了 1～1.2 万名因母亲服用反应停而导致出生缺陷的婴儿，其中，有将近 4000 名患儿活了不到 1 岁就夭折了。而且，因为在此后一段时间里，Chemie Gruenenthal 公司一直不肯承认反应停的致畸胎性，在联邦德国和英国已经停止使用反应停的情况下，在爱尔兰、荷兰、瑞典、比利时、意大利、巴西、加拿大和日本，反应停仍被使用了一段时间，也导致了更多畸形婴儿的出生。

（三）美国幸免于难

反应停是第一个被明确为人类致畸的药物。在这场全球性的悲剧事件中美国幸免于难，这要归功于一位名叫弗朗西斯·凯尔西（Frances Kelsey）的女英雄。1960 年，当时刚到 FDA 任职的弗兰西斯·凯尔西负责审批该项申请。她注意到，反应停对人有非常好的催眠作用，但是在动物实验中，催眠效果却不明显，这是否意味着人和动物对这种药物有不同的药理反应呢？有关该药的安全性评估几乎都来自动物实验，是不是靠不住呢？尽管之前"反应停"已经在加拿大以及欧洲、非洲超过 20 个国家上市，严谨的凯尔西却发现申请文件中没有任何报告显示该药物是否会对胎儿造成影响，并发现在动物实验中反应停表现出一定的致畸性。FDA 评审人员也发现在动物实验中反应停表现出一定的致畸性（猴子在怀孕的第 23～31 天内服用反应停会导致胎儿的出生缺陷），作为一种孕妇用药，这是极其不严谨的行为，因此凯尔西果断拒绝了其在美国上市的申请，而是要求研究人员对其进行更深入的临床研究。后来的事实证明，这是一项明智的决定，后来她因此获得了约翰·肯尼迪总统授予的杰出服务奖。因此，美国除个人行为从国外带入并服用造成数例畸胎外，基本没有发生这样病例。

（四）处置结果

1961 年年底，联邦德国亚琛市地方法院受理了全球第一例控告反应停生产厂家 Chemie Gruenenthal 公司的案件。Chemie Gruenenthal 公司的 7 名工作人员因为在将反应停推向市场前没有进行充分的临床实验，以及在事故发生后试图向公众隐瞒相关信息而受到指控。前面提到的兰兹博士在作为控方证人提供证言时，将自己的观察结果和其他学者的病例报告汇总后如实提供给了法庭。

1969 年 10 月 10 日，法庭经过近 8 年的审理，决定不采纳兰兹博士的证言。原因是辩方律师找到了各种理由来证明兰兹博士在作证时不能保持客观公正的态度。

但此种说法始终未能得到公众的广泛认可。1970 年 4 月 10 日，案件的控辩双方于法庭外达成和解，Chemie Gruenenthal 公司同意向控方支付总额 1.1 亿德国马克的赔偿金。1970 年 12 月 18 日，法庭作出终审判决，撤消了对 Chemie Gruenenthal 公司的诉讼，但法庭同时承认，反应停确实具有致畸胎性，并提醒制药企业，在药品研发过程中，应以此为鉴。

1971 年 12 月 17 日，联邦德国卫生部利用 Chemie Gruenenthal 公司赔偿的款项专门为反应停受害者设立了一项基金，并邀请兰兹博士作为此项基金的监管人之一。此后数年间，在兰兹博士的努力下，联邦德国有 2866 名反应停受害者得到了应有的赔偿。此外，兰兹博士还接受日本同行的邀请，为帮助日本的反应停受害者进行了大量的工作。在法庭调查过程中，同为日本人的控辩双方所展示出的积极客观的态度给兰兹博士留下了极为深刻的印象。而兰兹博士也因其为反应停受害者作出的巨大贡献而受到全球反应停受害者的深深敬仰。

至此，反应停似乎彻底结束了它为人类服务的使命。

二、药品质量监督管理中责任的认定和缺失

责任控制理论是一种道德责任理论，它探讨了个体在不同情况下所负的道德责任。这一理论由约翰·马丁·费舍（John Martin Fischer）和马克·拉维扎（Mark Ravizza）共同提出，该理论认为，道德责任的基础是个体对行动的控制，而不仅仅是行动本身。责任控制理论包括前馈控制、过程控制和后馈控制三种控制方式，它们共同构成了一个全面的责任控制系统。

（一）药物临床试验监管过程中责任的认定

新药上市前的药物临床试验是药品上市前的最终试验，以此来衡量药品在人体的安全性及有效性，不仅必不可少，而且非常重要，只有保证临床试验数据的真实性和可靠性，才能确保上市药品的安全

性。各国政府、药品研发单位与企业对新药上市前的药物临床试验风险格外关注，如何加强药物临床试验过程的监管也逐渐受到政府部门的重视，世界上大多数国家实施了临床试验的规范化管理，ICH - GCP指导原则已逐渐成为国际上认可的临床试验准则。药物临床试验责任的认定重点涉及四类人员，包括研究者、申办者（合同研究组织、临床监查员）、伦理委员会和药品监督管理部门，他们在临床试验中的分工和责任各有侧重。

1. 研究者的责任　研究者的责任意识对整个临床试验起着关键的作用，他们不仅是对受试者进行药物临床试验的实施人员，同时还要负责受试者的医疗和安全。①熟悉并遵守GCP及相关法律法规，执行临床试验方案。研究者有责任熟悉申办者提供的试验方案、研究者手册、试验药物相关资料信息，熟悉并遵守本临床试验相关的法律法规和规范，与申办者共同制定、签署临床试验方案并按照试验方案开展临床试验。②数据记录与报告。研究者负责确保所有数据的记录与报告正确完整，包括病例报告表的填写，并与原始资料一致。研究者还必须确保所有不良事件均记录在案，并在规定时间内报告严重不良事件。研究者需要核实试验用药品按照有关法规进行供应、储藏、分发、收回，并做相应的记录。③确保受试者安全。研究者负责给予受试者适合的医疗处理，确保受试者在临床试验和随访期间得到妥善的医疗关注，包括对不良事件的及时处理和报告。

2. 申办者的责任　申办者的全称为申报主办者，在药物临床试验中，申办者通常指的是发起、申请、组织和资助临床试验的个人、公司或机构，通常是制药公司或医药研发机构，申办者在临床试验中的地位和作用至关重要，申办者是临床试验的第一责任人。①申办者有责任确保临床试验遵循适用的国家法律、法规以及国际药物临床试验质量管理规范（GCP），并负责临床试验方案的设计，包括研究目的、设计、实施计划、统计方法和数据管理计划。挑选合格的研究者和临床试验机构，并确保他们具备执行临床试验所需的资质和资源。确保试验药物的质量和供应，包括适当的标签、包装、储存和分发。②申办者有责任对临床试验进行监督，同时对相关人员进行培训。申办者需要任命临床监查员（clinical research associate，CRA）对临床试验进行监查，为参与临床试验的人员提供必要的GCP和试验特定培训，确保试验的执行遵循方案和GCP要求。确保临床试验数据的准确性、完整性和可追溯性，建立数据质量控制和质量保证系统。识别、评估、监控和控制临床试验过程中的潜在风险。组织稽查和内部审查，确保临床试验的质量符合GCP和监管要求，在必要时，根据监管要求或试验安全问题，终止或暂停临床试验。③保护受试者权益和安全。申办者有责任采取措施保护受试者的权益和安全，包括确保知情同意过程的合规性，为受试者提供必要的保险覆盖，并在受试者遭受与试验相关的损害时提供经济补偿。在受试者因参加临床研究受到损伤时，研究者、研究机构和申办者均有可能承担违约责任或侵权责任，申办者应向研究者提供法律上与经济上的保险或保证，但不包括研究者和临床试验机构自身的过失所致的损害。

3. 伦理委员会的责任　伦理委员会在美国又称机构审查委员会，一般由医学、药学及其他背景人员组成，负责通过独立地审查、同意、跟踪审查试验方案及相关文件，确保受试者的权益和安全受到保护。在药物临床试验中，伦理委员会具有重要的地位和作用，申办者在获得国家药品监督管理局批准并征得伦理委员会同意后，才能开始按方案和规范组织药品临床试验，确定开展临床试验后，伦理委员会的责任重点是监督试验方案的执行，包括受试者招募、知情同意书签署、保险措施等所有涉及受试者安全和权益的环节。伦理委员会最重要的职责是保护受试者的权益和安全，特别关注弱势受试者，它们有权暂停或终止未按照相关要求实施的临床试验或受试者出现非预期严重损害的临床试验。伦理委员会还负责受理研究参与者的投诉并协调处理，以确保研究不会将研究参与者置于不合理的风险之中。除此之外，试验开始后伦理委员会还要对临床试验过程中发生的不良反应，尤其是严重不良事件进行审查，必要时可以提前终止审查，终止临床试验。

4. 药品监督管理部门的责任 药品监督管理部门在确保药品安全和有效性方面承担着重要责任，其主要责任是制定和执行药品监管的法律法规，确保药品研发、生产、流通和使用各环节符合国家规定，明确临床试验参与各方的职责，对新药、仿制药、药品补充申请等进行技术审评和审批，确保药品的安全性、有效性和质量可控。同时，药品监督管理部门有责任建立和完善药品不良反应监测体系、药品安全风险评估和预警机制，收集和分析药品不良反应报告，对药品安全事件进行调查，采取必要措施控制风险，向公众提供药品安全信息，包括药品审评审批结果、不良反应信息、监督检查结果。另外，药品监督管理部门有责任加强药品监管人员的培训和教育，提升监管能力和专业水平，积极参与国际药品监管合作，与其他国家监管机构共享信息，协调监管政策。

由此可见，药物临床试验监管过程中，各方职责不同责任也不同，研究者、申办者、伦理委员会的责任属于前馈控制和过程控制，而药品监督管理部门中药品审评部门的责任则属于后馈控制。前馈控制是一种预防性控制，它在行动执行之前就通过预测行动可能导致的结果，允许管理者采取措施来确保预期的结果，在责任控制理论中，前馈控制有助于确保个体或团队在开始任务之前就了解他们的责任和期望；过程控制关注行动执行过程中的控制，确保活动按照既定的流程和标准进行，以确保质量和效率，在责任控制理论中，过程控制有助于管理者监督责任的实施情况，并在必要时进行干预，以确保责任得到妥善履行；后馈控制是一种纠正性控制，它在行动执行之后进行，通过评估结果与预期目标的差异来进行，并允许管理者识别偏差并采取纠正措施，在责任控制理论中，后馈控制有助于评估个体或团队的责任履行情况，并根据结果进行奖励或惩罚，从而强化责任意识。

（二）药物临床试验监管过程中责任的缺失

1. 研究者责任缺失 研究者在药物临床试验中的责任至关重要，但有时可能会出现责任缺失的情况。比如研究者为了自身利益，可能会违背试验方案，如减少对照品用量或加大试验新药用量等，以此获取更好的临床试验数据，以突出试验新药疗效。此外，研究者可能通过筛选获取较为满意的结果，或在数据不理想时修改试验数据，这会影响试验数据的科学性。

2. 申办者责任缺失 申办者作为临床试验的第一责任人，是最大的受益方，但有的申办者可能在研究方案中缺乏对严重不良事件（serious adverse event，SAE）的风险预判、防控机制及处理报告程序，不利于降低临床试验的风险。同时申办者指派的药物临床监查员（CRA）可能能力不足，缺乏 GCP 等相关法规系统培训，对于 GCP 掌握不全面，对于自己的职责较为模糊，影响临床试验的监督和质量保证。

3. 伦理委员会责任缺失 伦理委员会在药物临床试验监管过程中扮演着至关重要的角色，其责任的缺失可能会对临床试验的安全性、有效性以及受试者的权益保护产生严重影响。伦理委员会可能过于侧重书面方案的审查，而忽视了对研究过程中的实地审查，导致对临床试验方案的变动和受试者权益的保护缺乏及时监管。有的伦理委员会的委员可能缺乏必要的专业背景或培训，影响其审查质量和效果。伦理委员会可能未制定或执行严格的审查工作制度和标准操作规程而影响审查工作的质量和效率，同时伦理委员会的独立性不足也可能导致审查结果的可靠性受影响。

4. 药品监督管理部门责任缺失 药品监督管理部门在药品监管过程中扮演着关键角色，其责任缺失可能会对药品安全和公众健康造成严重影响。从法律法规层面上，需要有明确的药品审评质量规范，并明确药品审评过程中各责任主体的责任，不然会导致责任追究困难，进而产生诸如药品审评积压、临床试验数据造假等问题。药品监管部门之间以及与医疗专业人员之间的信息沟通不畅，也会导致对新药安全风险的认识延迟。

（三）案例辨析

"反应停事件"是药物安全监管历史上的一个转折点，对全球药品监管体系产生了深远的影响，对该事件的责任分析涉及多个方面。①制药公司（即研究者）责任：研究者是具体在受试者身上进行临床试验的人员，在完成临床试验任务的同时还要负责受试者的医疗和安全，是临床试验的关键组成部分，一定程度上决定着临床试验的成败。德国 Chemie Grunenthal 公司在沙利度胺的临床前研究中未能充分评估其对胎儿的致畸风险，并且在药物上市后，面对不良反应报告，未能及时采取有效措施，导致了大量畸形婴儿的出生。②药品监管机构责任：政府及药品监管部门的责任重点在于制定合理、全面的政策法规，明确相关的标准要求，使申请人有法可依，有规可循，同时应完善沟通平台，科学解决各方争议。药品监管部门在药物上市前未能进行充分的风险评估，特别是在药物对特定人群（如孕妇和胎儿）的影响方面。当时的药品监管体系普遍缺乏严格的药品审评审批程序，未能有效预防"反应停事件"的发生。例如，当时大部分国家的药品监管机构并未要求药品提供充分的安全性数据，即可上市。③医疗专业人士责任：医疗专业人士在药物推广和使用过程中，未能充分认识到沙利度胺的潜在风险，并且在药物不良反应信息不明确的情况下，未能谨慎使用。④药品审评审批制度不完善："反应停事件"暴露了当时药品审评审批制度的不足，缺乏对药品安全性和有效性的严格要求，以及对药品上市后监管的缺失。⑤药品风险管理不全面：沙利度胺事件也反映了药品风险管理的失败，药品的风险获益评估不全面，未能在药品生命周期中持续进行风险控制和评估。⑥药品说明书和信息传递不充分：沙利度胺的药品说明书未能充分警告其潜在的致畸风险，导致医疗专业人士和患者未能充分了解其风险。⑦药品市场后的监管松弛：药品上市后，监管机构未能有效监测药品的安全性，对不良反应的收集和分析不足，未能及时发现和应对药品安全问题。

"反应停事件"促成了全球药品监管体系的重大改革，包括加强药品审评审批程序、建立药品上市后监管体系、提高药品风险管理要求等，以确保药品的安全性和有效性，维护公众健康。在这场全球性的悲剧事件中美国幸免于难，这要归功于弗朗西斯·凯尔西严谨的工作作风。"反应停事件"给世人敲响了必须重视药品安全性的警钟，也给人们带来了深刻的历史教训：①新药研究及开发部门要认真对待药品不良反应和毒副作用；②药品生产企业销售药品时要全面介绍药品的优缺点；③药品审批和管理部门要严格把关，充分论证药品临床试验证据的严谨性、真实性和可靠性，尤其对药品说明书的内容要严谨详实、实事求是；④加强药品上市后监测和评价，相关单位应主动收集药品不良反应，一旦发现新的或严重的药品不良反应，应在规定时间内通过国家药品不良反应监测信息网络进行报告，及时发现并控制药品风险，保障公众健康。

反应停的前世今生也正是人类药物研发史的一个小小缩影。也正因为如此，我们需要时刻警醒，只有在药物研发和临床试验过程中更加科学、规范、严谨，才能够最大程度地避免类似事件的出现。

三、药物临床监查员的职业道德要求

药物临床监查员（CRA）是申办者与研究者之间的主要联系人，在药物研发的前馈控制和过程控制中发挥重要作用，应具备医学、药学或相关专业学历，并经过必要的培训和训练，熟悉药品管理有关法律法规，熟悉临床试验方案、试验药品、知情同意书、研究者手册以及其他试验相关的内容和步骤。CRA 的职责是代表申办方组织临床试验并对其过程进行监查，及时纠正和处理临床试验过程中遇到的问题，保证临床试验有序进行。CRA 监查的目的是为了保证临床试验中受试者的权益受到保障，试验记录与报告的数据准确、完整无误，保证试验遵循已批准的方案和有关法规。CRA 有效履职将提高临床试验质量，对于药品监管部门有效保障我国上市药品的安全，具有重要意义。CRA 是临床试验重要的组织管理者，更是临床试验的外部质量控制者，其行为对临床试验结果有着重要影响，CRA 的职业道德是规范临床监查员行为的重要因素之一。基于上述特性，对药物临床监查员（CRA）提出以下道德要求。

1. 客观公正，遵守法规　CRA 必须熟悉并严格遵守相关国家和国际临床试验法规、指导原则和标准操作程序（SOPs）以及伦理要求，对申办者负责，努力完成临床试验，并确保其通过药品监管部门的核查。秉承实事求是、严谨认真的工作态度，始终保持公正、客观，维护临床试验的真实性和公正性，不从事、不参与任何非法、不诚信、不道德或不合规的活动，如伪造文件、伪造或盗用签名、伪造印章、票据等，应保证临床试验结果的真实性和可靠性。CRA 应根据监查的要求，监督临床试验的进展，并保证临床试验按照相关法律法规、试验方案和标准操作规程要求实施、记录和报告，遵守行业及企业行为准则与合规政策，认真执行企业各项规章制度与规范等。在监查过程中，CRA 应保持客观和公正，不受任何可能影响试验结果的外部因素影响。

2. 科学诚信，数据真实　科学诚信和数据真实性是临床研究和药品开发领域中的基石，它们对于确保研究结果的可靠性、有效性和公众信任至关重要。CRA 应坚持科学诚信，研究方法、过程和结果应该对相关利益相关者透明，包括同行评审、监管机构和公众，确保临床试验的设计、执行和报告都基于科学事实和证据，同时应确保临床试验数据的准确性和完整性，不得有任何数据篡改、伪造或隐瞒的行为，对临床试验数据负责，确保临床试验数据真实可靠。CRA 需要崇尚科学精神，具备科学管理和严谨细心的职业素养，较强的责任心和实事求是的品质。CRA 和其他监管人员应定期监督研究的进行，确保遵守科学诚信和数据真实性的要求。

3. 遵守伦理，保护权益　CRA 在保护受试者权益方面扮演着至关重要的角色，CRA 应确保所有受试者的权益得到尊重和保护，包括知情同意、隐私保护和数据保密。确保在参与研究前，所有受试者都充分理解研究的目的、程序、潜在风险和益处，并且已经自愿地提供了知情同意；试验中，受试者的个人信息和数据得到保护，遵守隐私和保密性的相关法律和规定，确保收集的数据准确无误，保护受试者免受不实数据的潜在影响，如发生不良事件（adverse events，AEs）和严重不良事件，确保受试者的安全和权益得到优先考虑；CRA 应持续监督临床试验的各个方面，确保试验的进行不会对受试者或社会造成不必要的伤害，并根据需要提出改进建议，以增强受试者的保护。

4. 团结友善，大局为重　沟通能力和协调能力也是 CRA 履职的主要因素，CRA 应具备良好的人际沟通协调和团队合作能力，在工作过程中与研究团队、伦理委员会、监管机构和申办者等多方面的人员进行积极的沟通、协作与合作，与他人形成良好的关系，以确保试验工作的顺利进行。同时 CRA 应避免任何可能影响其职业判断的个人或财务利益冲突，在发现临床试验中的问题或不良事件时，CRA 应及时采取行动，在决策过程中考虑长远影响，不仅仅关注短期利益，而是以大局为重，做出有利于未来发展的选择，确保问题得到妥善处理。在更广泛的社会层面，个人应展现出对社会大局的责任感，通过自己的行动对社会产生积极影响。

5. 持续专业，终身学习　专业的知识和良好的职业道德是 CRA 职业发展的根本所在，除本身要具有必要的医学或药学等有关专业背景以外，还需经过专业培训，熟悉 GCP 及现行管理法律法规，熟悉试验用药品临床前和临床方面信息以及临床试验方案和相关文件。CRA 应不断更新自己的专业知识和技能，定期并及时参加 GCP 相关法规的培训学习，掌握基本和最新的 GCP 相关知识，定期接受内部企业或外部行业系统、专业的培训，不断追求专业知识和技能的提升，以保持在专业领域的竞争力，适应临床研究领域的新发展和新技术。树立终身学习的理念，通过不断学习，培养创新思维和创造力，以应对复杂和不断变化的问题。

6. 尊重文化多样性　在国际多中心临床试验中，为了确保试验结果的可靠性和适用性，需要考虑和适应不同地区的医疗实践、疾病定义、环境因素以及文化习俗，在试验设计阶段就要考虑到种族因素以及在不同患者群体中的适用性可能产生的影响，CRA 应尊重不同文化背景下的受试者和研究团队。尊重文化多样性不仅是一种道德和伦理上的要求，也是构建和谐社会、促进全球健康和医学发展的关键因素。通过尊重和欣赏不同的文化，我们可以更好地理解彼此，更有效地进行国际合作，提高临床试验的质量和效率，最终使所有患者受益。

思考题

答案解析

1. 简述药品质量监督管理的性质和原则。
2. 简述加强药品质量监督管理道德建设的意义。
3. 简述药品监督员、药品检验人员、药物临床监查员道德规范的内容。

（王来友　樊玉录）

书网融合……

本章小结　　　微课1　　　微课2　　　习题

第十三章　医药道德教育与监督

📖 **学习目标** -

　　1. 通过本章学习，掌握医药道德教育的内容和方法，医药道德监督的手段，医药道德教育和医药道德监督的作用；熟悉制度监督在医药道德监督中的特殊意义；了解医药道德教育的过程及特点。

　　2. 具有明辨是非善恶及自觉接受和进行道德教育、道德监督的能力。

　　3. 树立较强的社会责任感和良好的职业道德，遵纪守法，在职业活动中遵循相应道德规范。

　　医药道德教育与监督是形成良好医药道德的外在因素，二者均属于医药道德的实践活动。其目的是使医药道德原则和规范转化为医药人员和医药学生的内心信念，并进一步转化为医药道德行为。因此，在医药实践中加强医药道德教育与医药道德监督，对于培养医药人员和医药学生的职业道德品质具有重要意义。

　　需要说明的是，从词义看，道德教育和道德监督中的"道德"作为限制词有三重内涵。一是"道德的"与"不道德的"相对应，据此，道德教育/监督就是"道德的教育/监督"，与"不道德的教育/监督"相对应，这是一种属性的界定。二是"属于道德的"或者"以道德为方式的"，据此，道德教育/监督就是"道德（性质的）教育/监督"，而不是"法律教育/监督"或"行政教育/监督"等。这是一种定性的界定。三是"指向道德的"与"指向其他方面的"相对应，据此，道德教育和道德监督就是"指向道德的"而不是指向法律、行政、能力的教育或监督。[①] 本章所说的道德教育和道德监督主要是指以"道德"为内容、为对象的教育和监督。

第一节　医药道德教育 📱微课1

PPT

　　道德教育是道德活动的一种重要形式。它是为了使人们践行某种道德义务，而对人们有组织、有计划地施加系统的道德影响。医药道德教育是塑造医药人员具有适应一定社会道德面貌的系统工程。它是依据医药道德的基本原则、规范和范畴，对医药人员进行的有计划、有组织、有目的、有系统的医药道德教育活动。正像人类社会所有的教育活动一样，医药道德教育也有其客观规律，有自身的教育过程、特点及内容。

一、医药道德教育的过程、特点及内容

（一）医药道德教育的过程

　　道德教育的过程是同人们道德品质的形成和完善过程相一致的。人的道德品质或人格特征是以下五种要素的集合体，即道德认识、道德情感、道德意志、道德信念和道德行为。医药道德教育的过程就是这上述五种要素提高和发展的过程。

---

　　① 王常柱. 我国公务员职业道德监督的功能与实施原则 [J]. 伦理学研究，2019（1）：98.

1. 提高医药道德认识　医药道德认识是指医药人员对医药道德关系以及调整这种关系的医药道德原则、规范理论和方式方法的理解与掌握。它是医药道德的结晶，是理性与悟性两种因素的结合。认识是行为的先导，没有正确的认识就很难形成良好的医药道德行为和习惯。在社会生活中，人们通过观察、学习与思考，已初步形成了一定的道德观念，并具有一定的道德评价能力，在此基础上结合医药实践，通过系统的医药道德教育"启蒙"，使医药人员更深刻地理解和掌握医药道德的原则和规范的精神实质和具体内容，做到晓之以理，以指导自己的行为选择，可见，这是医药道德教育的首要环节。

2. 培养医药道德情感　医药道德情感是医药人员对其所从事的医药学实践所产生的内心体验，是医药人员在心理上对医药职业道德义务所产生的爱憎、好恶态度，是医药人员心灵的外部表现。医药人员对医药职业道德仅有认识是不够的，重要的是将医药道德的认知转化为医药道德行为，这中间的转化需要培养医药道德情感，它对医药活动起到迅速而持久的作用，是医药道德行为产生的内在动力。医药道德情感产生于救死扶伤，防病治病，维护人类健康的医药实践中的道德责任感，并使对患者的同情心升华为伦理情感体验，最后将人道主义的职责升华为事业心和责任感，急患者所需，痛患者所痛，为解除患者的痛苦和维护患者利益不惜牺牲自己的一切。因此，培养医药人员的医药道德情感是医药道德教育的重要环节。

3. 锻炼医药道德意志　意志是自觉地调节行动去克服困难以实现预定目的的心理过程。医药道德意志是指医药人员为了履行医药道德义务而克服内心和外部障碍的毅力和能力。它体现了医药道德行为的意图，表现为医药道德行为中的一种坚持精神。医药人员无论在什么工作岗位上，总会遇到各种意料不到的困难和曲折，没有坚强的意志、顽强的毅力和持之以恒、坚韧不拔的精神是很难成功的。特别是在今天科学技术迅猛发展的条件下，要创制一种新药大约需要十年左右的时间，耗资十几亿美元，经过几千乃至上万次实验。这样一个艰苦的历程需要开发新药的科研人员具有充分的思想准备，同时要有精深的专业知识，娴熟的技术、技能，还需要有坚强的意志品格，否则难以成功。因此，从一定意义上说，医药道德意志是产生医药道德行为的杠杆。培养、锻炼医药道德意志，也是医药道德教育不可缺少的关键环节。

4. 树立坚定的医药道德信念　医药道德信念是医药人员在医药实践活动中对所应遵循的医药道德原则、规范和范畴的正确认识和理解并坚信不移，努力实践的持之以恒的精神状态。医药道德信念是医药人员内心的真诚信仰，是理智、情感和意志的结合，是医药人员精神面貌的主要标志。医药道德信念较其他因素更具有持久性和稳定性。通过医药道德教育，使医药人员笃之以念，是促使医药道德认知、医药道德情感、医药道德意志转化为医药道德行为和习惯的中心环节。

5. 养成良好的医药道德行为　医药道德行为是指医药人员在医药道德认识、情感、意志和信念的影响下所采取的具有直接现实性的行动。它是衡量医药人员医药道德水平高低，医药道德品质好坏的客观标志。医药道德教育在上述四个环节之上，导之以行，并追求形成一种经常的、持续的、自然而然的日常行为习惯。由于"道德主要不是知不知应该去做或不做，也不是知不知如何去做或不做，更不是愿不愿意去做或不做的问题，它不是知不知、会不会、愿不愿的问题，而是'做不做'的问题"，① 因此，道德行为养成是医药道德教育的出发点和归宿。

总之，医药道德教育的过程就是晓之以理，动之以情，炼之以志，笃之以念，导之以行的持之以恒过程，这也是医药人员良好道德品质的形成过程。正因如此，《新时代公民道德建设实施纲要》才要求"坚持提升道德认知与推动道德实践相结合，尊重人民群众的主体地位，激发人们形成善良的道德意愿、道德情感，培育正确的道德判断和道德责任，提高道德实践能力尤其是自觉实践能力，引导人们向

---

① 李泽厚. 举孟旗 行荀学——为《伦理学纲要》一辩［J］. 探索与争鸣，2017（4）：58.

往和追求讲道德、尊道德、守道德的生活。"所以，在医药道德教育中也必须将这五种要素紧密结合，才能收到良好的教育效果。

（二）医药道德教育的特点

认识和了解医药道德教育的特点，是正确组织实施医药道德教育的客观依据，也是确定医药道德教育的内容、方法，进行医药道德监督的客观基础。依据医药实践的特殊性，有针对性地概括医药道德教育的特点，主要体现三个结合。

1. 专业性与综合性相结合　医药道德教育是将调节医药实践领域中人与人、人与社会关系的行为准则和规范内化为个人的信念并践行的活动过程。它是适应医药学职业的特殊要求而产生的。因此，医药道德教育在教育对象、教育内容和教育方法等方面具有很强的专业性，不但与一般的道德教育不同，与专业的医学伦理教育、护理伦理教育和生命伦理教育也有明显区别。然而，医药道德作为社会意识范畴的一种，又与其他社会意识形式相联系并且互相发生影响。医药道德品质的形成同样受人的世界观、人生观和价值观的作用影响。因此，医药道德教育又与对医药人员的知识教育、技能教育、行为教育，以及一般的道德教育、思想教育紧密联系，赋予医药道德教育更加广泛的内容。在医药道德教育的实践中，只有把专业性与综合性统一起来才能收到实效。这也是培育和践行社会主义核心价值观过程中，要求"坚持联系实际，区分层次和对象，加强分类指导，找准与人们思想的共鸣点、与群众利益的交汇点，做到贴近性、对象化、接地气"的原因之一。

2. 整体性与层次性相结合　整体性是指医药道德品质在形成过程中各要素的同时进展性。医药道德教育过程中必须兼顾医药人员的医药道德认知、情感、意志、信念、行为等五种要素的综合发展，不能单一地进行，必须同时进行医药道德五种要素的培养教育，做到各种因素协调一致，共同提高，对五种要素进行的教育互不替代，缺一不可。层次性则是指在医药道德教育中针对不同层次的医药人员提出不同要求，切忌"一刀切""齐步走"。对领导干部、管理人才、优秀人物提出身体力行，为人师表的高要求；对学术带头人、资历高深人员提出业务上锐意进取，开拓创新并精心育人等高要求；对于青年医药人员提出应注意将书本所学知识与实践知识有机结合，在实践中培养医药道德情感，锻炼医药道德意志，树立医药道德信念，养成良好的医药道德行为的要求。只有针对不同教育对象因材施教，才能达到良好的教育效果。

3. 实践性与针对性相结合　医药道德教育必须适应社会实践的客观要求，结合医药实践的改革及发展中出现的新情况有的放矢地加以教育引导。既从实践中获得教育的新内容，又具有针对性。比如，在当前药品实行处方药和非处方药分类管理的情况下，药店的售药人员和临床药师应热情周到地给服务对象以用药指导，并严格按照国家管理规定销售药品。处方药的销售一定要凭借医生的处方才能售药，否则从规则角度看，无论是否造成不良后果，医药人员的行为都是不道德的。在当前严厉打击市场上假药、劣药的行动中，更需结合实例对医药人员开展教育，帮助他们提高觉悟和认识，使他们充分认识假药、劣药的严重危害性和不良后果，在实践中有针对性地提高医药人员的道德水平。医药道德教育如果脱离了实践就会变成空洞的说教和无用的空谈，难以有效发挥其功用。

（三）医药道德教育的内容

医药道德教育是医药道德实践活动的一种形式，它的内容十分丰富。在理论上，它包括医药伦理学的全部内容，诸如医药道德产生、形成及历史发展；医药道德的特点及作用；医药道德的基本原则、规范和范畴；各个医药实践领域中的道德要求；医药道德品质的培养等。在实践上，它不但包括对实践中药事管理法律、法规的教育，还包括对社会上不良医药实践行为的分析批判；对好的、优秀的医药道德榜样和典型的事迹宣传、学习，这些案例都是理论内容的极好补充，而且来源于实际，生动、活泼、形象、感人，对升华道德认识起到催化作用，利于人们对理论内容的理解和接受。二者在内容上相互补充，共同促进。

知识链接

中国执业药师职业道德准则[①]

1. 救死扶伤，不辱使命 执业药师应当将患者及公众的身体健康和生命安全放在首位，以我们的专业知识、技能和良知，尽心尽职尽责为患者及公众提供药品和药学服务。

2. 尊重患者，一视同仁 执业药师应当尊重患者或者消费者的价值观、知情权、自主权、隐私权，对待患者或者消费者应不分年龄、性别、民族、信仰、职业、地位、贫富，一律平等相待。

3. 依法执业，质量第一 执业药师应当遵守药品管理法律、法规，恪守职业道德，依法独立执业，确保药品质量和药学服务质量，科学指导用药，保证公众用药安全、有效、经济、合理。

4. 进德修业，珍视声誉 执业药师应当不断学习新知识、新技术，加强道德修养，提高专业水平和执业能力；知荣明耻，正直清廉，自觉抵制不道德行为和违法行为，努力维护职业声誉。

5. 尊重同仁，密切协作 执业药师应当与同仁和医护人员相互理解，相互信任，以诚相待，密切配合，建立和谐的工作关系，共同为药学事业的发展和人类的健康奉献力量。

二、医药道德教育的方法

医药道德教育的方法就是运用多种有效的教育形式或措施，对医药人员开展、实施医药道德教育。常见以下四种具体方法。

1. 以形感人的典型示范法 先进典型就像一面旗帜，生动鲜明而又形象具体，有很强的说服力、感染力和号召力。通过宣讲这些榜样人物的光辉事迹，容易让人们在心理上产生共鸣，进而产生良好的示范作用、引导作用和鼓舞作用。典型示范法是医药道德教育中的常用方法，对启发和引导医药人员践行医药道德责任，往往效果良好。

实例 13-1

他是"时代楷模"，去世时年仅55岁。实习期间第一次直面诸多因无"对症之药"而去世的患者，临床医学出身的他毅然改读药理学。他以身试药，并说，"一个好药、一个安全可靠的药，就是你敢用到自己身上！"他以"做新药、做安全有效的好药"为准则，并叮嘱年轻人："不仅要注重科研能力，更重要的是有耐力，还要具备善良和正直的品格，它会让你终身受益。"从被查出患有克罗恩病到去世，25年里他饱受病痛折磨，却以顽强的毅力和无私奉献的精神，领衔研制出丹参多酚酸盐，造福了千万病患。而他自己却在生命的最后一刻，倒在了工作岗位上。他就是王逸平，一位在中药现代化之路上执着奋进的科学家，一位希望"再给我10年，再做出两个新药"的追梦人。[②③]

2. 以境育人的舆论扬抑法 舆论扬抑是指利用群体或社会的医药道德舆论，肯定或否定医药人员表现的医药实践言行，起到扬善抑恶，促进受教育者控制和调节自己行为的一种医药道德教育方法。集体舆论是在集体中占优势的言论和意见，它是集中共同意志的体现。正因"舆论具有成风化人、敦风化俗的重要作用"，《新时代公民道德建设实施纲要》才将"以正确舆论营造良好道德环境"作为深化道

---

① 中国执业药师协会. 中国执业药师职业道德准则［EB/OL］. (2007-06-08)［2024-07-19］. http://cqlp.org/info/link.aspx? id=207&page=1.

② 中共中国科学院党组. 以身许家国 毕生新药梦——"中药现代化的奋进者"王逸平［J］. 求是, 2019 (5): 70-75.

③ 一生一世, 一款好药［N］. 中国科学报, 2024-08-12 (4).

德教育引导的重要举措。②当然，集体舆论并不天然都是合理的。健康的集体舆论可以为医药人员的成长创造一个良好的氛围和环境，使彼此间相互信任、相互尊重、相互勉励，这样大范围内的群众教育有利于医药人员优良医药道德品质的形成。

3. 以情动人的说服教育法 这是思想教育中的疏导方法在医药道德教育中的广泛应用，它要求在医药人员中开展批评与自我批评，因为医药道德品质的培养同样需要外在条件和因素的作用影响。当某人在行为表现上违背了医药道德要求，思想教育者就要用疏导的方法耐心细致地做思想工作，帮助想不通的人思想开通；思想转变慢的人逐渐转化；对有进步表现的人还要肯定成绩并及时给予表扬。在教育中以情感人，以情动人，使之由不接受转变为自愿、自觉地接受，并将医药道德的具体要求践行在具体实践活动之中。

4. 以理导人的德智教育结合法 医药道德教育以思想教育方法为指导是显而易见的，这也是德育的一个重要特点。但是思想教育并不是脱离实际的空谈，它与专业的智育教育是不可分割的，体现着科学知识的传授与道德教育的结合统一。因此，在医药道德教育中应不忘在传授知识、技术、技能时将德育有机、系统地融入其中。每个为师者都应以科学的理论和高尚的价值观影响从师者，只有如此，才能以深刻的道理引导人、教育人。

第二节 医药道德监督 微课2

医药道德监督与医药道德教育相辅相成。对医药道德教育的效果和医药人员的实践行为进行检查、监察、督促和纠偏，有利于深化医药道德教育的内容，同时也有利于进一步促进医药人员良好医药道德行为的养成。

一、医药道德监督的意义

医药道德监督就是通过各种途径和方法检查、评价医药人员的实践行为是否符合医药道德原则、规范，帮助其树立良好医药道德风尚的活动。在医药实践领域中广泛开展医药道德监督活动，可以为培养医药人员的道德品质创造良好的外在条件，以帮助医药人员提高觉悟，为促进医药科学事业的发展，维护人类健康做出更大的贡献。其意义主要表现在两个方面。

1. 医药道德监督是促进医药道德教育内容深化的重要保证 医药道德监督是依据医药道德的基本原则、规范的标准，通过各种方式对医药人员的医药实践言行进行检查、督促，以确保医药人员在医药实践中严格按规范要求行为，形成良好的风尚。在实践中加强医药道德监督可以促进医药道德教育的深化，帮助和实现医药道德教育的最后效果。而且，搞好本单位、本部门的医药道德风尚建设，也有利于促进全社会风气的根本好转。

2. 医药道德监督是培养医药人员良好品质的重要条件 医药道德品质的形成是他律向自律的转化过程。这个转化并不是自发的，而是需要外界力对主观的作用和影响，即主、客观条件相互作用的结果。主观条件是医药人员医药道德修养的自觉性，而客观条件是对医药人员进行的系统道德教育，同时还包括医药道德监督，只有将主、客观条件结合起来，才能加速医药人员道德品质的形成。

二、医药道德监督的手段

医药道德监督近些年在全国医药行业已普遍开展，为了确保医药人员良好的医药道德品质形成，医药行业各部门制订了许多规范。比如《医疗机构工作人员廉洁从业九项准则》《中国制药及医疗器械领域伦理合作共识框架》《中国医药企业伦理准则》《重庆市医疗机构工作人员行为规范》等。这些规范都是医药道德监督的依据。

1. 舆论监督 医药道德的舆论是社会各界和广大患者对医药人员行为的赞扬或指责，它是一种社会评价，也是一种舆论监督。目前，在我国各级医疗组织都有目的、有领导地形成对某种行为评价的舆论，引导医师、医药、医护、医技和其他相关人员加强自身修养，践行积极的、道德的行为。

2. 社会监督 医药道德的社会监督是通过全社会力量，建立和完善社会监督机制，采取各种措施和途径对医药单位各部门及医药人员行为开展监督。可以通过设立举报箱，"窗口"行业可以挂牌服务，公开各项制度，公开药品价格，设立领导接待日，或建立监督员监督制度，定期或不定期开展评论等方式进行。如当前在医药市场中，药品价格是否合理，经销药品人员是否能自觉履行道德义务，药店卖不卖假药、劣药等，都离不开社会监督。

3. 制度监督 是硬监督手段之一。它既包括一般的规章制度、纪律制度、管理制度、审计制度的监督，又包括法律、法规制度的监督。资格评审制度、管理制度、奖惩制度等都是制度监督的良好方式。为加强医药制度监督，在我国已有许多立法，并且在药学实践领域中有许多资格评审制度，如 GMP 认证等，并以法规的形式规定每隔几年要重新考核，重新认证。这些都有助于从制度上保证医药人员和医药单位在具体医药实践过程中能履行应尽的道德义务，确保药品质量，保证患者用药安全。

由此不难看出，制度监督和规范约束可以促使医药人员自觉履行道德责任，重建良好的医药道德风尚。

4. 自我监督 注重医药人员和医药单位主观能动性的发挥，是加强自身修养的一种重要方式。在许多情况下，医药实践活动是在无外在监督的情况下进行的，医药人员能否按照医药道德原则、规范要求约束自己的行为，离不开自我监督和自我检查，这在道德修养中也叫"慎独"。在这种情况下，需要医药人员个体的职业良心发挥作用，达到自我约束和自律。

当前，我国在医药道德监督方面强化制度监督，国家药品监督管理局及地方药品监督管理部门就是对药学各个实践领域中的行为进行监督的专门机构。在医药道德实践中，管理监督、法律监督、道德监督已构成了完整的统一体和完整的监督机制并发挥着越来越广泛的监督作用。

第三节 医药道德教育与监督的作用 📱微课3

PPT

医药道德教育与监督都对医药领域社会主义核心价值观的培育践行、医患关系的和谐、良好社会风尚的养成、健康中国和物质文明和精神文明相协调的中国式现代化建设具有重要作用。可以说，两者相得益彰。对良好医药道德的实现而言，缺一不可。但两者的具体作用却有一定区别。一是，医药道德教育更侧重于实现医药人员的道德自律，而医药道德监督则更侧重于实现医药人员的他律。二是，医药道德教育虽然也有一些强制性的内容，整体更为柔性；医药道德监督则相反，虽然也有一些劝导性内容，整体却更为刚性。三是，医药道德教育是基于美德论的，意在培养人的良心、责任感和荣誉感，使人成为一个具有良好道德修养的人；而医药道德监督更多则是基于义务论和公益论的，意在使人恰当地履行其职责，使其行为符合相应规范的要求，其后果有利于群体。

一、医药道德教育的作用

医药道德教育是医药人才培养的必备环节，有助于提升医药人员的道德素养、促进其全面发展，培养心中有爱、医德高尚的人民健康守护者。

1. 医药道德教育有助于提升医药人员的道德素养，促进其全面发展 如前文所述，医药道德教育具有特殊性，一是就其教育对象而言，主要是从事或准备从事医药工作的人员；二是就其类型而言，主要是一种职业道德教育，既与家庭道德教育、社会道德教育等道德教育类型不同，也与公务员职业道德教育、教师职业道德教育、会计职业道德教育等不同，甚至与医学道德教育、护理道德教育等也不同，尽管彼此之间有交叉重叠。相较而言，医药道德教育与医药人员的学习、工作和生活更为匹配，更具针对性，可与其他类型的道德教育形成优势互补，提高医药人员的道德认知、培育其道德情感、增强其道德认同、锻炼其道德意志、树立其道德信念、养成其道德行为，进而更好地提升医药人员的道德素养。而道德修养的提升无疑有助于医药人员自身的全面发展。因为，医药人员的培养不只需要智育、体育、美育和劳动教育，同样需要甚至更需要德育。只有这样，才能成长为德智体美劳全面发展的医药工作者。

2. 医药道德教育有助于培养仁心仁术的高素质医药人才　药师作为一种专业性极强的职业，必然要求其从业人员具备一定的资质。这些资质不只包括健康的身体和心理，丰富的药剂学、药理学、药物化学、药物分析和相关制度流程、政策法规等专业知识，纯熟的药物研究、设计、制备、控制与使用，药理作用与安全性评价以及参与临床合理用药、从事药事服务等专业能力，还必须具有一定的职业道德、社会责任感和人文素养。虽然药师所应具备的专业素养因时代、地区不同而有所差别，但强调药师必具医德，古今中外，从未变过。医德经典《大医精诚》就要求，从事医疗事业的人不但要"博极医源，精勤不倦"，掌握精湛的技术，治病救人更要"先发大慈恻隐之心，誓愿普救含灵之苦"，而且不得"自逞俊快，邀射名誉"，不得"道说是非，议论人物，炫耀声名，訾毁诸医，自矜己德"，不得"恃己所长，经略财物"。《希波克拉底誓词》同样强调，"不得将危害药品给与他人，并不作此项之指导，虽然人请求亦必不与之。"明代医家裴一中也强调，"心不近佛者""宁耕田织布取衣食耳，断不可作医以误世！"清代医家夏禹铸在《幼科铁镜》中进一步指出，"残忍之人必不恻怛""驰骛之人必无静气""轻浮之人必多忽略""悭吝之人必以此居奇""贪婪之人必以此网利"，皆不可为医。《国务院办公厅关于加快医学教育创新发展的指导意见》明确要求，加强对医学人员的医学伦理和科研诚信教育。[①] 2022 年的世界患者安全日特别关注用药安全，WHO 也呼吁各国采取紧急行动，以减少主要风险领域的用药相关伤害，实现"无害用药"。[②]

二、医药道德监督的作用

在现实生活中，我们会发现，有时候一个人即使有了丰富的道德知识、良好的道德情感、理性的道德判断，也未必一定会做出合理的道德行为。因为和人类的其他行为一样，道德行为也受到内外多种因素的复杂影响。即使人本身的内在需求，也多种多样，除了道德需求，还有经济需求、政治需求、社会需求、生态需求等。因此，要使医药道德发挥现实效用，除了医药人员内在的道德自律以外，还必须有一定的外在支撑和保障。医药道德监督就是其中不可或缺的重要一环。

1. 医药道德监督有助于预防不道德的医药行为的发生，保证医药道德教育的效果　医药道德监督作为一种外在的、具有强制性的力量，以其惩戒性的负面后果对医药科研、新药开发、药品生产、药品经营及医院药学等领域的医药人员形成警示和制约，使其不敢违背医药道德的要求，并以其奖励性的正面后果对相关领域的医药人员发挥引领作用。而且，如前文所述，主观上医药道德的认知和情感并不会自动转化为医药道德行为，只有与客观上系统的医药道德监督和医药道德教育相结合，才能完成转化。虽然医药道德教育贯穿医药人员的整个职业生涯，但主要集中在其求学阶段。因此，医药道德教育在很大程度上是一种职业准备，使相关专业的学生具备医药道德的可能性。工作后的相关医药实践不但涉及

① 国务院办公厅．国务院办公厅关于加快医学教育创新发展的指导意见［J］．中华人民共和国国务院公报，2020（28）：29.
② 世界卫生组织．世卫组织呼吁各国采取紧急行动，实现"无害用药"［EB/OL］．（2022 - 09 - 16）［2024 - 08 - 13］．https://www.who.int/zh/news/item/16 - 09 - 2022 - who - calls - for - urgent - action - by - countries - for - achieving - medication - without - harm.

的情况更为复杂、多变，面临的利益诱惑、道德阻碍等也更多。这时，就需要医药道德监督的强力约束。因此，医药道德监督也有助于保证将医药道德的相关理念、规范、原则、范畴、要求等外化为药事实践中实实在在的医药道德行为，进而发挥实际的道德效应。

2. 医药道德监督有助于对医药道德失范行为进行矫正和补救，保障医药事业健康发展 医药道德监督不但可以预防医药道德失范行为的发生，还可以发现为他人或社会之前所不知的医药道德失范行为，对其进行矫正，并对其造成的不良后果进行补救。即使内心缺乏道德感的人，也会因为害怕惩罚、碍于面子等有意地隐匿其违背医药道德要求的行为。医药道德监督是监督主体依据相关医德道德标准，对医药人员或机构的医德道德行为及其结果等实然状态进行考察、检验，通过比较其与医药道德的应然状态，确定其医药道德的践行情况。因此，医药道德监督可以发现医药道德实践中存在的不足或问题，及时制止相关行为，并对相关制度进行完善，进而避免相应医德道德失范行为造成进一步损失、带来更大危害。

三、医药道德教育与监督体系构建

鉴于医药道德教育和医药道德监督的重要作用，现阶段非常有必要在各医学院校、医疗单位、医药企业、相关行业协会，甚至在全社会建立起符合我国国情的医药道德教育与监督体系。

1. 医药道德教育体系构建 依据不同的标准，可将医药道德教育体系分解为不同的要素。比如，以教育主体为标准，可将医药道德教育体系分为家庭医药道德教育、学校医药道德教育和社会医药道德教育；以药事领域为标准，可将医药道德教育体系分为医药科研领域的道德教育、新药开发领域的道德教育、药品生产领域的道德教育、药品经营领域的道德教育，以及医院药学领域的道德教育等。本部分主要从意识、内容、方式和保障四个方面来阐述医药道德教育体系的构建。

（1）提升医药道德教育意识 当前，我国医药领域的道德失范问题频发，屡禁不止，主要表现在三个方面，一是医药领域的腐败问题，二是医药购销领域和医疗服务中的不正之风，三是医药科研中的学术不端。这些顽瘴痼疾的解决一方面要靠健全的法治、完善的制度，使其"不敢"悖德、"不能"悖德，另一方面则要靠医药人员自身的道德自律，使其"不想"悖德。因为再健全的法治和制度也不可能是完美的，一旦心中没有敬畏，总能找到可钻空子的漏洞。但是，虽然《教育部 国家卫生健康委员会 国家中医药管理局关于加强医教协同实施卓越医生教育培养计划 2.0 的意见（教高〔2018〕4 号）》将"全面加强德医双修的素质能力培养"列为改革任务和重点举措的第一条，明确要求"把德育作为医学人才培养的首要内容"，① 大多医学院校、医疗单位、医药企业、行业协会，甚至整个社会依然对医药道德教育重视仍然不够，唯分数、唯论文、唯课题、唯帽子、唯利润、唯权位等现象依然普遍存在。理念是行动的先导。要建立起有效的医药道德教育体系，所有的利益相关者必须首先意识到医药道德教育对患者、对家属、对社会、对国家、对自己的重要意义和独特价值。

（2）丰富医药道德教育内容 医药实践不断发展，这就需要根据实际一方面增加新的医药道德教育内容，另一方面对过时的内容进行更新，以使其更具有针对性、有效性。比如，在医药研发领域，出现了纳米制药、AI 制药等新型制药方式，由此也带来了传统制药不存在的伦理问题。纳米制剂因纳米尺寸效应、纳米结构效应及纳米级物质材料特性带来的特殊的负面效应，② 创新责任在"纳米药物"特

---

① 教育部 国家卫生健康委员会 国家中医药管理局 . 教育部 国家卫生健康委员会 国家中医药管理局关于加强医教协同实施卓越医生教育培养计划 2.0 的意见〔J〕. 中华人民共和国教育部公报，2018（10）：16.

② 赵迎欢 . 纳米药物设计与负责任创新：建构论视角的解释〔J〕. 科技管理研究，2016（1）：258.

殊的语境下表现出前所未见的复杂性,[1] 人工智能在药学领域中的应用涉及患者的隐私权等问题,[2] 都是这方面问题的突出表现。同时,还应以"清理地基"的方式对医药道德教育本身的理解进行更新。传统的医药道德教育往往强调个人利益的让渡甚至牺牲,本是理所应当。但市场经济条件下,过度强调这点容易使相关人员对医药道德心生抵触,敬而远之。道德选择必须与利益选择相一致才可能长久。"道德其实很世俗,充满人间烟火味,不过是一种福利分配方案,一种让更多人活下去或活得好的较大方案。"[3]

（3）优化医药道德教育形式　任何道德教育都必须借助一定的教育形式才能发挥效用,医药道德教育亦是如此。现今,无论是医药道德教育的对象,还是其主体,抑或是其途径、环境等都发生了很大的变化。因此,必须与时俱进地对其教育形式进行优化,在保留传统的说服教育法等灌输型道德教育的同时,加大典型示范法、舆论扬抑法、角色扮演法、实地调研法等形式的运用。特别是,将本单位或外单位相关领域的专家、学者、工作人员请入课堂、医院、企业,以实现教育主体的跨界协作,更好地提升医药道德教育实效。

（4）加强医药道德教育保障　一是将学校和单位中相对专业的医药道德教育,与家庭和社会一般性的道德教育相结合,增强医药道德教育的合力。二是建立健全相应立法和制度安排,为医药道德教育提供有效的法治与制度保障。

2. 医药道德监督体系构建　医药道德监督体系涉及的要素也较多,从监督形式看包括党内监督、人大监督、民主监督、行政监督、司法监督、审计监督、财会监督、统计监督、群众监督、舆论监督等。建构医药道德监督体系可从以下几个方面着手。

（1）强化对医药领域"关键少数"和关键岗位人员的道德监督　药品作为一种直接关乎人的生命健康且具有专属性、时效性、有限性和无价性的特殊商品,其监督较其他商品要严格很多。相关悖德行为往往与经济利益挂钩,且由掌握相关权力的"关键少数"或位于关键岗位的医药人员实施。这些人利用权力寻租、大肆收受回扣、行贿受贿等悖德、违法行为,严重稀释了医药事业改革发展红利,蚕食了人民群众权益,既掣肘医疗、医保、医药事业改革发展,又影响行业形象,更严重危害医药卫生领域绝大多数人的利益。[4] 因此,构建医药道德监督体系首先必须加强对"关键少数"、关键岗位人员的道德监督。

（2）建立阳光医药,加强信息公开　医药道德监督离不开两大要素,一是医药道德标准,二是医药道德现状,后者必须依赖于准确、全面、及时、详细的信息。因此,在制定、完善医药道德相关规范的同时,还必须将与药事活动的相关信息对全社会进行公开,即使不宜完全公开的信息也必须在行业、单位或部门内部进行公开,以便患者、家属、同行、监察人员、媒体和公众等了解情况,实施道德监督。

（3）广泛运用先进监督技术　医药道德监督的运行不但需要相应的制度和人员,还必须依靠一定的监督技术。随着新一代信息技术的发展,这方面可资利用的手段越来越丰富。

比如,通过电子台账、二维码等详细记录药品相关信息,方便查询;通过摄像头对必要的环节和流程进行监控,扩展医药道德监督的时间和空间;将物联网大数据作为一种新兴的道德资源,通过"整合"人们的全部生活,把道德和个体生活直接联系起来,使道德"千夫所指"之力有着力点。[5]

① 赵迎欢. 纳米药物研发责任的伦理性质及理论基础 [J]. 山东科技大学学报（社会科学版）,2010,12（5）:17.
② 李龙杰,计佩影,郑澳乐,等. 人工智能结合生理药代动力学模型的研究进展 [J]. 药学学报,2024,59（9）:2491 - 2498.
③ 韩少功. 重说道德 [J]. 天涯,2010（6）:6 - 7.
④ 中华人民共和国国家健康委员会医疗应急司. 全国医药领域腐败问题集中整治工作有关问答 [EB/OL].（2023 - 08 - 15）[2024 - 08 - 29]. http://www.nhc.gov.cn/ylyjs/pqt/202308/f39311862637470ab199f8fa2fef8449.shtml.
⑤ 王晓丽. 大数据时代的道德监督功能 [J]. 伦理学研究 2019（3）:33,34.

由于医药实践具有很强的专业性，网络社会中信息传播速度快，医药道德先进监督技术的应用需要合理规范。既要充分利用其功能、肯定其积极效应，同时又要确保在监督过程中个人隐私不被侵犯，从积极意义上实现医药道德监督的社会作用。

（4）加大对医药悖德事件处置力度　对于医药道德失范问题，必须发现一起、核实一起、严处一起。否则，将使医药道德监督陷入"塔西佗陷阱"，不但造成道德监督资源的巨大浪费，更会造成巨大的道德信任危机，特别是公信力危机，严重损害医药事业的健康发展。

思考题

答案解析

1. 简述医药道德教育的过程。
2. 简述医药道德教育的特点。
3. 简述医药道德教育的内容及方法。
4. 简述医药道德监督的手段及作用。
5. 论述制度监督在医药道德监督中具有的特殊意义。

（刘战雄）

书网融合……

本章小结　　　微课1　　　微课2　　　微课3　　　习题

第十四章　医药道德评价与修养

📖 学习目标

1. 通过本章学习，掌握医药道德评价的标准和依据；熟悉医药道德评价的方式，医药道德修养的方法；了解医药道德评价的含义和类型，医药道德修养的途径。

2. 具有明辨是非善恶和自觉践行医药道德规范的能力。

3. 树立珍视生命，尊重科学，维护患者的健康利益，德术兼备的品格，具有人道主义精神，更好地履行医药工作者的神圣职责。

医药道德修养是形成医药道德品质的内在因素，也是学习医药伦理学的直接目的。医药道德修养的前提是对医药人员进行医药道德教育与监督，在教育与监督外在条件的影响和控制下，提高医药人员的道德觉悟，并自觉地开展医药实践行为的道德评价，分清是非、善恶，在自己心中确立正确的道德价值判断标准，以直接指导个体道德行为选择和道德品质培养，由此构成整个医药道德实践活动。研究、探讨医药道德的评价与修养，对医药人员形成完美的医药道德人格及庄严地履行医药道德责任具有深远的意义。

第一节　医药道德评价 🔲 微课 1

PPT

医药道德评价是医药伦理学的重要组成部分。医药人员在实践中通过对医药实践行为所做的善恶判断，为医药道德修养提供正确的内容及发展方向。开展广泛的医药道德评价活动有利于提高医药人员的道德水平，促进社会的精神文明建设。

一、医药道德评价的意义

（一）医药道德评价的含义

在现实生活中，人们经常为某件事情或某种行为争长论短，区分判断，这就是评价。

评价是指人们对人、事、物的价值所做出的具体判断。一般而言以好坏、利弊、美丑等论及行为所表现的实质。而在诸多的评价中，凡是涉及善恶评价的均属于道德评价。

道德评价是指人们在社会生活中，依据一定的道德标准对社会实际存在的各种现象所做的一种善恶褒贬的道德判断。道德评价是道德活动现象的一种表现形式，它的基本特征主要有两点：①道德评价是以道德行为为前提，产生于道德意识现象之后的一种以理论概括而出现的道德活动现象，是人们调整道德关系及伦理行为方向的一种理论概括；②道德评价随着历史的发展而不断发生变化。人们处在阶级社会中，对各种现象的评价均会打上阶级的烙印，体现一定的阶级利益要求。在阶级社会中，无论哪个阶级，在进行道德评价时所依据的标准就是阶级利益及由阶级利益所引申出来的道德原则和规范。开展道德评价将形成强有力的精神力量，对个体行为产生积极影响。

医药道德评价是医药人员在其所从事的医药实践活动中，依据一定的道德标准和原则对医药实践行为和活动的道德价值所做出的道德与不道德以及道德水平高低的判断。任何一个医药人员置身于一定的社会历史条件下，在客观上总要依据自己的政治观点、道德观点和阶级利益去评判各种医药实践行为，同时也包括衡量自己的行为，当他们认为某种医药实践行为是道德的，就会加以赞扬和支持，在全社会形成和产生一种鼓励这种行为的力量；而当他们认为某种行为是不道德的、丑恶的、卑劣的之时，就会给予批评和抨击，并以强大的社会舆论力量，抵制这种行为的再次发生和其影响的蔓延。

医药道德评价的类型主要包括两种。

1. 社会性评价　是指行为当事者之外的组织或个人对行为当事者的医药实践行为的评价。这种评价的主要形式是社会舆论，即社会或同行通过社会舆论对医药人员或医药实践单位的行为与活动进行善恶判断及表明倾向性态度。

2. 自我评价　是指医药人员对自身的职业行为所进行的善恶评价。以此分清哪些行为是善的、道德的；哪些行为是恶的、不道德的，以达到弃恶扬善之目的。从一定意义上讲，医药人员的自我道德评价较他人所进行的评价更显示出自觉性，出自于自觉产生的某种道德评价的力量是无所阻挡的，它必将在行为主体的心灵深处产生强烈的震撼作用，从而构成医药人员个体自我医药道德修养的内在动力，促进医药道德原则、规范有效地迅速地转化为医药人员的实际行动，提高全社会医药道德水准。

（二）医药道德评价的意义

医药道德评价不同于药事法规具有强制的法律作用，但是正如道德所具有的特殊作用一样，在法律无法起作用的道德选择及道德实践的意识形态范畴内，道德能起到法律所无法替代的作用，这正是道德作用广泛性的体现。从这个意义上讲，医药道德评价具有两点积极意义。

1. 医药道德评价有利于提高医药人员的思想素质和服务质量　医药道德评价无论采用何种方式，归结一点目的在于检验医药人员是否在具体实践中严格履行自己的职业责任和道德义务，是否在实践活动过程中坚持全心全意为人民服务的根本宗旨，是否能以精湛的技术和高尚的医药道德"扶正驱邪"，重塑优良的医药道德作风，从而保证医药人员将医药道德的原则和规范转化为内在的自觉行动。

2. 医药道德评价有利于促进医药科学事业的发展　科技与道德在发展的速度上总是存在差距。人的道德水平的提升在某种程度上往往滞后于科技发展的速度，但是能否因为道德水平的滞后就限制科技的发展呢？答案是否定的。然而如何迅速地使二者协调发展，相互促进则始终是道德科学研究的前沿问题。在医药科学的发展中，也常常遇到诸多的伦理道德问题的争议，常常会遇到一些与传统观念矛盾的现实问题，如药物人体试验使用安慰剂和双盲法、医药科研成果的鉴定、人体器官移植以及基因药物研究中的道德挑战等。

人体器官移植关涉人们对死亡标准的认识。

🔗 **知识链接** ┈┈

死亡标准

死亡是机体生命活动和新陈代谢的终止。目前死亡标准包括"心死亡"和"脑死亡"。心死亡是人类公认的死亡标准，主要包括血液循环完全停止、脉搏、呼吸停止。脑死亡指脑组织和脑细胞全部死亡，包括脑干在内的全脑功能丧失，而且永久不可逆，包括深度昏迷、脑干反射消失、无自主呼吸及脑电波平坦，是某种病理原因引起的脑组织功能和呼吸中枢功能达到不可逆的消失。这是医学上的脑死亡标准。

┈┈┈

科学的"脑死亡"标准往往与传统的道德认识和评价标准相矛盾，当然也就会在医药人员执行死亡标准的过程中发生冲突。世界范围内最早按照"脑死亡"标准进行器官移植的事例发生在葡萄牙一位司机身上，这说明传统的伦理道德评价标准需要适应科学发展适时转变。

临床上"安乐死"术的实施也经常会引发争议和矛盾。在目前尚无法律保护的情况下，道德观念和评价标准的进步势在必行。

正确地认识这些与传统观念直接冲突的问题并做出恰当的道德评价及认识，同时给予法律上的支持与保护，将会极大地推动医药科学事业的飞速发展。

二、医药道德评价的标准和依据

（一）医药道德评价的标准

每一种评价独具自己的评价标准，政治评价是以一定的政治原则为标准；经济评价是以经济效益为标准；法律评价是以法律条令为标准；道德评价则是以善恶为评价标准。一般来说，在政治上符合社会发展的趋势，能够起到促进作用的就是善；否则就是恶。而道德上所讲的善恶是人们在社会生活中，对人的行为或事件进行评价的最一般概念，是个人与社会之间所发生的复杂的道德关系的反映。善就是指符合一定道德原则和规范的行为或事件，即人的行为有利于他人和社会；恶就是指违背一定道德原则和规范的行为或事件，即人的行为有害于他人和社会。正如亚里士多德所说：人类的善，就应该是心灵合于德性的活动；假如德性不止一种，那么，人类的善就应该是合于最好的和最完全的德性的活动。善恶标准是在实践中形成的。在医药实践活动中，由于人们所处的地位不同、世界观不同，对同一种医药实践行为也常表现出截然相反的评价，因此要正确进行医药道德评价，就必须掌握医药道德评价的客观标准，而医药道德评价标准是道德评价标准善恶在医药实践活动中的具体化。根据医药道德的基本原则和规范，根据广大人民群众的根本利益及社会进步的要求，医药道德评价的标准主要有三条。

1. 质量标准　是指医药实践活动是否有利于保证药品质量，增进药品疗效，为解除人们的疾病痛苦和维护人类健康服务。

医药道德实践的直接目的是保障人们的用药安全，提高药品疗效，这就充分体现了药品质量标准并反映了医药实践的直接目的是为人们防病治病、延年益寿、计划生育提供安全有效、品种齐全、数量充足、价廉物美的药品。一切有利于这一目标实现的行为是道德的，反之就是不道德的。

💡 **实例 14 - 1**

某药业生产的"欣弗"（克林霉素磷酸酯葡萄糖注射液）按照主管部门批准的工艺，应当经过105℃、30 分钟的灭菌过程，但该企业于 2006 年 6 月至 7 月生产的"欣弗"注射液未按批准的工艺参数灭菌，擅自将灭菌温度降低到 100℃至 104℃不等，将灭菌时间缩短到 1 至 4 分钟不等，并增加灭菌柜装载量，从而影响了灭菌效果。由此，造成了 11 人死亡的严重后果。原中国药品生物制品检定所对相关样品进行检验后认定，该企业是违规生产，产品无菌检查和热原检查均不符合规定。这是因违规生产导致产品质量不合格引发的"药害"事件。

在进行医药道德行为评价时，任何违背质量标准的行为都会受到社会舆论的谴责乃至法律的追究。

2. 社会标准　是指医药实践行为是否有利于人类生存环境的保护和改善，是否有利于人类健康长寿及优生。

药物既能防病治病又能给人的身体和环境带来副作用和污染。随着社会的进步和科学文化的发展，人们对医药学的认识眼界更加广阔，期望更高，已远不满足于消除疾病这一原始初衷，不断提升它并赋予它提高人的生命质量的重要任务。改善整个人类的生存环境、健康长寿、优生优育、控制人口数量、提高整个人群的健康水平已成为医药人员追求的目标。因此，药品生产、经营单位在处理废气、废水、废物以及其他有害的化学、放射性物质时，既要考虑自身的利益和安全，也要考虑对波及单位、周围人群、自然环境的污染与危害，一切有利于这一要求实现的行为是道德的，反之就是不道德的。

3. 科学标准　是指医药实践行为是否有利于医药科学的发展。

医药学是维护人的生命和增进人体健康，改善人的生命质量的科学。在实现医药学的崇高目的和高尚任务的具体实践过程中，需要医药科研人员不避艰险，积极地开展医药科学研究，坚持真理、淡泊名利、刻苦钻研、精益求精的科学作风和严谨治学精神；需要医药科研人员不断采用先进的科学技术方法，发明创制高质量、高疗效、低毒、低副作用的新药，帮助人们战胜疾病，维护健康。显然符合这些标准的行为就是道德的，值得提倡的，否则就是不道德的。弄虚作假、骗取荣誉、相互嫉妒、贪图名利，给医药科研工作带来不利影响，甚至玩弄手中权力，不择手段阻碍医药学事业的发展的行为是要坚决抵制的。

上述三条标准相辅相成，缺一不可。其根本目的在于维护人们的健康，促进医药科学的发展和社会的全面进步。依据上述三条标准我们可以将医药道德评价概括地分为两大类，一类是对道德群体行为进行评价；一类是对道德个体行为进行评价。所谓道德群体行为主要针对药品科研、生产、经营、使用及管理部门和单位的医药实践行为。所谓道德个体行为是指在药品科研、生产、经营、使用及管理部门和单位的医药人员的医药实践行为。在对医药人员的个体行为评价过程中，其内容主要分为三个层次，这三个层次也是对我国目前医药人员道德状况的总体概括，即道德高尚、道德欠缺和道德败坏。所谓道德高尚指医药人员在各种药学实践活动中，坚持医药道德的基本原则和规范，热爱医药工作，忠于职守，尽职尽责，其行为全部符合医药道德评价的三条客观标准。所谓道德欠缺是指医药人员在药学实践中，为了片面追求个人经济利益而不重视人民利益，往往有些行为不符合三条标准。所谓道德败坏是指极少数医药人员在药学实践中无视道德准则及党纪国法，行为严重违背三条标准的要求，又称道德低劣。

💡 **实例 14 - 2**

某药业生产的亮菌甲素注射液因采购和质量检验人员严重违规操作，致使本应使用医药用的丙二醇被工业用的丙二醇和工业原料二甘醇所替代，造成了 11 人因注射亮菌甲素假药而急性肾衰竭死亡的严重后果。经药品监督管理部门调查确认，该药品生产企业 2002 年就通过了 GMP 认证。按照规定药品生产企业购进药用原辅料时必须查验原料经销者的资质证明，且根据规定，药品原料进厂应当进行检验。由于种种原因和管理疏漏，致使工业用的丙二醇和二甘醇先后被当作药用的丙二醇进厂，上了生产线并最终制成了假亮菌甲素注射液销往医院。

在药品生产过程中，辅料的添加对药品质量的影响也显现至关重要性。这一药害事件昭示出事故直接责任人的道德水准，具有深刻的警示作用。

基于药品是一种特殊的商品，医药人员对医药实践行为开展评价的目的在于弘扬高尚的医药道德精神，在全体医药人员中树立学习的楷模和典范，以影响道德欠缺和道德败坏的医药人员向道德高尚的境界升华，促进全社会良好风气的形成。

（二）医药道德评价的依据

确立道德评价的标准对于进行正确的道德评价具有决定作用，但是只有道德评价的标准是远远不够的，还必须掌握其基本依据，这也是伦理学上长期争论不休的问题。在医药道德实践中，由于医药人员的行为都是由一定的动机或目的而产生的，并在相应手段下进行，产生一定的行为后果，因此，评价医药人员的行为就应该坚持动机与效果的统一、目的与手段的统一。这就是医药道德评价的基本依据。

1. 动机与效果的统一　动机是指人们行为趋向一定目的的主观愿望和意向。效果是指人们行为所造成的客观后果。从伦理学发展的历史分析可见，在善恶的根据问题上，自古以来就存在两大派之争，即动机论和效果论。前者认为应该以行为的动机为根据，后者则强调只有行为的后果才是评价行为善恶的唯一根据。动机论最著名的代表人物是康德。康德认为：从道德评价的角度来说，除了一个"善良意志"以外，再没有什么东西可称得上是道德的。而一个人的善良意志之所以是道德的，只是因为它本身的意向是善良的，至于这个善良意志能否带来好的后果则是无关紧要的，后果的好坏决不反过来影响动机。康德这一观点具有合理因素，但它同样也有局限，其局限就在于没有实践活动的动机，不受实践检验的善良意志，只能是一种空洞的遐想。因为动机属于一种内在的道德意识，要判断动机好坏必须以道德实践及其效果为标准。而与动机论相对的是19世纪英国功利主义者穆勒，他是效果论的典型代表。他认为一个人的动机如何与这个行为的道德与否没有关系，只要一个人行为的结果是好的，那么他的行为就是道德的。按照穆勒的观点一个人在追求个人利益的时候能够对别人有好处，他的行为就是道德的。足以见效果论在片面强调效果而否认动机，是一种片面性理论。马克思主义的辩证唯物主义则认为，动机与效果是对立统一的，它们既相互对立，又相互联系、相互转化。马克思主义所说的动机和效果的统一论，决不是半斤八两，把两者等同平列起来，而是强调实践及其效果的检验作用。一个医生在给人看病时，并不会因为有了好的愿望就可以保证每次都能达到好的效果。一个医生在工作中发生了医疗事故，可以肯定地说效果不好，但是不能因为后果不佳就全部否定这个医生，而是应该考察事件的全过程。从医疗过程来检查医生在各个方面都采取了负责审慎的态度，只是因为技术条件或某些意外而导致事故的发生，并且在事故后又能总结经验，汲取教训，认真改正，在这种情况下就不能说这个医生行为是不道德的。反之，若一个人做事只凭动机，不问效果，等于一个医生只顾开药方，后果如何他根本不管的道理一样，他的行为也是不道德的。由此，我们可以结论：动机与效果是对立统一关系，是主观与客观，认识与实践的辩证关系的具体体现。只有从效果上检验动机，从动机上看待效果，才能做到把动机与效果真正统一到社会实践中。

　　动机与效果统一论的理论是医药道德评价的主要依据。一般来说在医药实践中，好的动机产生好的结果，坏的动机产生坏的后果。但是医药实践的特殊性决定了医药人员的行为在实践过程中受多方面条件的影响和制约，在许多情况下动机与效果往往不一致甚至矛盾，这就需要我们用辩证唯物主义联系的观点、全面的观点和发展的观点具体分析每一个医药实践行为而得出正确的善恶评价，否则就会产生错误的判断和不客观的评价，其直接后果会影响实践者积极性的发挥。如有的医药人员为解除患者的痛苦积极研制新药，当某种新药临床使用后，发现由于试用者个体具有差异，在临床试验时尚未发现的副反应恰好就发生在此人身上，为该患者带来了意外后果，据此能否一概而论这个医药人员的行为就是不道德的呢？不可。若对其行为进行否定判断或对本人予以诘难，显然是片面的。医药道德评价的动机与效果统一论的基础应该是医药人员的全部实践活动。只有全面考察，才能促使坏的动机转化为好的结果，好的动机产生好的结果，从而在医药实践中真正达到动机与效果的统一。

　　2. 目的与手段的统一　目的与手段是和动机与效果既相联系，又相区别的又一个评价根据。目的是指一个人在经过自己努力后所期望达到的目标。手段是指为达到这一目标所采取的各种措施、途径和方法。目的与手段是对立统一关系，彼此相互联系，又相互制约。目的决定手段，手段又必须服从目的。一定的目的必须通过一定的手段才能实现，目的与手段的一致性是医药道德行为选择的根本要求。在医药实践中，医药学手段的采取一般是最能体现医药学目的的。因此，从医药道德要求出发，根据医药学的目的应遵循以下原则体现医药学目的与医药学手段的统一。

　　（1）有效原则　在医药学实践过程中，尤其是在药品的科研、生产过程中所采用的手段应能直接有助于提高药品的疗效和确保药品质量，为实现安全目的采取有效手段，只有经严格的动物实验和临床试验证明对人体确无重大伤害的药品才可以广泛使用，否则为了经济利益而不考虑人民的生命安全，盲目生产、销售不合格药品，行为是不道德的。

　　（2）最优原则　在药品的生产过程中，许多手段都可以成为合格药品生产的有效手段，但为确保药品的质量应选择最优手段，正如《药品生产质量管理规范》中所规定和要求的一样，应保证药品的生产条件在当时当地的技术水平和设备都符合要求标准并达到最佳的制造程序。胶囊、片剂的生产条件在100000级洁净厂房中制备是最低限度，若低于这个标准生产药品既违背了质量要求也违背了道德要求，肯定地说行为就是不道德的。

（3）社会效益原则　即指医药学实践中选用的手段必须考虑社会后果。药品在生产过程中的废物排放直接给社会和人民的健康带来危害，因此必须认真对待并解决药品生产过程中的一系列关系社会利益的问题。

在药品经营过程中，实践人员也必须既考虑个人利益、经济利益又重视社会效益，这也是医药产业特殊性决定的，在手段采取时一定兼顾社会的整体利益，充分体现医药事业的社会福利性的特点，否则其行为就是不道德的。

总之，在评价医药实践的目的与手段的道德是非时，要坚持目的决定手段，手段为目的服务的辩证统一，手段的采用应完全符合医药实践保证药品质量，保证人体用药安全，防病治病，维护人民健康长寿和用药的合法权益这一医药实践的根本目的。在医药道德评价中既要看其是否选择了正确的目的，又要看其是否选择适合的正确手段，只有如此，才能做出科学的评价。

三、医药道德评价的方式

医药道德评价的方式与一般道德相同，主要有三种：即社会舆论、传统习俗和内心信念。前两者是来自社会的客观评价，后者是来自自我的主观评价。三者相互补充，相辅相成，在医药道德评价中缺一不可。

1. 社会舆论　是指在一定社会生活范围内或在相当数量的众人之中，对某种社会现象、事件或行为等正式传播或自发流行的情绪、态度和看法。现阶段由于旧思想、旧观念的影响，社会舆论也并非都正确，因此社会舆论有正误、先进与落后两种，在具体实践中要具体分析。社会舆论是一种精神力量，它既是社会上人与人之间关系的一种客观存在的反映，同时又对调整人们的道德行为起着重要作用。从其定义可以看出，社会舆论分为两大类，一类叫社会性评价，即有领导、有目的地组织社会各界和患者家属等对医药实践单位和个人的道德状况进行品评，如通过走访问卷、征求意见、反馈信息来赞扬、肯定先进，批评、否定不良的作风和行为，以形成积极的教育力量，影响医药人员和单位形成良好的道德风尚。另一类叫同行评价，即医药人员同仁团体中自发形成的对某人某事的看法和态度，它同样对医药人员的行为起着调节和影响作用，对医药实践个体构成行为的外在约束。

2. 传统习俗　也叫传统习惯，是指人们在社会生活中逐渐形成的、稳定的、习以为常的行为倾向，是一种稳定的心理特征和行为规范。由于它流传久远，深入人心，并往往与民族情绪、社会心理交织在一起，所以比起一般的社会舆论具有稳定性、群众性和持久性特点。它常用"合乎风俗"与"不合风俗"来评价人们的行为，判断人们行为的善恶，从而规范人们的行为。就其本质而言，传统习俗有积极和消极两方面作用。医药道德传统是社会传统习俗的一个组成部分，它反映的是医药人员在医药实践中形成的比较稳定的、习以为常的医药道德信念和态度，体现着医药职业特定的价值观念。进步的传统习俗对医药人员的良好道德形成有积极作用，而封建的、落后的传统习俗需要在实践中坚决抵制。因此，要求医药人员在医药道德评价中对传统习俗进行科学的"扬弃"，以树立良好的道德风尚。

3. 内心信念　是人们发自内心的对某种道德义务的真诚信仰和强烈义务感，是对自己行为进行评价的内在精神力量。内心信念是通过人们的良心发挥作用的，表现一个人道德水平的高低。医药人员的内心信念是指发自内心的对医药道德原则、规范和医药道德理想的正确性和崇高性的笃信，以及由此产生的强烈的道德责任感。内心信念也是医药道德评价的一种最重要的、最基本的方式，它可以提供外界评价所不能掌握的深度和广度，同时它又是社会舆论、传统习俗发挥评价力量的内在决定因素，没有内心信念同社会舆论及传统习俗的相互作用与沟通，医药道德评价方式就很难发挥作用。因此，从某种意义上讲，内心信念是通过职业良心发挥作用的，一旦它发挥作用就可以在人内心的道德法庭上反省自己的行为，实施自我控制和自我监督，成为人进行自我道德修养的内在的不竭动力。

第二节　医药道德修养 ⓔ 微课2

PPT

一、医药道德修养的意义

（一）医药道德修养的含义

道德修养是道德活动的一种形式。在马克思主义伦理学中非常重视人的道德修养。古人云："修养乃学向上求精密功夫也。修以求其粹美，养以祈其充足；修尤切磋琢磨，养尤涵育熏陶也"。从字面来看，修为整治、提高、磨练；养为养成、培育。用今天的话讲就是指一个人在政治、道德、学识以至技艺等方面所进行的勤奋学习和涵育锻炼的功夫，以及经过努力所达到的某种能力和素质。道德修养是指人们在思想品质、思想意识方面的自我锻炼和改造。它包括按照一定的道德原则和规范进行的活动及在这些活动中所形成的精神情操和达到的思想境界。医药道德修养是不断深化医药道德教育和医药道德监督效果的内在因素，医药人员高尚道德品质不是先天具有的而是在后天社会实践中形成的。没有医药道德修养，医药道德教育与监督就不能取得应有效果，可见，医药人员在实践中不断塑造自己的举止、仪貌、情操、品德是医药道德活动的重要形式。

（二）加强医药道德修养的意义

加强医药道德修养有利于促进医药人员身心健康发展，同时对社会的精神文明建设起到促进和推动作用。

1. 有利于培养医药人员高尚的医药道德境界　医药道德境界是指医药人员在锻炼和修养的过程中，遵循一定的道德原则和规范，形成高低不等的道德水平、思想情感和情操的综合。一个人医药道德境界的高低受制于一个人的世界观、人生观和价值观。在现实社会生活中，由于每个人所形成的世界观、人生观和价值观的差异，使得人们对人生的意义、是非、善恶、荣辱、苦乐、美丑等产生不同的看法，对职业的性质及其社会地位、作用认识的程度不同，每个人的科学文化素养水平不同，故而表现出不同的道德境界水平。一般分为三种类型。

（1）毫不利己，无私奉献的高尚医药道德境界　这是医药人员道德境界的最高层次，它代表医药道德修养的发展方向，具有示范作用和榜样引导力量。处于这种境界的人一般是具有高尚的世界观和人生观的优秀人物，他们能为服务对象的利益而毫不犹豫地牺牲个人利益，全心全意地为人民服务。他们高尚的医药道德行为具有自觉性、坚定性和一贯性，达到了"慎独"的境界。

（2）先人后己，先公后私的医药道德境界　这是医药人员道德境界的中间层次。大多数医药人员都具有这样的境界，他们基本上树立了为人民服务的人生观。这里讲的"私"指医药人员个人的正当利益；"公"指的是集体利益和社会利益。具有这种境界的医药人员基本上能够在工作中坚持集体主义原则，把集体、社会和他人利益放在第一位，个人利益服从集体、社会利益，这种境界还需经过学习、教育、修养向最高层次转化。

（3）个人至上，自私自利的医药道德境界　这是医药道德境界的最低层次。处于这种境界的医药人员在实践中奉行极端利己主义人生观，追名逐利，把医药职业作为获得自己利益的手段，一切行为的动机都以个人私利为轴心，拉关系，走后门，搞交易，不择手段谋取私利甚至为获利而不考虑人民的生命健康，其行为影响极坏，危害极大，严重违背医药道德的根本要求，是医药道德教育转化的重点对象。

2. 有利于促进医药科学事业的发展 加强医药道德修养就是要使医药人员培养和树立崇高的医药道德理想，培养爱岗敬业，无私奉献的精神，培养为发展医药科学事业而奋斗的信念，在攀登医药科学高峰的过程中培养坚韧不拔，勇于进取的意志品质，确立全心全意为人民服务，为维护和保障人民的生命健康服务的崇高志向。

二、医药道德修养的途径及方法

（一）在医药实践中加强自我医药道德修养

在中国传统文化中，非常重视和强调人的自我修养。修身才能正己，正己才能正人，正己才能以德齐家，以德治国。自我修养的实质是通过自我塑造达到自我完善，进而实现自我的社会价值。而就修养的途径及方法尤其强调"内省"和"慎独"。医药道德修养是人的自我修养的全部内容之一，医药人员在自我医药道德修养的过程中同样应该把握人的自我修养的一般规律，在正确的思想观念和信念指导下，注重实践对人自我修养的积极作用，通过"反省"和"内讼"认识自身不足，从而身体力行，在从认识到实践，从实践到认识的不断循环中得到提高。医药人员在实践中加强医药道德修养有以下具体要求：①坚持以全心全意为人民服务的世界观、人生观来检查指导自己的言行，弃恶扬善，不断修正，在改造客观世界的同时坚持认识和改造自己的主观世界，提高自己的思想觉悟和道德水平；②随着医药科学的进步，在加强医药道德修养的过程中应结合医药科学的新发展不断注入医药道德修养全新而深刻的内容。活到老，学到老，修养到老。

（二）在医药道德修养中努力做到"内省"和"慎独"

"内省"与"慎独"是中国古代自我修养中的精华。"内省"即对自我内心的省视，是一种"自律"心理，也是一种自觉地自我反省的精神。人可以通过内省反思自己的言行举止，待人接物等方面的表现，进行自我评价、自我批评、自我调控、自我升华，达到自我完善。正如孟子曰：心之官则思，思则得之，不思则不得也。如果说"内省"是一种内心的自律进取，那么"慎独"则侧重于外在行为。"慎独"既是一种修养方法，也是道德修养所要达到的一种崇高境界。"慎独"强调道德主体内心信念的作用，是一种"理性"自律，是道德主体的"自我立法"和自觉自愿地"自我监督"与"自我育德"。正如《中庸》中讲："君子戒慎乎其所不睹，恐惧乎其所不闻，莫见乎隐，莫显乎微，故君子慎其独也。"[①] "慎独"作为医药道德修养的途径及方法是指医药人员在个人独处的时候，仍然自觉坚持医药道德信念，遵守医药道德原则和规范，通过"内省"做到"慎独"，持之以恒，坚持到底，以达到崇高的医药道德境界。

（三）在医药道德修养中持之以恒

医药道德品质的形成不是一蹴而就，一劳永逸，而是一个不断深化、不断磨炼的永无止境的过程。这就需要医药人员在修养过程中保持顽强的意志品质，持之以恒，知难而进。尤其在面临新旧两种道德观较量之时，激烈冲突之际，应顽强、坚定地同封建腐朽的道德观做斗争，严于律己，自觉地将社会主义医药道德原则和规范落实在实际行动中，使自己成为有益于人民、有益于社会的具有高尚道德品质的楷模。

---

① 罗国杰. 中国传统道德［M］. 北京：中国人民大学出版社，1995：284.

三、培养高尚的医药道德品质

医药道德品质是医药人员在实践中形成的以医药道德要求为准则的稳定心理特征和外在行为表现，是医药人员高尚人格的体现。医药学实践是人们在特殊领域中的行为和行动过程，这个领域时刻关系人们的生命和健康，即要求从业人员具有"仁心""仁品""仁术""仁行"。

在传统文化中"仁"的本意有两个方面：一是对己而言，强调道德修养和人格完善；二是对他人而言，强调社会和谐与人际关系和谐。"仁者爱人"是儒家思想的核心，"爱人"乃"仁"的本旨，包含"忠""恕"两个具体含义。"忠"意在关怀他人，"恕"意在尊重他人。关怀人和尊重人是"仁爱"的核心要义。"爱人"意味着"不爱物"，不谋利益。孔子提倡的"仁爱"，从爱亲人拓展到爱他人、爱社会，不仅具有内在价值，还具有外在价值。《韩非子》注释了"仁爱"的含义，"仁者，谓其中心欣然爱人也。其喜人之有福，而恶人之有祸也，生心之所不能已也，非求其报也。"① 亦即讲"仁，是从心里爱别人。"孔子认为，"仁"是通过自我克制和理性思维的提升达到道德的完善和修养的最高境界，"仁"也凸显了人类的自觉精神和自我修养。"仁"是一个人的内在德性，有关怀人的动机和个体道德价值，如"仁心""仁品"；还有关怀人的结果，即社会伦理价值，如"仁术""仁行"。个体道德价值与社会伦理价值统一，动机与结果统一，使一个人的内心外化于行为。如孟子曰："恻隐之心，人皆有之，羞恶之心，人皆有之，恭敬之心，人皆有之，是非之心，人皆有之。恻隐之心，仁也；羞恶之心，义也；恭敬之心，礼也；是非之心，智也。仁、义、礼、智，非由外铄我也，我固有之也，弗思耳矣。"②

"仁心"就是仁爱之心，对人、对事、对物都要有关怀之情，关心之念。当医药人员面对生命时，要有敬畏之心。生命至高无上，失而不得，生命高于一切。医药人员要尊重人、同情人、关心人，还要尽其所能帮助人。

"仁品"即美好品格，良好道德，内化于心，外化于行。"仁品"是将道德准则融于内心世界和精神追求所形成的内在特质，是一个人外在行为表现的内在动力。《论语》中记载：子张问仁于孔子，子曰，"能行五者于天下为仁矣。""恭、宽、信、敏、惠，恭则不侮，宽则得众，信则人任焉，敏则有功，惠则足以使人。"③ 孔子的意思是讲能在天下实行五种品格就是仁。人要有这五品，庄重、宽厚、诚信、勤勉、慈惠。庄重，不会遭受侮辱，宽厚就得众人之心，诚信能被人任用，勤勉能卓有成效，慈惠能很好地使唤人。医药人员由于职业的特殊性理应具有善良、质朴、乐于助人、胸怀宽广、不计得失等优秀品质。

"仁术"就是要求技术精湛，精益求精。"术"是讲治病救人的方法。医药人员面对的是人的生命和健康，技术精湛来不得半点虚假。自古医家讲医道要"博学、精通、专约"，现代医药教育讲人才培养模式是"T"型人才，就是强调医药人员要有精深医术方能治病救人。随着当代医药科技的飞速发展，医药人员要努力掌握现代高科技技术，并将其应用于医药领域，为救死扶伤发挥更大的作用。如脑机接口技术。据2024年3月1日新闻报道，北京天坛医院神经外科的教授团队利用微创脑机接口技术首次成功帮助高位截瘫患者实现意念控制光标移动，这意味着我国在脑机接口领域取得新突破。据报道，AI系统可早期预测乳腺癌新辅助化疗后残余肿瘤的负荷，不仅帮助医生调整治疗方案及确定手术时机，而且能推动治疗精准化，可以最大限度避免化疗的毒副作用。伴随新技术的应用，到2030年，

① 韩非. 韩非子 [M]. 李维新等，译注. 河南：中州古籍出版社，2008：144.
② 方勇. 孟子 [M]. 北京：中华书局，2010：218.
③ 孔子. 论语 [M]. 陈晓芬，注译. 北京：中华书局，2016：234.

我国癌症五年生存率有望达到46.6%。这些新技术客观上要求医药人员不断探索治疗疾病的新方法和新医术，要有不畏艰难，勇攀科技、科研高峰的品格。

"仁行"即外在行为表现要利他、奉献。不追逐为自己谋取私利和物质利益，不损人利己，脚踏实地为患者服务。其具体表现如正直、热情、服务患者，无私奉献；珍视生命，德术兼备，维护患者的健康利益，具有人道主义精神；尊重科学，勇于创新，坚忍不拔，不断发明创制新药，为人类健康服务。

在医患关系矛盾时有发生的今天，爱人和被人爱是相辅相成的。正如孟子曰，"君子所以异于人者，以其存心也。君子以仁存心，以礼存心。仁者爱人，有礼者敬人。爱人者，人恒爱之，敬人者，人恒敬之。"①

总之，医药道德评价的目标是加强修养，树立高尚的医德医风，培养优秀的品格和人格，为人民服务，更好地履行医药工作者的神圣职责。

思考题

答案解析

1. 简述医药道德评价的标准。
2. 简述医药道德评价的依据。
3. 简述医药道德评价的方式。
4. 简述医药道德修养的途径及方法。

（赵迎欢）

书网融合……

本章小结　　微课1　　微课2　　习题

---

① 方勇. 孟子［M］. 北京：中华书局，2010：163.

第十五章　当代国外医药伦理学的进展 🅴微课

　　1. 通过本章学习，熟悉医药学人体试验的基本道德要求；了解美国、欧盟和英国药师道德规范，"负责任创新"的含义，人工智能在药物研究中的伦理关注点。

　　2. 具有查阅外文文献，独立研究国外医药伦理学相关内容的能力。

　　3. 树立勇攀科研高峰，坚忍不拔，创制新药，发展医药事业的理想信念和为民造福的精神品格。

　　在人类掀起生物科技革命的浪潮以后，以基因工程为代表的一大批震撼人心的科技成就为人类生活带来了天翻地覆的变化。随着先进的科学理论和技术手段对药学实践产生的巨大影响，许多涉及伦理学、社会学、法学及心理学的一系列难题也带给人们对 21 世纪药学发展前景的崭新思考。了解当代国外医药伦理学发展的最新状况，对于加速我国医药与世界的接轨与融合，对于探索生命伦理科学的最新动态，开拓维护人类健康的新途径、新方法、拓展药学发展的新领域都具有十分重要的指导意义。

第一节　美国医药伦理学的发展现状

PPT

一、美国新药临床研究中的道德要求

　　众所周知，一种新的医疗技术、新的医药产品或新的医药学理论鉴定等，首先都要在动物模型上进行大量实验，取得各种有关资料后才可以用于临床。比如，一种新的化学合成药物，要想取得其最佳剂量、毒副作用、应用范围等方面的数据，前提是必须经过健康人、患者的人体试验后方可获得可靠、准确的信息资料。故而说，人体试验是医学、药学和生物医学基础理论等研究领域中一个不可或缺的重要环节。美国政府有关部门规定，一个新药的问世除了动物实验外，人体试验要经过三个阶段。第一阶段是毒理学、药代动力学试验，以此判定该药的毒性、代谢、吸收、排泄等药理学性质、最佳使用方法、安全剂量的范围以及有无明显的副作用等。这一阶段目的是试验其安全性而不是看其疗效，因此，通常选用健康人体作为试验样本。第二阶段是挑选一定数目的患者做药效实验，以确定药物的疗效。第三阶段是在更多的患者中进行临床试验，以进一步确定药物的安全性和疗效。显然，接受药学试验的健康人或多或少地要牺牲个人利益。随之而来的"在健康人身上做毒理试验是否合乎道德"则成为医药伦理学争论的问题。

　　多年来，以人作为药物试验样本在社会上产生了巨大反响，其根本原因在于以人体作为实验材料涉及以下具体问题：个人权利和社会利益之间的冲突；涉及自由、理智地同意的伦理以及合法性方面的问题；在不同人群当中，危险的公平分布；立法的含义以及对医药学研究工作的进展的影响等。在当前有些人士已经公开抨击在药物人体试验中滥用健康人、患者、犯人、精神病患者的问题。为避免第二次世界大战中大批集中营的犯人被用于医学实验这种灭绝人性的残忍事件发生，1946 年纽伦堡国际军事法庭通过了《纽伦堡法典》，即医学人体试验的十点声明，其内容大致如下。

（1）在人体试验中，征得受试者的同意是绝对必要的。

（2）只有在不能用别的研究方法或手段获得必要资料的情况下，才可以进行人体试验。实验的目的应该是为社会带来有益的结果，同时要避免实验的盲目性和不必要性。

（3）人体试验应该在充分的动物实验数据的基础上进行设计、施行。

（4）人体试验应避免任何不必要的肉体和精神上的损伤。

（5）如果认为实验可能会导致受试者死亡或残废，就不应该进行该项实验。

（6）人体试验的危险程度不应超越研究课题所能解决有关的人道主义问题的重要性。

（7）应为受试者提供足够的设施、装备，精心安排实验步骤，避免使他们受到可能的间接人体损伤和死亡。

（8）指导实施人体试验的人员必须具备较高的科学素养。而具体的实验人员亦应具有较高的实验技能，在整个实验的实施过程中给受试者以悉心的关照。

（9）在人体试验过程中，如果受试者身体或精神状态无法承受继续的实验时，有中止实验的自由。

（10）在主持实验项目的过程中，不论实验进行到哪个阶段，如果主持项目的科学家认为继续实验有可能引起受试者损伤、致残或死亡时，就必须立即终止实验。

在《纽伦堡法典》问世以后，世界上又有一些新的有关人体试验的法规颁布。如1954年世界医药联合会的《研究和实验中的原则》；1963年英国医学协会通过的《人体试验规则》；1964年世界医药联合会通过的《赫尔辛基宣言》；1971年美国医学会的《医学伦理学原则》；1974年美国的关于保护被试验者的保护法。这些法规既重申了《纽伦堡法典》的内容要求，同时又增加了许多适应新情况的新内容。总之，在人体试验过程中，人的自主、自由、知情、同意等一些基本权利应得到充分保障，这种思想今天在世界范围内仍产生着深刻的影响。

纵观美国的药物临床研究中的道德要求，自《纽伦堡法典》和《赫尔辛基宣言》成为国际公认的惯例之后，美国临床药物研究伦理委员会直至今日仍十分重视药物人体试验中受试者的自主权、知情权。1974年经美国国会批准，成立了"保护生物医学实验中受试者权益"的全国性委员会，该委员会在1978年公布了一份"贝尔蒙特报告"（Belmont Report），在报告中具体描述了涉及人体试验的一些基本原则和道德要求。如尊重患者权益，做到有益、公正。报告中详细地讨论了有关受试者的知情、同意权；实验的危险性及利益评估；受试者的选择标准等。此后又成立了一个名曰"伦理机构审查委员会"（Institutional Review Boards，IRBs）的公益性评审委员会来评价有关受试者权益的相关问题。这个委员会中，不仅包括专业人士，还包括一定数量的法律专业人员，以及社区人士，从而使之做出的决定更具有公正性和合理性。FDA也颁布了类似的法规，用以规范那些在药品和食品添加剂、医疗产品、生物制品及电子医疗设备研发中涉及的有关人体试验的道德要求。1993年美国临床药学联合会（The American College of Clinical Pharmacy，ACCP）的白皮书公布了有关临床药学研究中相关的伦理学条款，指出：应如实给受试者提供足以使他做出决定的信息；同意是受试者对研究者提出的要求表示可以接受，这个过程中的决定是完全自由和绝对自主的，没有任何外在强制作用和影响。涉及受试者知情、同意权的内容很多，例如：第一，所测试药物必须确认对受试者不会造成伤害，其前提以动物实验为基础；第二，受试者权利应当给予保护，在提出实验申请之前，必须对实验的风险、利益做出评估；第三，受试者有提问权，有权在实验中的任何步骤中止实验合同；第四，为了确保药物人体试验不违背道德要求，每个受试者都应签署"知情同意书"。"知情同意书"主要用来说明参与者的状况、实验活动的目的、可能出现的风险以及实验中可以撤回自己的原有的承诺等。在实验之前预先准备好英文和非英文两种形式的"知情同意书"，对于母语是非英文的受试者应有其母语的"知情同意书"以明确应包涵的具体内容，并确保受试者知道自己所应知道的一切的权利。虽然在人体试验中实验者已经充分认识并力求保证受试人的自主、自由权，但是在实验中仍然会暴露出许多利益冲突，对实验者提出许多具体道德要求。需要实验者思考的问题有：研究中不可否认受试者的个人利益；怎样消除受试者在实验过程中的心理负担和压力，以确保实验结果科学、准确；怎样才能确保实验数据推广到普遍的人群之中。在实验中，实验者要通过精心设计实验过程才能将自愿受试者的利益和实验目的及其对社会的利益结合起来。另外，由于药物普遍存在毒副作用，科研人员和研究者力图通过技术手段和方法将这种风险降至最低也是十分必要的。

虽然在人体试验中有关伦理学原则和规范要求已很明确，但在现实中仍有违背道德的现象发生。其中一个案例是：为研究预防链球菌感染并发症的替代方法，研究者故意不为链球菌感染者使用青霉素，受试者在完全不知情的情况下参与了一项实验研究，结果造成了其中25位受试者患上风湿热。①

自愿参与实验的原则是勿庸置疑的，但是其中的道德问题也是不容回避的。参与实验人员对实验内容是否有了充分了解？接受实验的自愿者又有多少是为了社会利益而献身呢？他们当中的一些人是否是受到实验者的诱惑、蒙骗甚至是威胁而被迫参与实验的呢？为正视这个极为现实的问题，伦理学家对人体试验表现出极大的关切。为此，早在1974年美国卫生、教育、福利部门就人体试验提出了在受试者做出合理、明智的决定之前，实验者必须向受试者解释或说明的六个基本要点。

（1）有关实验的程序和目的，要向受试者进行详尽的解释。

（2）对伴随实验可能出现的不适和可以预见到的危险，要向受试者进行详尽的说明。

（3）对预期得到的研究结果要向受试者加以说明。

（4）向受试者介绍可能对其具有更优越性、更合理的其他实验程序。

（5）对受试者提出的有关实验程序方面的任何质询都要给予明确回答。

（6）向受试者说明可以在实验中的任何时候自由地退出实验，而不会受到任何不公正的对待。

一般而言，有关新的化学合成药物的毒性、疗效、副作用等实验，如果受试人数少就会在统计学上产生较大的误差，从而造成实验数据的准确性、精确性方面误差。此外，要得到正确的结论，还需有一定数量的健康人作为实验对象，为此，FDA规定：在实施人体试验前，必须进行致突变、致畸、致癌的"三致"动物实验，临床试验前的动物安全性实验的目的是确定新的医药产品是否会在人体内引起不良后果。同时要求研究者在动物实验中所提出的科学依据与人体试验相符；对实验的设计必须考虑周密，并有详细说明。这些都是医药科研人员应该在药学实践中做到的具体的道德要求。

从20世纪60年代开始，随着人们日益关注涉及人的生物医学研究中的伦理问题以及对相关事件的讨论，美国的伦理审查制度逐渐发展起来。

20世纪70年代，为加强对药物人体试验的科学规范管理，在美国形成了一只临床研究协调员（clinical research coordinator，CRC）队伍。作为药物临床研究中的一员和一项专门职业，CRC已有40多年的历史。目前，在欧美的一些国家地区，没有CRC就不能进行临床药物试验。CRC是临床药物实验的参与者和协调者，是经主要研究者授权，在临床药物试验中协助研究者进行非医学判断相关的事务性工作，确保人体试验有序、高效、精准实施的专业团队。

此外，还有一批参与临床药物试验管理的CRA，他们负责组织临床项目的相关检查，主要制定临床项目的监查计划，被要求具有GCP证书，具有丰富的临床试验工作经验。

无论是CRC还是CRA，都要严格执行伦理审查原则，在受试者招募、筛选、准备试验相关物资、获取检查结果、保存相关记录以及保护受试者利益、信息等方面，都要按照道德要求行为。

进入21世纪以后，随着生命科学和生物技术的快速发展和人类治疗手段的改进，患者和家属面对

---

① 宋茂民. 药物临床试验伦理审查［M］. 北京：科学技术出版社，2019：61.

的伦理问题已经变得更加尖锐，为有效解决研究者和受试者之间的利益冲突，即研究者的目的是获得知识，而受试者希望得到治疗或福祉。美国的伦理审查的法规和政策也越加健全。依据 WHO 发布的《国际人体生物医学研究伦理指南》，美国药物临床试验伦理审查的制度建设和组织管理的要求更加明确，对受试者利益和福祉的维护更加切实有效。

🔗 知识链接 --

《患者安全权利宪章》

2024 年 4 月世界卫生组织发布了《患者安全权利宪章》。患者安全是指在卫生系统中建立的推动安全并尽可能降低对患者的伤害风险的流程、程序和文化。每个人都有权享受国际人权标准所规定的安全的卫生保健，无论其年龄、性别、种族、语言、宗教、残疾、社会经济地位或其他身份。《患者安全权利宪章》包括十项基本患者安全权利：①及时、有效、适宜的医疗照护；②安全的卫生保健流程和实践；③合格且胜任的卫生保健工作者；④安全的医疗产品以及其安全、合理的使用；⑤安全且可信赖的卫生保健设施；⑥尊严、尊重、无歧视、隐私和保密；⑦信息、教育及决策辅助；⑧访问医疗记录；⑨听取反馈并公正处理；⑩患者及其家属的参与。

二、美国药学服务的社会化现状及启示

为公众提供最广泛的优质服务，是实现医药学社会功能的主要手段。如何提供最完善的服务，以满足公众的医疗保健需要，从而更充分地发挥医药学的社会功能，已成为医药学服务社会化的崭新课题。目前美国社会在医药的社区服务方面已为别国提供了可借鉴的宝贵经验。

医药的社区服务已经标志着医药学服务的社会化程度越来越高，同时也为现代人自主保健意识的增强起到了启迪作用。对于药师而言，在医药社区服务过程中，尤为重要的是尊重患者的自主权，所采用的治疗方案和提供的药品都需经患者或服务对象本人同意，为了使患者或服务对象达到与医师的治疗方案一致，就要求药师做许多耐心细致的工作，因此对在社区中服务的药师的工作有许多规范和要求。药师在遵守道德规范的同时客观上也体现了药师的社会职责。第一，药师在患者或保健对象前来接受治疗、咨询时，药师在向他们出示印刷的详细说明材料的同时，还要亲自为患者、服务对象宣讲药物的作用、疗效、可能出现的毒副作用，并在完全尊重患者自主权的情况下，填写记录和处方，为患者提供治疗，在这种联系建立之后，药师对患者的关怀还应表现为一个连续不断的过程，并在全过程中要求药师处处体现对患者的尊重和平等。第二，药师在某些情况下可以告诫医生有关某些药物在治疗过程中的毒副作用情况，因为药师掌握着患者与某种药物的直接联系，这就在客观上要求药师要详细地建立起患者的个人资料，并对患者整个药物治疗的过程做密切监测。众所周知，所有的药物都有毒副作用，药师在临床中要特别关注药物临床应用中的某些细节，这样做一方面可以降低用药风险，避免给患者带来损害，既体现了药师行为的道德意义又改进和推动了医药科学技术的进步。另一方面也反映出了药师的社会责任，从这个意义上讲，不断发现药物的毒性以保证人们的用药安全具有崇高的社会意义。第三，药师要不断接受培训，努力提高自身的专业知识与技能；另外还要从职业需要的角度培养和训练药师与患者之间进行个体的交流技巧，以达到最佳沟通。

20 世纪 60 年代以来，在美国可以说大部分药学实践工作都是由药师来控制、实施的，药师的工作范围遍及制药工业乃至商业。自 20 世纪 90 年代以后，社区临床药学广泛兴起，使得药师的作用变得更加明显，对药师的职业道德要求也越来越高，药师的职业行为在许多方面都面临着与伦理道德的冲突与挑战。在美国，社区药房（主要指零售商）中伦理道德与商业行为之间的矛盾冲突由来已久，并有日

益激化的趋势。这是因为社区药房本身是商业企业，而社区药房中的药师却是健康关怀事业的从业者，因此，药师既从事药品销售的商务活动，同时又对患者负有道德及法律上的责任。美国药学联合会的有关道德章程中对患者的尊严和福利给予了极大的优先权，该章程规定：药师要遵守患者与药师之间的契约关系；药师要以关怀、同情和信任的方式来提升每位患者的健康品质；药师要尊重每个患者的自主权和尊严。但是，当药师的行为受到商业活动客观影响和控制时，药师对涉及患者的尊严及服务承诺等方面内容时会产生妥协。例如：药师会面对诸如是否在销售药品之外还经营烟草和一些不益于健康的食品；是否满足那些对某些药物成瘾的患者的处方要求；是否向患者推荐低价格的基因代用产品；当某个患者面临治疗所需出现经济窘境时，药师该如何选择？是停止治疗还是继续供给药品等道德方面的挑战，而这些都为系统地制定药师的道德规范奠定了研究的方向和基础。随着实践的不断深入，社区药学服务为商业带来了极大的利润并在客观上推动着医药科学的发展。在 20 世纪 90 年代以后，美国药学服务的社会化范围在扩大，一些地方建起了药品零售连锁店并以提供最少费用的处方和邮售药品等各种服务战略来吸引消费者，同时患者自主同意权在医药商业利润中的地位作用已显得越来越重要，药商开始考虑为患者提供医嘱对商业的意义，并着手通过组织手段来强调药师对患者进行用药口头忠告借以提高服务质量的重要性。在美国，药学职业道德被认为比其他行业职业道德更具有特别意义。1997 年，由美国国际制药联合会（Frederation of International Pharmaceutical，FIP）委员会提出了药师九条规范，具体内容如下。

（1）药师有对患者的利益负责任的义务　①要做到客观；②要做到在患者和商业利益之间充分考虑到患者的利益；③要确保患者享有接受安全和有效治疗的权利。

（2）药师有公平对待所有患者的义务　①尊重人类生命和尊严；②对患者一视同仁；③依据患者的个人情况努力给予治疗和加强与之沟通。

（3）药师有尊重患者自由选择治疗方式的义务　保证对患者实施的治疗方案和康复计划事先经过与患者协商并征得其同意。

（4）药师有尊重和保守患者病情机密的义务　未经许可，不得传播有关患者病情的信息。

（5）药师有与其他相关人员合作并尊重他人价值和能力的义务　要在努力提高人类健康水平及疾病的治疗与预防工作中与有关人员和机构通力协作。

（6）药师在其职业活动中有恪守诚实、信用的义务　①要有道德良心；②要避免那些可能影响其职业评判结果的行为、活动和工作状况的出现。

（7）药师有同时服务于个人、社区和社会的义务　要处理好满足患者的个人服务需求与满足社会的服务需求之间的关系。

（8）药师有不断提高自身专业知识和技能的义务　要确保在所提供的药学服务中，有能力向患者提供最新治疗技术和服务技能。

（9）药师有在发生劳动争议、药房倒闭期间以及与个人的道德信仰发生矛盾等情况下继续为患者提供服务的义务　①把患者推荐给其他药师；②保证当药房倒闭时，告知患者并移交他们掌握的有关治疗档案。

美国药学的社区服务发展速度日益加快，人才也越来越多，许多大学像哈佛大学等专门培养临床药学人才用于社区人们的保健服务和疾病治疗，我国在此方面还刚刚起步，只要对药学的社区服务功能有比较清晰的认识就必将促进我国临床药学领域的发展，以推动医药科学大踏步前进。

第二节　欧盟和英国医药伦理学的最新发展

PPT

一、欧盟医药伦理学发展现状与特点

在欧盟，药品监管由专门机构即欧洲药品管理局（European medicines Agency，EMA）负责。EMA致力于创建支持创新和开发满足人类健康需求的药品监管环境。2008 年，EMA 通过与企业合作的创新，明确监管科学（regulatory science）在推动关键领域发展中的作用，极力促进监管科学发展，使患者在不断发展的卫生系统中获得药物治疗，从而实现保护人生命健康的使命。同时，EMA 还通过持续完善药品法规来保障和促进欧盟近 5 亿人口的健康。在 2024—2026 年的规划中，EMA 开始将重点从危机管理转向即将面临的挑战和机遇，特别是确保机构为实施修订后的药品法规做好准备，并继续向数字化和数据驱动的监管机构转型。

监管科学重视基础科学并将其有效应用到实际之中，贯穿于医药产品研发、生产、流通、监管的全过程。监管科学的适用范围很广，包括引领及跟踪新兴科技在医药领域的创新发展，提高对创新产品和跨领域产品的评价、审评和监管能力，提升新兴技术产品性能评价和监管的科学性，借此提高药品的研发水平和生产过程的科学化水平。[①] 监管科学经过近十年的发展，已成为多个先进国家药品监管部门采纳的前沿学科。2018 年 12 月 19 日，EMA 首次发布《EMA 2025 监管科学战略规划》（*EMA Regulatory Science to 2025*），旨在促进医药发展中的科技融合，推动协同证据的生成以提高评估的科学质量，与医疗保健系统合作进而提高以患者为中心的药物可及性（仅限人用药品），应对新出现的健康威胁，激发和促进监管科学的创新。其中计划包括细胞和基因治疗产品技术评估与监管体系、纳米类药物安全性评价及质量控制研究、人工智能医疗器械安全有效性评价研究、医疗器械新材料监管科学研究等。涵盖的范围广，而且内容新颖，是未来提升药品安全监管能力的方向指南。

欧盟医药伦理发展呈现出法律、法规、指令与伦理融合的趋势，其特点是在颁布法律、法规、法令的时候通常会附带伦理条款，由此在客观上提升了伦理道德的践行保障力。在欧盟药物科学监管的历程中，对先进疗法药物（advanced therapy medicinal products，ATMPs）的管理规定完善、细致、周全，有很多经验值得借鉴。

ATMPs 是指为罕见病、恶性肿瘤、遗传性疾病的治疗提供开创性解决方案，如基因治疗产品、细胞治疗产品、组织工程产品等先进疗法药物。FDA 和 EMA 分别于 1991 年和 1999 年开始对先进疗法药物实行科学监管，从法律、法规到行业指南，分三个层级实行系统管理。尤其在欧盟，科学监管涵盖了研发阶段 ATMPs 的分类程序、上市后的生产要求、真实世界数据收集和药物警戒。人用医药产品则主要受指令约束。2001 年 4 月 4 日，欧盟颁布第一部人用药品临床试验指令即 Dir. 2001/20/EC。2014 年 4 月 16 日，欧盟通过新的人用药品临床试验法规 Reg.（EU）No 536/2014，同时废止了前者。与此同时，EMA 针对先进疗法药物颁布专门法规，2007 年，欧盟颁布了 ATMPs 法规，于 2008 年 12 月 30 日起实施，更新了关于先进疗法药物的质量、非临床研发、临床研发流程图和检查清单等文件，指导和帮助基因治疗药物和细胞药物研发人员应对与质量相关的监管要求。

EMA 将组织工程、细胞治疗、基因治疗产品纳入 ATMPs。管理该类药物的意义是能够为疾病带来革命性的治疗方案，对于患者与产业具有巨大前景。欧盟细胞治疗的监管有两条路径：一是按照 ATMPs

---

① 时君楠，梁钻姬，赖云峰，等 . 发展和应用监管科学：中国、美国、欧盟和日本的药品监管机构的经验［J］. 中国食品药品监管杂志，2020（5）：38 – 55.

进行临床研究与申报，由 EMA 负责审批和管理；二是遵循医院豁免条款，由医院决定对患者治疗应用。① 由于 ATMPs 的生产带来的挑战具有独特性，例如起始物料有限的可用性和固有的可变性，有效期短，批量很小，所以 GMP 的应用一致被认为是 ATMPs 研发者的难题。通过 GMP 规制可以生产质量可靠的药品，同时也要平衡药物使用过程中患者的承受力以及收益。EMA 最近发布一项行动计划，旨在简化 ATMPs 研发和评估，在 GMP 框架中引入针对 ATMPs 的适应性、可持续性，确保高质量的 ATMPs 产品和高水平的患者保护。此外，指南预计将为这些产品的研发做出更大的贡献，并将为患者参加欧盟的 ATMPs 临床试验提供更多的机会。② 2017 年 11 月 22 日，欧盟委员会发布了与利益攸关者密切相关的 ATMPs 产品生产质量管理规范（GMP）指南，GMP 生产规范是关于创新细胞、基因和组织治疗。因为 ATMPs 有具体的特点，那么只能采取基于风险的方法，使制造商在其流程和控制系统方面有一定的灵活性，其灵活性的水平取决于风险水平。审批委员会表示，根据 ATMPs 法规，制造商应保留 30 年的可追溯性数据。可见，数据极其重要，没有数据，就没有市场。

2019 年 10 月 16 日，欧盟委员会发布了专门针对 ATMPs 的临床试验质量管理规范（GCP）指南，ATMPs 具有一定的特殊性，如药品生产的制约因素较多、保质期短等，难以使用安慰剂作为对照，需要对受试者进行长期随访，非临床试验有时不能很好模拟人体反应等。因此，该指南在 ICH GCP 指南的基础上，针对 ATMPs 的特点，从临床试验设计、非临床研究用 ATMPs 的质量、临床试验的安全实施、细胞制备和给药、用药的可追溯性留样、受试者的保护、安全性报告和监察等十个方面，对临床试验的设计和实施进行了细化，并提出非临床试验数据共享，有效减少脊椎动物实验，进而完善监管体系。关于数据共享，尤其是避免重复进行脊椎动物实验，可以有效节约社会资源。在伦理学意义上涉及动物福利问题，经验值得借鉴。

第一，EMA 为规范先进疗法药物出台了法律，在欧盟法律中规定了非临床试验数据共享，以便节省使用动物的数量和成本。这在伦理上充分考虑了动物福利。第二，根据生物制品的特性，规范了试验用药品的 GMP 生产过程。第三，在人体试验的知情同意方面给予特别关注，出台了对未成年试验者的知情同意伦理考虑的特殊要求，充分体现对人权、尊严的尊重。第四，伦理审查制度化，而且对审查人员的素质要求极高。在伦理审查制度建设方面有好的原则、好的委员会、好的审查员、好的制度，这是欧盟伦理审查的优势所在。第五，为尽快审批，特开网站递交申请，减少人为拖延。

2014 年通过的《药品临床试验法规》（Regulation（EU）No 536/2014）也是欧盟临床试验监管领域的基石之一。③ 该法规旨在简化和统一成员国之间的临床试验审批程序，在伦理层面上特别关注受试者的权益保障，尤其是儿童、孕妇等弱势群体。该法规强调透明性、数据公开以及受试者同意过程的伦理要求。特别是在知情同意方面，明确要求受试者及其法定监护人在进行任何医学研究之前必须充分知晓试验目的、潜在风险和益处。该法规还在临床中引入了"欧盟门户和数据库"（EU portal & EU database），以确保所有相关的试验信息对公众公开，提高了监管机构和公众对临床试验的监督透明度。该法规的另一个突出特点是加强了关于未成年人临床试验的伦理保障。由于未成年人无法在法律意义上提供知情同意，法规规定必须有专门的法律代表为其提供同意，且研究者需根据未成年人的年龄，尽量让其参与知情同意过程。同时还规定，临床试验必须采取适当措施，以最大限度地减少儿童在试验过程中遭受的风险和负担。

① 吴曙霞，杨淑娇，吴祖泽. 美国、欧盟、日本细胞治疗监管政策研究［J］. 中国医药生物技术，2016，11（6）：491.
② 识林. 欧盟委员会最终发布关于先进治疗医药产品的 GMP 标准［EB/OL］.（2017 - 11 - 27）［2024 - 09 - 21］. http://www.phirda.com/artilce_ 3026.html.
③ REGULATION（EU）No 536/2014［EB/OL］.（2014 - 05 - 27）［2024 - 09 - 16］. https://eur - lex. europa. eu/legal - content/EN/TXT/PDF/? uri = CELEX：32014R0536.

2017 年发布的《对未成年人进行药品临床试验的伦理考量》（*Ethical considerations for clinical trials on medicinal products conducted with minors*）①，为前述欧盟《药品临床试验法规》中涉及未成年人的临床试验提供了详细的指导。这些建议的核心目的是确保在临床试验中保护受试者的权益，提高试验的科学质量和透明度。该政策文件明确了知情同意的重要性，特别是在涉及未成年人的试验中，知情同意的程序要求研究者向参与者及其法定监护人提供充分的信息，包括试验的目的、方法、可能的风险和利益等，以便他们做出明智的决定。在未成年参与的情况下，除了监护人同意外，还需要根据未成年人的年龄，尽可能获取他们本人的同意。文件将知情同意过程分为不同年龄组，并根据年龄组提供不同的沟通方式：①新生儿和婴儿（出生至 2 岁）不能提供同意，但需要考虑他们在程序中的痛苦或抗拒；②学龄前儿童（2~5 岁）可以通过视频或卡通等视觉工具表示同意；③学龄儿童（6~9 岁）和青少年（10~18 岁）应更积极参与决策过程，理解试验的风险和益处。未成年人应被鼓励在理解能力范围内参与决策过程，这不仅尊重了他们的自主权，还提高了他们对试验的理解和参与度。此外，在设计涉及未成年人的临床试验时，必须严格评估风险与收益的比率。试验的目的必须具有明确的科学和医疗价值，且对未成年人的健康风险要尽可能最小化。试验设计应考虑到不同年龄段未成年人的生理和心理特点，以确保研究过程和结果对他们的成长和健康没有负面影响。文件还列出了设计和开展儿科临床试验的最佳实践，包括采用"智能"试验设计以降低风险并提高数据质量。建议使用适应性试验设计和先进统计方法，限制儿童暴露于不确定性或侵入性手术的数量，并要求伦理审查中包括儿科医生及其他专家的专业知识，以确保考虑未成年人的独特需求和脆弱性。

在具体的伦理审查方面，文件要求所有涉及未成年人的临床试验必须经过相关伦理委员会的审查。伦理委员会的职责是确保试验设计符合伦理标准，并对参与者的保护措施进行审查。法规要求试验在实施过程中严格遵守所在国家和欧盟的相关法规，确保参与者的安全和权益得到保障。监测和报告也是文件中的关键内容。试验实施过程中，研究者需要对未成年参与者的健康状况进行持续监测，以便及时发现和处理潜在的不良事件。所有不良事件或反应都必须及时报告给相关监管机构和伦理委员会，以确保试验的安全性和有效性。

文件还进一步强调了隐私和数据保护的重要性。未成年参与者的个人数据必须按照适用的数据保护法规进行处理，确保信息的保密性和安全性。同时，需要采取措施防止参与者及其家庭的隐私泄露。最后，文件还指出了对不同文化背景的尊重和适应的重要性。知情同意和参与方式应考虑参与者及其家庭的文化差异，确保试验过程和信息沟通符合参与者的文化习惯。同时，提供适当的支持服务，包括心理支持，帮助未成年参与者及其家庭应对试验中可能遇到的挑战。

2016 年通过的《通用数据保护条例》（*General Data Protection Regulation*）就医药研究中关于未成年参与者的数据保护提出了严格要求。② 根据该条例，任何涉及个人数据的处理活动都必须符合法规要求，尤其是在医药领域，研究人员必须确保受试者的数据得到了充分的保护，包括去标识化和匿名化处理。研究数据的收集和使用必须合法，且需得到受试者的明确同意。并特别强调，未成年人作为弱势群体，其个人数据需要得到更高水平的保护。研究人员在设计相关数据处理程序时，必须始终以受试者的利益为重，尤其是在涉及敏感数据（如健康数据、遗传信息）时，研究者必须采取额外措施来保护这些数据的机密性和完整性。

欧盟医药伦理进展的特点：①法律法规健全；②制度约束有力；③实践人员自觉；④伦理审查委员

---

① Ethical considerations for clinical trials on medicinal products conducted with minors ［EB/OL］．（2017 – 09 – 18）［2024 – 09 – 16］. https：//health. ec. europa. eu/system/files/2018 – 02/2017_ 09_ 18_ ethical_ consid_ ct_ with_ minors_ 0. pdf.

② REGULATION（EU）2016/679［EB/OL］．（2016 – 05 – 04）［2024 – 09 – 16］. https：//eur – lex. europa. eu/legal – content/EN/TXT/PDF/? uri = CELEX：32016R0679.

会制度完善，科学化、专业化。例如，在 Regulation（EU）No 536/2014 中有几条重要原则体现了伦理的重要性。临床试验中受试者安全、权利、福祉、尊严应得到保护；所生成的数据可信且具有鲁棒性（稳健），受试者利益优于其他所有利益。尊重受试者基本权利，尤其是尊严和人体完整性。

此外，欧盟各成员国在药品使用和医疗服务方面还有自己的管理规定。如在荷兰由于医药分业，医院药房仅供住院患者用药，门诊患者凭处方去社会药店购药。医院药房一般存放 3 ~ 7 天的药品，宗旨是确保备药急用，服务大众健康。药品供应是专门批发商供货，目标是保证购销渠道通畅，保质量。药房的任务之一是为门诊提供药品信息服务、用药咨询指导。

二、英国医药伦理学的最新发展

在 19 世纪以前，英国没有法律限制药物和毒品的销售，任何人都可以称自己是药师（pharmaceutical chemist），1852 年英国的药学法规成为英国制药公司的宪章，它明确规定要通过考试形式确定药师的资格，从而限制了社会成员广泛地使用药师这一名词。自此开始，英国的一些立法涉及了制药领域。到 1868 年的药学法规有了新的发展，它列出系统的毒品表，并赋予社会权利在表上可以增加其他物质，毒品的定义也就为表上所涉及的所有有毒物质的产品，同时在规范中规定只有药师才可销售毒品，从此，药师、化学家、药商考试成为一个人从事商业包含着毒品销售的最基本资格。1868 年药学法规还规定了药商的销售方法，特别是对一些毒品的销售在许多方面具有限制。1908 年英国在药学法规中扩大了毒品范围，涉及农业和园艺毒品的销售只能由持有执照的药商销售。1933 年药学法规中明确分清了药商和化学家只能出售二类毒品物质，涉及一类毒品的有毒物质只能由药师负责出售，由此药师的权利和责任更加清晰，并在法规中约定了个人戒律。1968 年药学法规重申了 1933 年药学法规的内容，到 1972 年药学法规则明确规定药学毒品控制直接依据 FDA 管理，并在法规中规定防止出售假药，对药物制造和销售方面的限制越加明细。1977 年新的国际健康服务法，1990 年国际健康服务和社区法，1995 年健康权威法现在仍然统治着制药业。从上面英国药学法规的发展历史可以看出，随着医药实践的发展，医药学法律的健全及实施，在客观上提升了人们执法、守法的法律意识，当医药实践者将这些法规要求转变为个人的自觉行动以后也就在道德上增强了责任感和升华了道德认识，因此，英国医药伦理学发展的一个特色就是法、道德紧密统一在药学实践过程中。

英国在进入 20 世纪 90 年代以后，医院药师和社区药师的工作已成为全社会成员关注的焦点。因为药师从事着关怀社会成员利益的工作，患者是使用处方药还是非处方药，药师是专家，所有社会成员都将依赖药师来保证个人的健康、福利及安全，公众也鼓励人们听从药师的忠告以指导自己用药安全，药师被喻为是"足球守门员"。随着越来越多的具有医疗执照的医生被免去了处方权，国家把这种权利给了药师，因为药师具有权威性，能够使患者获得最有效的药物治疗。药师在社区中的工作是一个大市场，由于药师主导着商业以及与药品相关的传送职业服务，所以药师面对的道德挑战就是怎样协调好职业伦理要求与商业所期望的最大利益之间的关系。

随着药师在社会发展和人们生活中地位的提高，与药师相关的医药法规规定的内容越来越多。在英国所有的医药产品销售行为都应服从于药品的许可证管理系统，有特许者例外，而这种特许只能是在药师监管下的药房的某些商务活动。例如：不在基本销售名单上的零售商必须以药房的形式注册，同时至少须配有一名药师，一些头衔只适用于特定的药师，如药师（pharmacist）、药剂师（pharmaceutical chemist）、皇家药学会会员（只有当监管人是某个委员会会员时，这个法人团体方可使用）、调剂药师（dispending chemist）、药剂士（druggist or chemist），若没有如上头衔的药师监管，法人团体只能使用药商（pharmacy）这个名称。与此同时，国家要求药师和药房每年都要重新注册登记，国会的枢密委员会主管有关的法规及道德规范包括法律和伦理道德政策的制定，划定违法行为和违反道德规范的行为。在英国，药学被认为是一种执业，因为它的成员都是那些具有一定的受教育水平以及道德水平的行为主体。大多数的药师受雇于商务贸易领域同时又受有关的医疗服务对象及向患者提供忠告的法规约束，因此，建立一些有关正确处理这两个领域之间的矛盾冲突的相关原则就显得尤为重要。药师的行为必须服从于刑事法律、管理法规、民事法律以及道德规范。其中有关药师的道德责任包括两大部分内容即九条原则及二十三条责任。

1. 九条原则 具体内容如下。

（1）药师首先关心的应该是患者和其他相关社会成员的福利。

（2）药师必须维护其职业荣誉与尊严，不能做任何有损其职业形象的事情。

（3）药师任何时候都要注重有关药学活动中的法律和规范，使其职业活动始终在高标准状态下进行，不做任何有损于人们对药学职业信任度的活动。当一个药师提供服务时，他应该确信他所提供的服务是有效的。

（4）药师在职业活动中必须遵守患者和患者家庭有关的信息秘密。这些信息未经患者或监护人允许不得向他人公开。

（5）药师为了保证其更好地胜任其本职工作，要不断更新知识，使之与药学领域的发展保持同步。

（6）药师既不要向影响其独立、公正行使职权的情况妥协，也不要将这种情形强加于其他药师。

（7）药师或药房拥有者，当涉及公共利益时应当向公众提供可靠的职业服务信息，所公开的信息中不能含有宣扬比其他药师或药房所能提供的服务有优越性的词句出现。要保证职业服务的信誉性，不能因为自己的不良行为使其职业服务名声扫地。

（8）药师向公众所提供的服务必须以能反映出药学职业特点为前提。

（9）药师在任何时候都要保持与其他相关领域内的从业人员通力合作以便使患者和公众获得最大利益。

2. 二十三条责任 在以上九条原则的指导下，药师在医药实践的各个领域中一定要按以下二十三条要求履行职责。

（1）药师的行为在某种意义上能够提升和维护公众利益，能否做到这一点是公众对其专业知识和业务能力信任程度的评价指标。

（2）药师有责任对所购进和提供的药物及相关产品进行全面监控。

（3）药师不能购买、销售或向他人提供他认为存在安全、质量或疗效方面缺陷的任何医药产品。

（4）药师必须在对供货商的信誉感到满意时才能购买其产品。在购买之前还必须关注产品的贮存条件、包装标识、外观、原产地以及售后服务等。

（5）药师不能购进、销售或向他人提供任何认为有安全或质量缺陷的保健品和食物添加剂等相关的产品。

（6）药师不能在没有任何证据表明某种保健品和食物添加剂等相关产品确实有效的情况下向购买者推荐该产品。

（7）药师必须行使其职业评判权以阻止向患者提供超出用量或不必要的某些医药产品，特别是对于那些可能会引起患者对药物产生依赖性、降低食欲、阻止食物吸收或减少体液的药物。

（8）药师绝对不能购入、提供或向他人推荐某些特定的制剂产品，无论这种产品是否归属于药物，只要它能够加速乙醇从人体内的排泄，用来掩盖不适于诸如开机动车辆等的某种中毒状态。

（9）药师不能出售、提供那些能够对健康构成危害的烟草制品。

（10）药师必须采取有效措施确保他们提供的药品均被用于正当用途和适当的领域。

（11）药师必须确保那些只限于在药房内销售的药品不能在自选商场内货架上由顾客自行选购。

（12）药师不能参与下列任何形式的商业促销活动：①误导公众（消费者）、混淆药品与一般商品的区别；②鼓励人们购买超出实际需要的医药产品；③把投身慈善事业的所得利益与购买某种药品联系起来；④客观上影响药师或其他健康事业的从业人员做出正确评判的活动。

（13）药师不能以非正常方式鼓励采用邮购方式或其他非正常方式来配发医药产品。

（14）药师必须履行其在慈善活动中的责任，遵守与其工作领域相关的法规和规章。

（15）药师在没确认药品安全性之前，不可直接向儿童提供医药产品。如果是通过其他人向患者提供药品，药师必须采用有效措施确保：①药品的投递是安全的；②向患者或者其监护人转达相关的药品信息。

（16）药师要尽可能协助那些需要紧急救治，需要急救药品的患者。

（17）除紧急情况外，药师在未经开处方者、医院药物治疗委员会或相似机构允许的情况下，不得以其他药品替代处方上的药品。

（18）药师按处方付药时，不能随意改变处方内容，除非出于保护患者的需要。

（19）如果药师的职权范围是提供（或管理）某些专控药品，他必须随时保证有足够的库存以备急需。

（20）药师必须采取必要措施以保证在其工作场所的公众和其他工作人员的人身安全。

（21）药师必须保证在处置医药产品、化学药品时采用合理的处置方法。

（22）药师在向患者提供药学服务时，要依据其职业观点来判断是否需要与所服务的患者见面。

（23）药师在向医院住院的患者提供药品时，有责任保证所提供的药品能够被安全地使用、贮存和管理。药师有责任向住院患者提供所有的与药品相关的信息，以确保药品能够被安全、有效、正确地使用。

以上关于药师道德的基本原则和责任要求是英国皇家药学会的法律委员会依据本国的医药行业发展现状于1992年提出来的。法律委员会负责管理和规范药师及药师代理人以及药房雇员的各种实践行为，并且有权根据他们颁布的各项规章行使其职权，包括对违反医药道德要求的药师和公司管辖的零售药房予以除名处罚。

在英国，涉及医药管理的法律和道德法规十分健全，特别是有关药师与患者、服务对象关系，雇主与雇员关系，药品的科研与开发、药品的生产企业及药品的经营公司与服务对象、与社会的关系等方面要求十分具体。通过依法管理和道德约束，协调、解决医药人员与患者、服务对象、与社会的利益冲突，从而提高从业人员的道德水准及医药行业的服务质量。

第三节　国外医药企业伦理的发展及启示

企业伦理是企业文化建设的重要组成部分。当代伦理学研究已经将企业伦理作为一个实践伦理学的研究范畴加以突出。企业要承担社会责任、承担什么样的责任和怎样承担责任？这一系列问题，都是企业伦理研究的重中之重。国外企业伦理研究目前已经取得经验性成果，许多成果同时也给我们一些新的启示。

一、美国企业伦理建设的经验

伦理是处理人类道德关系的原则和道理，这些道德关系既包括人与人的关系，也包括人与自然的关系和人与社会的关系。而企业之中的员工之间、员工与企业之间、企业与企业之间及企业与社会之间的关系构成了企业基本的伦理关系，这些关系的内容以及如何处理这些关系构成了企业伦理研究的范畴。

在现代管理科学中，企业伦理以其具有的调节功能和教育功能在企业的运营过程中发挥着巨大的效力；企业伦理建设以其公共服务的特点，在融洽企业各种人际关系和企业生存环境方面发挥着积极作用；企业伦理规约不仅在实践中为每个员工所遵守，而且在企业文化建设、员工素质培养和企业整体水平和综合实力的提高方面实现了全方位、立体式的整合效果，是现代管理科学在人文素质培养和企业文化创设过程中的内在要求。企业伦理在内涵上主要包括企业团体伦理、企业管理者伦理和企业员工伦理。

企业伦理规约是关于人们在企业运营中所形成的道德关系的反映和概括，是企业运营过程赋予人们的道德责任和义务，是企业及员工在生产经营活动中必须遵循的价值尺度。它包含着企业及员工的道德责任感和道德的自我评价能力。

美国企业伦理建设的成功经验为我国医药企业的合理、健康运营提供了宝贵的经验借鉴。

正如世界经济的"三强"是美、日、德一样，世界制药的"三强"同样是美、日、德。以美国为例，20世纪70～80年代，企业片面追求利润最大化目标所带来的负面效应和丑闻不断曝光导致了美国企业对伦理的关注及在实践中将经营与伦理相结合，如美国洛克希德飞机公司为争夺日本市场的贿赂案、海湾石油公司等在国外的贿赂事件以及一些企业随意处置有毒化学物质、生产有毒危险品污染环境、无视工人和顾客的生命安全、损害消费者利益等现象，促使美国企业界发生了一场影响深远的企业经营伦理化运动，一些先觉的企业开始摒弃仅追求利润最大化的传统目标，转向越来越多地关注其经营行为是否要承担社会责任的问题。曝光丑闻导致的公众对企业的不信任促使企业管理者重视伦理文化建设和关心企业的形象设计，他们一方面出资赞助一些关系到社会公益事业、体现社会责任的活动，另一方面在企业内部成立"伦理委员会"，制定了一系列具有约束力的企业伦理守则，并在企业运营中要求员工恪尽职守，使伦理渗透到企业的生产和经营过程，并逐步成为企业文化和制度的重要组成部分。[①]此举赢得了社会的尊重和赞誉，当然，企业运营也因此步入良性发展的快车道，企业经营获得了丰厚的利润和回报。

美国企业重视企业伦理与道德建设并非口头颂歌，而是实实在在地把某种伦理观念或道德准则融入企业的日常管理和经营活动中。据报道，世界500强中有90%以上的企业通过制定成文的企业行动宪章来规范其员工的行为；美国有3/5的大企业设有专门的企业伦理机构，具体负责企业的伦理事务；另有相当一部分企业特聘伦理主管，对员工进行伦理培训或道德教育，以监管企业伦理守则的执行情况。[②]

事实上，企业依靠符合伦理要求的道德行为以赢得公众对企业的理解、信任和支持，这不仅对外塑造了良好的企业形象，提高了企业的知名度和信誉度，而且对内促进了企业的生产和经营，有助于企业在激烈的市场竞争中立于不败之地。企业只有以为社会做贡献、为社会承担责任为己任，才能切实将企业与社会融为一体，从而为企业赢得生存与发展的条件和开辟广阔的发展空间，反之只能导致企业的衰亡和毁灭。

二、企业伦理审计的兴起及实质

在一般的管理学研究中，将管理控制分为三个阶段：第一是前馈控制，第二是同期控制，第三是反馈控制。控制是监视各项活动是否按照计划进行并纠正偏差的过程。在当代企业伦理研究中，管理审计被认为是一种具有预见性和可操作性的前馈控制。

按照一般的理解，许多人会将管理审计首先限定为一种财务审计。事实上，管理审计的内容包括很多，如对管理职能进行审计、对员工的素质进行审查等。但今天的管理审计已经融入了一种全新的伦理

① 周三多. 管理学 [M]. 北京：高等教育出版社，2000：56-70.
② 解富有. 美国的现代企业伦理管理 [J]. 工业经济管理，2000，4 (5)：126.

评价。因为管理审计是一种从组织文化的系统对组织整体进行的评价。而组织文化往往包括企业的主导价值观、经营理念和伦理精神。由于伦理道德内在于组织文化之中，因此，伦理审计已经伴随管理学中的管理审计，在今天取得了长足发展。回顾历史不难看出，20 世纪 80 年代以来，美国、英国等一批经济发达国家和地区的民众、企业界开始重视企业伦理审计。一些大公司和大企业定期请专家对企业的高级管理者进行培训，以帮助这些人能够在企业的经营运行中选择的行为既合法又合道德规范。在当前的伦理审计中，主要包括三个内容：一是检查整体伦理制度是否符合鉴证标准；二是复核整体伦理制度的有效性是否符合鉴证标准；三是根据鉴证标准和伦理有关的商定程序完成服务。① 在美国，进行企业伦理审计有独特的标准。如美国审计准则公告、证监会规定、职业行为准则和鉴证服务标准、企业的社会责任等。1996 年，韩国推出《企业伦理宪章》。2001 年 8 月，"企业道德指数"在伦敦证券交易所开始正式启用。可见，伦理审计最初表现为一种企业伦理审计。

此外，在西方还有一些学者对伦理审计进行了研究和探讨。如荷兰商学院欧洲商业道德协会（EIBE）的 Sheena Carmichael、Harry Hummels 等学者在 *How ethical auditing can help companies compete more effectively at an international level* 一文中对企业伦理审计的相关问题给予关注和探讨。

不管学者的研究从哪个角度进行，其实质聚焦在"责任"（responsibility）之上。责任是现代伦理学的基本范畴，离开责任同样谈不上权利。因此，研究企业伦理首先是企业的道德责任。

可见，对企业进行管理伦理审计在某种意义上也可以说是一种道德评价，其实质是责任审计，看企业是否能够将社会责任、社会效益置于经济利益之上。而在企业伦理建设中，这种社会责任的承担有利于企业树立形象和提高美誉度，在长远上促进企业的发展和提高企业的核心竞争能力。与此同时，加强对企业及企业员工的伦理审计，是实现现代企业管理的有效控制手段。

国外企业伦理建设及管理伦理审计的发展对我国医药企业的文化建设具有重要启示意义。

1. 伦理建设是企业发展的精神力量　文化最初的含义是对自然的开拓和耕耘。德国学者普芬多夫（1632—1694）曾将文化定义为：文化是社会人的活动所创造的东西和有赖于任何社会生活而存在的东西的总和。文化既包括物质因素，也包括精神因素。而精神因素作为文化的组成主要指人的价值观念和心理因素的总和。

现代企业管理作为人类的一种社会实践并非纯客观的、孤立的活动，而是人的"心智"活动，是精神活动过程。人在精神活动中必然会注入自己的思想因子，如人的情感、观念等文化因素。企业文化是指企业全体成员在长期生产经营活动中培育形成并共同遵循的最高目标、价值标准、基本信念及行为规范，它是企业成员的精神支柱。管理关系主要表现为管理者与被管理者关系、管理者之间关系及管理者、被管理者与企业和社会的关系，这些关系事实上即为伦理关系。"动物不对什么发生'关系'，而且根本没有'关系'；对于动物来说，它对他物的关系不是作为关系而存在的。"② 可见，关系具有"属人"的性质。在现代管理中，伦理精神已经内在于企业文化之中，它突出强调管理的人本性。我国著名管理心理学家苏东水先生曾经指出：管理的特性是"以人为本，以德为先，人为为人"。③ 现代管理具有伦理特性，伦理又是社会文化的核心，企业发展在高尚的伦理价值目标指导下，必将对社会发展和人类进步做出贡献。

2. 诚信重建势在必行　医药企业在药品研发、生产、经营、使用和监督管理等各个环节都可能存在诚信缺失问题，缺失诚信就是缺失责任。要根本解决医药企业和药事领域的问题，诚信重建势在必行。

---

① 董连德. 美国 CAP 审计的新领域——企业伦理审计［EB/OL］.（2007 - 02 - 02）. http：//www.cqvip.com.
② 马克思恩格斯选集（第 1 卷）［M］. 北京：人民出版社，1972：35.
③ 唐凯麟，龚天平. 管理伦理学纲要［M］. 长沙：湖南人民出版社，2004：33.

三、从"全面质量管理"到"全面责任管理"

全面质量管理（total quality management，TQM）是 20 世纪 80 年代起在世界范围内兴起的质量管理运动以后，学者提出的新概念。① 质量管理的宗旨在于企业关注顾客的需求和期望，并努力满足顾客的需求。质量管理是对企业的做法和体系进行根本变革，全面责任管理（total responsibility management，TRM）就是一种加强现代企业诚信管理的制度，其借鉴了质量管理过程，但是着重于利益相关方而提出的新概念。①责任管理要求企业要倾听利益相关方的声音，如员工、顾客、供应商以及合作伙伴等的愿望都将成为企业的愿景目标。TRM 的特点是将内外结合的管理过程。

全面责任管理（TRM）与企业社会责任履行相关，其宗旨要求企业努力减少运营活动的负面影响，通过与利益相关方建立良好的互利互惠关系并保持良好互动，以达到长期维持自身利益和维护相关方利益的愿景目标。实施全面责任管理包括四大要素：一是责任管理的内在动力，即企业的愿景目标和价值观；二是外在推动，即利益相关方参与互动；三是整合融合，即企业要将愿景目标和利益相关方的期待整合一体并融入企业战略，融入员工实践和管理体系之中，转化为行动指南；四是创新和持续改进，即全面责任管理是一个系统的过程管理，是一个纠偏和更新、改进和持续发展的过程，是一个评估和反馈、控制和升华的过程，因此它还有绩效考评和问责等环节，而且具有公开、透明、优胜劣汰的特点。

全面责任管理是全面质量管理的高级阶段，它由被动的管理转为自觉的行为，是管理者、员工、利益相关方、企业等多方面价值观和行为方式的整合升华，是一个自觉践行企业社会责任的行动。

医药企业要实施全面责任管理必须考察药品的生命周期，并依据生命周期各阶段的特点明细责任主体、责任是什么、怎样履责、如何问责等全过程。此外，还要清楚进行全面责任管理的关键在于确保药品安全的责任。

第四节 "负责任创新"与医药伦理思想发展

PPT

负责任创新（responsible innovation/responsible research and innovation，RI/RRI）又称责任式创新或负责任研究与创新，是伴随现代高新科技发展而产生的哲学新概念，其本意在于强调技术实践者在科技创新的全过程中嵌入公共性价值理念，将价值理性与工具理性统一于科技创新的过程与结果之中。它作为一种防范技术风险"源头"治理的理念和手段，日益为科技工作者认同、接受并践行。"负责任创新"对于自身的存在和发展而言，其内在的特殊规定性在于它强调价值预设；对于其他事物而言，其本质区别在于它是"信念伦理"。

一、"负责任创新"理念的兴起

"负责任创新"是 2003 年由学者 Hellstrom 等人阐述"负责任的研究与创新"概念演进而来。Richard Owen② 等学者在研究的实践中丰富、发展和进一步完善了这个概念的内涵，直至今日，Jeroen van den Hoven 等学者将其锁定为"负责任创新"这一概念。③

"负责任创新"是伴随高新科技发展实践而产生的概念，是哲学家和科学家在对现代高新科技引发

---

① ［美］沃多克，鲍德威. 全面责任管理：指南［M］. 李伟阳，肖红军，译. 北京：中国电力出版社，2009：14 - 16.

② RICHARD OWEN, PHIL MACNAGHTEN, JACK STILGOE. Responsible research and innovation：From science in society to science for society, with society［J］. Science and Public Policy，2012（39）：751 - 760.

③ European Commission. Chair：Jeroen van den Hoven, Contributors：Knut Blind, Anna - Lena Guske, Carlos Martinez Riera. Responsible and Research and Innovation［R］. Brussels，2013.

的伦理难题进行深刻反思的基础上创立的设计理念和实践指导原则。它的实践来源主要有两个方面：一是技术设计的伦理反思；二是技术设计的风险治理。这两个方面的结合恰是管理伦理研究的视域，因此从实践层面看，"负责任创新"是横跨管理和伦理两个学科的交叉研究成果；而从理论层面分析，"负责任创新"是技术哲学最新发展的理论概念。

哲学的任务之一就是创造契合现实发展需要的新概念，并力求以概念作为评判标准，权衡实践行为的正当性与合理性。正当性的评判旨在判断行为是否符合道德规范，符合伦理准则和伦理要求；而合理性的评判旨在判断行为是否合乎规律，即符合科学标准和科学目标。自20世纪90年代互联网在全球的普及、生物技术在医学和药学领域的发展、纳米技术在工程材料领域的不断创新、认知科学技术对人脑和人体的增强等诸多技术成果的应用以来，人们对技术负面性的认识也越来越深刻，乃至对某些技术将引发的伦理和社会问题产生深深的忧虑，甚至伴有技术恐惧心理出现，如转基因食品的安全性、纳米粒子的毒性损害、基因治疗将引发的基因突变等一系列问题，这些问题无不与技术风险紧密相关，它们都是技术风险由可能性向现实性转化的"在场"。正是实践中不断遭遇的问题促使哲学家反思、批判与建构起新的概念和理论大厦。"负责任创新"与"价值敏感设计（value sensitive design，VSD）"一样，在今天已经完成了由具体到抽象和由感性到理性的第一次飞跃。正如列宁所言，"从生动的直观到抽象的思维，并从抽象的思维到实践。这就是认识真理、认识客观实在的辩证途径。"①

"负责任创新"是设计伦理学的基本范畴，它的主旨在于研发主体在技术设计的初始阶段，将责任嵌入技术设计的实践过程，是技术设计者的价值选择。它不仅强调对社会负责任的经营方式，还针对高技术开发提出对社会负责任的创新方式；它不仅涉及可持续发展、安全和健康，还包含价值关注，如问责、透明、人对自然的干预等普遍的道德和社会问题②，其概念的形成具有一个从宏观和广大到微观和细小的过程。

首先从宏观上讲，最初学者将"负责任创新"置于高技术开发的全过程中，它不仅关涉技术设计，还关涉技术的决策、管理、使用等诸多环节。Richard Owen 在其论文 *Responsible research and innovation：From science in society to science for society，with society* 中指出，在过去的20多年里，"负责任的研究与创新（RRI）"在欧盟政策背景下广泛发展。直到2011年有了一个比较清晰的定义，即"负责任的研究和创新是由社会行动者和创新者对创新过程和显著成果在伦理的可接受性、可持续性和社会愿望方面一致的一个透明的互动过程。"2012年经过学者讨论，进一步深化了定义并强调"研究和创新必须回应社会需求和目标，反思价值和责任。"同时呼吁"我们的责任如政策制定者应形塑治理框架以鼓励负责任的研究与创新"并将其引入政策学研究，使政策学与伦理学研究有机融合，开启了政策伦理研究的新视域。可见，此阶段"负责任的研究与创新"的外延是博大和宽泛的。在此基础上，文章明晰了"负责任的研究与创新"应具有的三个特征：科学研究的社会化和民主化、科学研究与社会目标一致的制度化、重新规划责任。由此将"负责任的研究与创新"在概念上引入微观和精致研究。③

其次从微观上讲，伴随荷兰学派技术设计伦理研究的深入，"负责任的研究与创新"概念的精致已经彰显。从2011年 Jeroen van den Hoven 提出"负责任创新包含价值关注"，到2013年以 Jeroen van den Hoven 为主席提交给欧盟委员会的报告 *Responsible and Research and Innovation*④ 和 Jeroen van den Hoven 的

① 列宁全集（第55卷）[M]. 北京：人民出版社，1990：142.

② JEROEN VAN DEN HOVEN. Socially Responsible Innovation [EB/OL]. (2009-12-01) [2011-04-06]. http：//www.ethicsandtechnology.eu.

③ RICHARD OWEN，PHIL MACNAGHTEN，JACK STILGOE. Responsible research and innovation：From science in society to science for society，with society [J]. Science and Public Policy，2012（39）：751-760.

④ European Commission. Chair：Jeroen van den Hoven, Contributors：Knut Blind, Anna-Lena Guske, Carlos Martinez Riera. Responsible and Research and Innovation [R]. Brussels，2013.

论文 *Value Sensitive Design and Responsible Innovation*① 发表，都将名词锁定在"负责任创新"，意在聚焦技术设计而凝练了概念的内涵和外延。

在涉及技术设计工具方法的研究之时，人们自然会想到"价值敏感设计"。尽管这个概念起源于计算机研究，但它适合快速发展的纳米技术中带有不确定性和急迫性道德问题的设计过程②，将其移植到普遍的高技术研究领域作为一种理论和工具方法以应对和解决技术设计中的伦理问题和防控技术风险意义十分重大。Jeroen van den Hoven 在论文 *Value Sensitive Design and Responsible Innovation* 中以电子病历系统或智能电表的创新设计为例指出，一个真正的创新设计应该具有预期或预设的道德考量，并将这种道德考量嵌入技术设计之中，以协调效能、可持续性、隐私、安全等价值，这将有助于工程师在技术研发的早期阶段聚焦这些价值因素，使创新设计做的更好。②可见，"负责任创新"的主旨在于聚焦技术设计的价值理性，并从价值链上将道德考量置于创新性技术设计的起始阶段和技术风险的"源头"治理。

当"负责任创新"从抽象回到具体和从理性回到感性实践之前，需要完成实践对概念的修补和完善，即概念首先要回到感性的具体，然后再到理性具体，以使对概念的认识产生了新的第二次飞跃。"从抽象到具体是把感性经验中抽象的、内容贫乏的概念、理论再返回实践的过程，是给抽象概念和理论赋予丰富的经验和实践内容的过程。"③

尽管当前学者在管理、政策、伦理等多维视角下对"负责任创新"的研究取得诸多成果，但是当我们将"负责任创新"作为设计伦理学的范畴加以研究时，诠释其概念的含义及揭示其本质就成为首当其冲的任务。那么，究竟如何解读"负责任创新"的含义、特征及本质属性呢？为了确保概念科学性的实现，不妨让我们首先回到责任的概念。

责任是伦理学的基本范畴。在传统义务论中责任等同于义务，即对人们行为准则的规定，责任是社会对个人的一种规定和使命。通常责任是指一定的社会条件下，对个人确定的任务及活动方式的有意识的表达或规定个人应尽的义务。记得马克思说过这样的话："作为确定的人，现实的人，你就有规定，就有使命，就有任务。至于你是否意识到这点，那都是无所谓的。这个任务是由你的需要及其与现存世界的联系而产生的。"④ 可见，责任根源于现实的社会关系，是现实道德关系和个人道德活动方式的有意识的表达。当下学者对责任的解读有很多并有多重理解。荷兰学者 Ibo Ven de Poel 在其著作 *Moral Responsibility：Beyond Free will and Determinism* 中将责任分为九种：即作为原因的责任（responsibility as cause）、作为任务的责任（responsibility as task）、作为权力的责任（responsibility as authority）、作为能力的责任（responsibility as capacity）、作为美德的责任（responsibility as virtue）、作为义务的责任（responsibility as obligation）、作为责任制的责任（responsibility as accountability）、作为过失责任的责任（responsibility as blameworthiness），以及作为债务的责任（responsibility as liability）。⑤ 而在设计伦理学视域下研究责任，"负责任创新"中的责任至少应包含前七个方面，因为这七个方面是具有动力特征的责任因子，它们不同于具有惩戒作用的最后两个。换言之，从性质上看，前七种责任是伦理道德责任，而最后两种责任是法律责任。

伦理道德责任与法律责任是根本不同的含义。道德责任不以享受某种权利和获取某种报偿为前提，

① JEROEN VAN DEN HOVEN . Value Sensitive Design and Responsible Innovation［M］// Richard Owen, John Bessant, Maggy Heintz. Responsible Innovation：Managing the Responsible Emergence of Science and Innovation in Society. UK：John Wiley & Sons, Ltd, 2013：75 – 80.

② JOB TIMMERMANS, YINGHUAN ZHAO, JEROEN VAN DEN HOVEN. Ethics And Nanopharmacy：Value Sensitive Design of New Drugs ［J］. NanoEthics, 2011, 5（3）：269 – 283.

③ 郭贵春. 自然辩证法概论 ［M］. 北京：高等教育出版社，2013：134 – 135.

④ 马克思，恩格斯. 马克思恩格斯全集（第3卷）［M］. 北京：人民出版社，1979：329.

⑤ NICOLE A VINCENT, IBO VEN DE POEL, JEROEN VAN DEN HOVEN. Moral Responsibility：Beyond Free will and Determinism ［M］. UK：Springer Science ＋ Business Media B. V. , 2011：3.

是依靠人们内心信念自觉自愿履行的社会职责。它是人们在理解和认识了社会关系的客观要求，从而自觉地承担自己的使命、职责和任务的基础上形成的内心信念和道德责任感。因此，它具有动机的前置性特征。而法律责任是一种外在约定，具有结果的后置性特点。

研究"负责任创新"就要力图深刻揭示其本质，并彰显其动力作用。"本质"是"关系"的范畴，应该有三个方面的内涵。一是"根据是内在存在着的本质，而本质实质上即是根据。"二是"凡是一切实存都存在于关系之中，而这种关系乃是每一实存的真正性质。""关系是自身联系与他物联系的统一。"三是"规律是本质的关系。"① 依据上述关于本质的规定可以知道，本质是"实存"的根据，本质与现象具有同一性；本质通过关系加以揭示；本质与规律是同等的概念②。因此，人们理解事物的本质往往表现在两个方面，一是相对于自身的存在和发展揭示其内在的特殊规定性；二是相对于其他事物揭示它们之间的本质区别。"负责任创新"对于自身的存在和发展而言，其内在的特殊规定性在于它强调价值预设，突出技术设计初始阶段的伦理考量；对于其他事物而言，其本质区别在于它是"信念伦理"，具有认知、情感、意志和信念的执着过程。

信念是包含认知、情感、意志的心理过程的统一体。"责任伦理"分为广义和狭义。如果我们把伦理分为狭义的"责任伦理"和"信念伦理"，那么两者的区别是十分明显的。"信念伦理"是广义的"责任伦理"所包含的内容。"信念伦理"具有前置性和心理过程性特点；狭义的"责任伦理"具有后置性和现实显在性特点。如果从责任链上加以分析，"信念伦理"处在责任链的前端，而狭义的"责任伦理"处于责任链的末端。两部分综合起来是广义的"责任伦理"。由于"负责任创新"强调价值预设，因而客观上规定了概念的本质属性具有信念的动力特征。即在一个主体行为尚未发生之前，依照道德和伦理考量的行为准则已经嵌入行动者的理念和头脑之中，并成为主体行为选择的动机目标。

动机理论告诉我们，一个主体行为的动机是有善恶之分的，价值判断始终在动机确立的过程中发挥着制约作用。信念作为具有心理活动特点的意识现象，也同样在主体行为的全程中发挥着动力支撑作用。它作为人们行为的驱动力，同时又在遇到困境时起着精神支柱的作用。一旦技术设计者确立了"负责任创新"的信念，那么对不负责任的行为就会坚决抵制，就会为实现"负责任创新"而百折不挠地克服困难，追求和实现高尚的道德目标。

二、"负责任创新"与药物设计伦理

药物设计是药物创新的源头和起始。技术的价值负荷使得"技术在伦理上绝不是中性的（像纯科学那样），它涉及伦理学，并且游移在善和恶之间。"③ 如碳纳米管可作为储氢材料极具潜力，但却潜藏着对人健康的威胁。纳米载体运药实现定点释放和靶向治疗，而同时作为载体的纳米粒子的排泄通道及废物处理又将引发健康和环境问题。④ 技术的负面性警示人们技术与生活世界的联系之紧密，对技术负面性的治理势在必行，而技术方法的"源头"治理是消解技术风险的重中之重。可见，考量伦理因素应首先置于技术设计阶段，通过设计阶段设计者的自律达到防控技术风险不良后果的目标。在抗癌纳米药物的设计中，科研人员经常会遇到多种技术路径选择的困境，而在这些路径的不同选择时，考量的因素主要有经济利益、生命效益、伦理价值及社会影响等。当经济利益与生命效益发生冲突时，纳米药物研发人员就要进行伦理价值判断和行为选择，并在已经确立的伦理价值取向指引下，由设计者改进和优

① 黑格尔. 小逻辑 [M]. 北京：商务印书馆，1980：247－326.
② 赵迎欢. 高技术伦理学 [M]. 沈阳：东北大学出版社，2005：63.
③ 卡尔米切姆. 技术哲学概论 [M]. 殷登祥，曹南燕，译. 天津：天津科学技术出版社，1999：12.
④ 刘扬. 关于纳米技术的伦理思考 [D]. 大连：大连理工大学，2006.

化技术路径，降低毒性和风险，确保生命效益最高。

在药物设计伦理中融入"负责任创新"理念和行为，主要表现在以下四个方面。①药物研发人员在设计路线上进行选择：从宏观上分析，一种药物如果有两条以上的设计路线，就要进行比较、优化。由于药物关系到人类的生命和健康，所以这种技术要求自在地含有价值取向，它要求纳米药物设计者优化技术设计，实现善良目标。②降低毒性和风险：人们知道，奥扎格雷由于在水中溶解度极低，口服存在较严重的肝脏首过效应，这是限制其临床应用的主要原因。为解决这一问题，提高药效，纳米药物设计者采用熔融－超声乳化法将其制成纳米结构脂质载体（ozagrel－loaded nanostructured lipid carriers，OZ－NLC），提高了其体外释放和缓释效果①。可见，药物设计者选择技术方法的动机并非是经济效益，而是提高药效和降低风险。技术行为中的价值选择是主导力量，也正是价值选择的力量驱动使纳米制药技术设计者实践"负责任创新"，从而展示这种信念的力量，彰显"负责任创新"的实践意义。③遵守法律法规和伦理规范：药物设计是一个专业性和技术性极强的实践过程，它不仅要求设计者专业基础扎实，还要求设计者具有思想素养和法律意识。政策、法律、伦理规范都是指引药物设计者正确选择行为的根本指南。哪些可以做？哪些法律禁止不允许做？哪些是有益的？哪些是危害性大被禁止的？药物设计人员都应该有明确的认知和认同。只有如此，才能保证研究和开发的成果造福人类而不是危害社会。④紧跟时代发展和技术进步的步伐，不断创新药物，为人类健康服务。随着人工智能技术的发展，澳大利亚弗林德斯大学的尼古拉·彼得罗夫斯基教授称，他们的研究团队研制出一种名为"涡轮增压"的流感疫苗，这是全球首个进入人体试验阶段的使用人工智能（AI）技术研制的流感疫苗。这种改进型流感疫苗是世界上第一种完全由人工智能设计的药物。人工智能技术既简化了疫苗的研制流程，大幅降低了成本，同时又提高了疫苗的有效性。因此，伴随人工智能技术的普及和应用，人工智能将在药物发现和设计中发挥越来越重要的作用。② 可见，药物研发人员掌握新技术和新方法是确保实现"负责任创新"的基础，也是其题中应有之义。

思想是行为的动力，行为选择需要设计者价值观导向。"负责任创新"蕴含深刻的价值准则，它作为"信念伦理"，在药物设计中为设计者主体建构了深厚的理性基础，并通过心理机制和价值指引，规约技术设计者的行动。"正当性就是提供（或要求）一系列原因以支持某种信念（或行动或其他的东西）。"③ "负责任创新"是正当性的表征，其本质是"信念伦理"，而作为设计伦理学的范畴，它在技术设计实践中具有深远的动力作用。

三、"负责任创新"与药品安全责任

药品安全是指通过对药品研发、生产、流通、使用全环节进行监管所表现出来的消除了外在威胁和内在隐患的综合状态，以及为达到这种状态所必要的供应保障和信息反馈④。要想确保药品安全，则必须保证药品质量符合国家规定的标准、药品不良反应是可接受的，并且权衡利益大于风险，同时还要保证临床无用药差错，最终确保药品的可及性，不良反应低于药品发挥的正效应。

我国药品安全责任体系主要由三方面构成：政府作为统筹规划全局的主导力量负总责；各级药品监管部门对其辖区内的药品安全问题各负其责；企业是药品的开发者以及投资人，所以企业为药品安全的第一责任人。整个药品安全责任体系涵盖了药品上市前责任及药品上市后责任。药品作为一种特殊的商

---

① 杨磊，史朝晖，邱立朋，等．奥扎格雷纳米结构脂质载体的制备及体外评价［J］．中国新药杂志，2012，21（11）：1301－1305.

② 胡定坤．全球首个AI设计药物进入人体试验阶段［N］．科技日报，2019－07－05.

③ ［美］莱斯利 A．豪．哈贝马斯［M］．陈志刚，译．北京：中华书局，2014：66.

④ 赵怀全．我国药品安全信息的管理与交流探讨［J］．中国药房，2012，23（33）：3078－3080.

品，以上三个部分的责任将贯穿其整个生命周期①。

"负责任创新"在不同视域下使用的翻译名词不同。在管理学视域，"负责任创新"被中国学者译为"责任式创新"。②"责任式创新"强调的主体是管理者和监督者履责，而伦理学视域的"负责任创新"强调的主体是创新者和技术设计者履责。事实表明，创新者的创新范围通常超越监督者的监管范围，所以经常会出现和发生监管失控而需要创新者自律，由此"负责任创新"的实际意义将得到充分彰显。从我国药品安全责任体系的三个方面我们可以看出，企业作为药品开发者是药品安全责任的第一责任人，企业履责和研发机构的药品科研人员履责都是确保药品安全的关键和重中之重。把"负责任创新"与药品安全责任关联，就是要强调研发主体的责任意识和责任感以及行为履责的全过程。创新是一个破旧立新的过程，是一个技术突破的实践，也是一个新事物、新发现从雏形到萌芽再到生长的周期。技术研发主体的责任实践同样是一个由认知到行动的过程，期间要经过无数环节和阶段的检验。当然，创新也是一个多方参与并力求将想法转化为价值的实践过程。"负责任创新"强调的是在多方参与的价值转化中各利益相关方的责任，实质是强调创新责任。在药品研发实践中，创新责任的核心是药品安全责任，因为"好药治病，劣药害命。"

要践履药品安全责任，就要求药物研发人员及诸多利益主体做到以下三点：一是明确责任和目标，增强责任感，自觉践行；二是在利益和风险的平衡中，选择效益大于风险的行为；三是关注科研成果的负面性和不良后果，探索解决问题的新方法消解不良因素。

总之，"负责任创新"要求把价值预设放在具体情境中，从道德价值出发，富有前瞻性地评估可选择方案和预见后果，积极消解技术困境，在设计阶段以真实的道德问题提出切实可行的解决办法。③ 防止道德冲突和伦理纠缠，以积极态度促进责任在不同利益主体之间公平分担。

医药伦理学研究不仅在于药师的职责，还在于对药学实践领域的诸多问题进行研究；不仅应该强调体系的规范和完整，而且在于突出"问题"意识。关注药学领域的最新进展以及由最新发展引发的伦理问题，并寻求解决问题的对策，这是未来医药伦理学的生长点。负责任创新（RI）是 2003 年以来首先在欧美学者中兴起的技术伦理新理念，自 2011 年首次被中国学者引入学界后，在国内管理学和技术哲学领域学术研究成果不断涌现。伴随设计伦理学体系的逐渐形成，负责任创新在设计伦理思想中已然成为一个重要范畴。当然，随着人工智能技术、纳米技术和基因工程技术的不断发展，这些带有颠覆性技术特征的"三剑客"已对药物设计提出更高的要求，由此对药物设计者践履责任也提出挑战。

负责任的医药创新旨在通过包容性和可持续性的创新方式，应对 21 世纪的生态、社会和经济挑战。④ 而且，与其他创新理念不同，负责任创新的视野更为宏阔，亦即是将医药创新置于包含经济、政治、社会、文化、生态等多种因素的复杂巨系统中，并强调在创新初期就将患者、公众等利益相关者，以及伦理责任、社会责任、生态责任、文化责任和经济责任等纳入考量。加拿大蒙特利尔大学健康管理、评估与政策系的 Hudson Pacifico Silva 等学者正是基于这一理念建构了医药负责任创新的价值领域与维度表（表 15 - 1）。我们关注医药伦理思想的最新发展，则理所应当关注前沿的技术哲学和技术伦理思想，将新思想、新理念、新方法、新的价值判断融入医药学实践，在带给技术主体新思考的同时，开拓出医药伦理实践的新场景和新局面。

---

① 王波，陈玉文. 新体制下加强药品安全责任体系建设的探讨 [J]. 中国药事，2012，26（2）：164 - 165.

② 刘战雄，梅亮，晏萍. 负责任创新研究综述：背景、现状与趋势 [J]. 国外社会科学前沿第20辑，上海人民出版社，2017：107 - 128.

③ Jeroen Van den Hoven. Ethics and sustainable development goals [J]. Science and Engineering Ethics，2017.

④ Pascale Lehoux，Lysanne Rivard，Hudson P. Silva. Responsible Innovation in Health：Concepts and Tools for Sustainable Impact [M]. Gateway East：Palgrave Macmillan，2022：VII

表 15 – 1　医药负责任创新的价值领域与维度

价值领域	价值维度
人类健康	健康相关：相关医药创新是否聚焦处理健康问题？ 伦理、法律与社会议题：相关医药创新是否追求减轻伦理、法律或社会风险？ 公平问题：相关医药创新或哪些方面促进了医药公平？
医药系统	包容性：相关医药创新的过程是否具有包容性？ 响应性：相关医药创新是否提供了医药系统所需要或适应医药系统改变的动态解决方案？ 护理水平：相关医药创新所需的护理水平是否与医药系统的可持续性一致？
经济	节约：相关医药创新是否以更少的资源提供了更大的价值，或为更多的人提供医药支持？
组织	商业模式：进行相关医药创新的机构是否寻求为用户、消费者和社会提供更大的价值？
环境	生态价值：相关医药创新是否竭尽所能在其全生命周期降低对生态环境的负面影响？

来源：改编自 Hudson Pacifico Silva1，Pascale Lehoux，Fiona Alice Miller et al. Introducing responsible innovation in health：a policy – oriented framework ［J］. Health Research Policy and Systems，2018（16）：6

第五节　人工智能与医药伦理新动向

PPT

一、人工智能的应用概况

（一）人工智能简介

人工智能是研究如何将人类或其他生命体所具有的感知、认知、行动、控制和决策等功能通过机器来实现的一门学问。[①] 换句话说，人工智能是"以机器为载体所实现的人类智能或生物智能"[②]，即机器智能。1956 年 8 月，美国汉诺斯小镇达特茅斯会议上，约翰·麦卡锡（John McCarthy）、马文·闵斯基（Marvin Minsky）、克劳德·香农（Claude Shannon）、艾伦·纽厄尔（Allen Newell）、赫伯特·西蒙（Herbert Simon）等科学家经过长时间的讨论，提出"人工智能"概念。在这前一年（1955 年），"人工智能"术语已经出现在约翰·麦卡锡、马文·明斯基、纳撒尼尔·罗切斯特（Nathaniel Rochester）和克劳德·香农共同向洛克菲勒基金会递交了一份"关于举办达特茅斯人工智能夏季研讨会的提议"中。他们提出"人工智能的问题被认为是如何使机器的行为方式与人类的智能行为相同"（making a machine behave in ways that would be called intelligent if a human were so behaving）。[③]

人工智能的核心之一在于利用计算机程序对人类智能行为的"模拟"，包括感知、学习、推理、决策和语言理解等多方面的功能。其最终目的是让机器能够独立完成复杂任务，甚至在某些方面超越人类的能力。人工智能的实现依赖于多学科交叉的技术支持，如计算机科学、数学、认知科学、神经科学等。当前，人工智能已经广泛应用于语音识别、图像处理、自然语言处理、自动驾驶等领域，展示出巨大的潜力和影响力。

在当前以深度学习技术为基础的人工智能中，通常包含三大要素：数据、算法和算力。数据是驱动人工智能的基础，算法是对数据进行处理的手段，算力则决定了系统能够处理数据的速度和效率。此外，还有"模型"是上述三者的组合人工智能对外界信息的表达和理解方式；"场景"是人工智能模型应用的人类生产生活环境。在人工智能的发展过程中，深度学习、机器学习、强化学习等方法的不断突

---

① 吴飞. 走进人工智能 ［M］. 北京：高等教育出版社，2022.
② 吴飞. 人工智能导论：模型与算法 ［M］. 北京：高等教育出版社，2020.
③ McCarthy J，Minsky M L，Shannon C E. A proposal for the Dartmouth summer research project on artificial intelligence ［J］. AI Magazine，2006，27（4）：12 – 14.

破，使得模型在感知与认知能力上得到了大幅提升，推动了人工智能技术的快速进步。

（二）人工智能的发展简史

人工智能的发展历程可以追溯到 20 世纪 50 年代，期间经历了多个发展阶段和技术变革，俗称"三起两落"。

"一起"指的是，20 世纪 50～60 年代，人工智能的概念首次被提出。1956 年，达特茅斯会议被认为是人工智能作为一门独立学科的起点。在此会议上，约翰·麦卡锡等学者首次提出了"人工智能"一词，并奠定了人工智能研究的基础框架。最初的十余年间，"人工智能"吸引了研究者蜂拥而入，取得了一系列重大成果。例如，在符号逻辑推理、问题求解和博弈等领域，经典的项目如"通用问题求解器"（general problem solver）和"逻辑理论家"（logic theorist）等。

"一落"指的是 20 世纪 70～80 年代的第一次"人工智能寒冬"。由于当时的理论模型和计算能力等有限，早期的人工智能系统在少数逻辑方面表现良好，但在实用方面往往表现出较大的局限性。《莱特希尔报告》批评人工智能的进展并未令人满意，世界各国对人工智能研究信心下降，最终导致了第一次"人工智能寒冬"。

"二起"指的是 20 世纪 80 年代专家系统的发展，人工智能又迎来了一次复兴。这一时期的专家系统能够模拟人类专家的知识和解决特定问题的过程，在医疗诊断、化工设计和地质研究等领域获得了成功应用，推动人工智能进入应用发展的新高潮。

"二落"指的是 20 世纪 80～90 年代，专家系统等陷入停滞。专家系统指的是在某些专业领域，人工智能系统具有相对的先进性，从而能够替代人类专家开展工作。然而，专家系统存在知识的获取和维护成本过高、应用领域过窄、缺乏尝试性知识、缺乏自我学习能力、难以与数据库兼容等问题。各国政府再次削减人工智能研究经费，导致其在 20 世纪 90 年代再次陷入停滞。

"三起"指的是 21 世纪 10 年代至今，互联网的成熟和机器学习、深度学习技术的发展，以及 CPU、GPU 等算力的提升，人工智能三度兴起。2006 年，杰弗里·辛顿提出的深度信念网络（deep belief networks）为深度学习的发展奠定了基础，随后，卷积神经网络（CNN）和循环神经网络（RNN）等模型的成功应用，特别是在图像识别和自然语言处理领域，标志着人工智能进入了新的发展阶段。2012 年，基于深度学习的 AlexNet 在图像识别比赛中取得重大突破，被认为是深度学习在人工智能领域全面崛起的标志性事件。此后，人工智能进入大规模商业化应用阶段，众多高科技公司纷纷踏入人工智能赛道，新型科技公司层出不穷。2022 年，创业公司 OpenAI 推出 ChatGPT 聊天机器人，直接掀起大模型浪潮，进入生成式人工智能（generative artificial intelligence，GAI）时代，各种人工智能生成内容（artificial intelligence generated content，AIGC）项目遍地开花。

近年来，人工智能的发展呈现出更加智能化、通用化和融合化的趋势。机器学习、深度学习和大模型等新技术的不断突破，推动了人工智能在各个领域的快速落地。特别是在自动驾驶、医疗健康、智能制造等前沿领域，人工智能正在展现出改变传统行业格局的巨大潜力。国家《新一代人工智能发展规划》［国发〔2017〕35 号］指出，一方面，人工智能成为经济发展的新引擎；另一方面，人工智能带来了社会建设的新机遇；但是，人工智能的不确定性带来了新挑战，[①] 伦理问题和风险频发。

（三）人工智能的三大范式

在过去半个世纪的发展过程中，人工智能逐渐形成了三大主要范式：符号主义、联结主义和行为主义。这三大范式代表了人工智能发展中的不同思路和方法，各有其独特的理论基础和技术路径。

---

① 国务院. 国务院关于印发新一代人工智能发展规划的通知［R/OL］.（2017 - 07 - 08）. http：//www. gov. cn/zhengce/zhengceku/2017 - 07/20/content_ 5211996. htm.

1. 符号主义（symbolism） 基于符号操作和逻辑推理的方法模拟人类智能行为，曾长期处于主导地位。符号主义将智能看作是符号系统的推理和演算，代表成果如纽厄尔和西蒙等发明的"逻辑理论家"。符号主义范式在20世纪70~80年代的专家系统浪潮中达到了顶峰，通过规则引擎和知识库实现了在医疗、金融等领域的应用。然而，符号主义在处理模糊、复杂和不确定性问题时显得捉襟见肘，尤其是面对需要大量常识性知识的任务时，其表现力和扩展性都受到限制。

2. 联结主义（connectionism） 通过模拟人类大脑神经网络的结构和功能来实现智能。联结主义的核心思想是通过大量简单的神经元相互连接形成复杂的网络系统，通过学习和训练调整连接权重来实现感知和认知功能。20世纪80年代，随着反向传播算法的提出，神经网络进入了实用阶段。而在进入21世纪后，深度学习作为联结主义的最新发展形态，通过多层神经网络在语音识别、图像分类、自然语言处理等领域取得了突破性成果。联结主义在面对大规模数据和复杂模式识别任务时表现出强大的自适应能力和泛化能力，成为当前人工智能研究的主流方向。

3. 行为主义（behaviorism） 强调通过与环境的交互来学习适应性行为，其理论基础主要来源于生物学和心理学中的行为学习理论。强化学习是行为主义的典型代表，通过奖励机制引导智能体不断调整行为策略，以达到最优目标。在机器人控制、游戏智能等领域，行为主义的算法已展示出优异的性能，特别是在解决复杂决策和动态规划问题时，行为主义范式显示出独特的优势。

人工智能三大范式各有优劣，互相补充。近年来，随着深度强化学习的兴起，行为主义与联结主义相结合，进一步拓展了人工智能的应用边界。符号主义强调明示知识（explicit knowledge）表达和逻辑推理，使用"可言传"的规则体系。联结主义突出感知和模式识别表达默示知识（tacit knowledge）——可意会不可言传的知识。行为主义则专注于行为体（agent）与环境的互动。现代人工智能的发展趋势越来越倾向于融合这三大范式的优势，以应对更加复杂、多样的智能需求。这种融合式的发展不仅扩展了人工智能的应用范围，也使得我们对"智能"的本质有了更为深入的理解。

二、人工智能在医药领域的应用

自2015年起，国外研究医药领域的人工智能应用关注度提升，主要使用机器学习、自然语言处理和深度学习技术，应用于疾病预防、风险评估和药物治疗优化等，特别是在处理电子健康记录和医疗数据方面取得进展；相比之下，国内研究更侧重于医疗服务实践，如合理用药、处方审核等，与"互联网＋医疗健康"政策相契合。[①]

在药物研发方面，人工智能技术能够对大量的生物数据进行分析和挖掘，显著缩短药物发现的时间和成本。人工智能（AI）在药学领域中的应用发展迅速，特别是在新药研发（R&D）的范式转变中起到重要作用，如药物靶点发现、药物设计、ADMET（吸收、分布、代谢、排泄和毒性）预测等。[②] 美国、中国、英国和德国是应用人工智能于药物研发的主要国家，研究前沿则包括分子对接、机器学习、精准用药和靶向治疗等。[③] 例如，机器学习算法可以用于在药物靶点预测、药物－靶标相互作用（DTI）分析、药物重定位等方面，极大地加速了药物发现和优化的进程。

在药学服务领域，人工智能技术正在改变传统的药学服务模式。全球范围内，尤其是从2015年开始，人工智能技术在医院药学服务领域的应用研究快速增长，但中国的发展速度相对较慢。[③] 人工智能

① 付素琴，郝辰业，彭骏. 人工智能应用于医院药学服务领域的文献计量学分析［J］. 中国药房，2024，35（4）：494－499.

② LU M，YIN J，ZHU Q，et al. Artificial Intelligence in Pharmaceutical Sciences［J］. Engineering，2023，27（8）：37－69.

③ 凌曦，赵志刚，李新刚. 人工智能技术在药学领域的应用——基于Web of Science的文献可视化分析［J］. 中国药房，2019，30（4）：433－438.

技术在药学服务中的应用如智能调剂服务、智慧药房、药品不良反应监测、精准药物治疗等。[①] 智能药品管理系统、智能处方审核系统以及用药监测平台等智能化设备的应用，已经覆盖了药品的采购、储存、调剂到配送的整个过程，提高了工作效率和用药安全性。同时，人工智能技术还赋能医院的临床药师在处方审核、个体化用药指导等环节中的决策支持，协助制定合理的药物治疗方案，确保临床用药的科学性与安全性。

在中医药领域，人工智能技术能够将中医复杂的诊疗过程标准化，打破中医理论定性多于定量的局限。机器学习以及大模型等技术已经应用于中医"望闻问切"四诊合参模式，尤其是大模型适应了中药复方的特性。[②] AI 在中药药理研究、数据管理、中医诊断（如舌诊）和中药智能研发等方面发挥重要作用。通过数据挖掘和机器学习，AI 有助于从大量复杂数据中提取有价值的信息，促进中医药的现代化和标准化。同时，AI 技术的应用也推动了中医药数据的标准化、智能设备的临床应用扩展以及医疗隐私保护政策的完善。[③] 在中药处方生成领域，基于 GPT 的大模型在处方生成方面具有较大的应用潜力。例如，基于《中国药典》和《中药学》等语料库，GPT - 4 模型能够生成一系列中药处方，获得了中医药学专家的认可。[④]

总的来说，人工智能技术正在逐步渗透至医药行业的各个方面，推动着药学服务的智能化转型。在符号主义、联结主义和行为主义这三大范式的指导下，人工智能技术为药物筛选、疾病诊断、临床试验设计等方面提供了不同但互补的技术支持与创新解决方案。

符号主义范式以专家系统和早期机器学习算法为代表，强调通过知识工程将人类专家的经验与知识转化为计算机可理解和操作的符号及规则，构建药物研发过程中的逻辑推理框架。机器学习算法通过数学建模来找到特定活动或化合物的分类及其特征之间的关联，具体方法如朴素贝叶斯、支持向量机、递归分区、k 最邻近、决策树、随机森林等。[⑤] 符号主义方法在药物筛选中得到了广泛应用，特别是在药物分子对接和结构 - 活性关系建模中，能够通过知识库和规则系统快速模拟专家决策过程，有效识别潜在活性化合物，从而大幅缩短药物研发时间并显著降低研发成本。这种方法充分利用了现有的专家知识，将复杂的药物研发步骤程序化、自动化，使得人工智能在药物研发的早期阶段发挥关键作用。[⑥]

与符号主义注重规则和符号处理不同，联结主义范式则基于深度学习等算法，具有强大的数据处理和模式识别能力。深度学习是基于联结主义反向传播（back propagation, BP）算法的新型机器学习技术，通过模仿人类神经系统的网络结构和意向功能，已被广泛应用于药物研发领域，如卷积神经网络、递归神经网络等。深度学习主要用于包括靶标发现、配体设计、药物 - 靶点相互作用预测、药物重新定位、候选药物确定、成药性优化等，显著提高了药物研发的效率和质量。[⑥] 在药物靶标发现方面，深度学习能够分析大量生物数据，预测蛋白质的靶标蛋白质，提高靶点发现的效率和准确性；在配体设计方面，深度学习能够从现有化合物中提取特征，设计新的药物分子；在药物 - 靶点相互作用预测方面，深度学习可以利用已知的相互作用信息预测潜在的相互作用。深度学习还应用于药物的从头设计、药物重定位、候选药物的确定以及成药性优化等领域，提高了药物发现的效率和候选药物的质量。综合来看，联结主义人工智能技术在医院药学服务中的应用主要是"深度学习"技术在这一领域的显著研究进展。

---

① 刘蕙嘉，马国. 人工智能应用于药学服务的探索与思考［J］. 中国临床药学杂志，2020，29（3）：234 - 238.
② 陈子佳，彭文茜，张德政，等. 大语言模型在中医药领域的应用、挑战与前景［J］. 协和医学杂志，2024：1 - 8.
③ 杨柳，周诗婕，高文仓. 人工智能在中医药领域的应用进展［J］. 基层中医，2024，3（6）：113 - 119.
④ 陈祺泰，倪璟雯，徐君，等. 生成式人工智能 GPT - 4 驱动的中药处方生成研究［J］. 中国药房，2023，34（23）：2825 - 2828.
⑤ 杨双萌，于江，侯文彬，等. 人工智能算法用于药物研发的研究进展［J］. 现代药物与临床，2023，38（12）：3150 - 3160.
⑥ 凌曦，赵志刚，李新刚. 人工智能技术在药学领域的应用——基于 Web of Science 的文献可视化分析［J］. 中国药房，2019，30（4）：433 - 438.

"深度学习"与"神经网络"和"个性化医疗"密切相关,这表明研究已经探索了深度神经网络模型在处理生物数据、临床信息方面的应用,特别是在个性化医疗中的潜力。①

行为主义范式则主要通过强化学习等算法模拟智能体在复杂动态环境中的决策过程,为医药研发中的动态调整和最优决策提供了新的方法。强化学习是通过模拟智能体与环境的交互,以试错的方式进行优化的策略,在寻找复杂化学反应路径和优化分子性质方面具有广泛应用,模型的进一步发展和新算法的出现将加速分子设计过程,为研究者提供更多有前景的候选分子。②

综上所述,符号主义、联结主义和行为主义三大范式在人工智能推动的医药研发中各具独特优势:符号主义强调通过知识规则实现专家系统的逻辑推理,联结主义依赖深度学习处理大规模数据进行精准预测,行为主义则利用强化学习在动态决策中优化治疗方案。这些范式各自的技术优势不仅在理论研究中得到了广泛验证,更在实际应用中不断推动医药研发效率和精度的提升。

三、人工智能在药物研发中的伦理关注点

人工智能发展迅猛,已经介入并改变医药领域的研发实践活动、社会组织与结构,由此引发了一系列的伦理新动向。

如何理解和应对人工智能在药物研发中的伦理问题,须在坚持中国科技伦理原则的基础上开展治理。

(一)中国科技伦理原则

2022年3月20日,中共中央办公厅、国务院办公厅印发了《关于加强科技伦理治理的意见》,明确了五大类科技伦理原则。

1. 增进人类福祉 科技活动应坚持以人民为中心的发展思想,有利于促进经济发展、社会进步、民生改善和生态环境保护,不断增强人民获得感、幸福感、安全感,促进人类社会和平发展和可持续发展。

2. 尊重生命权利 科技活动应最大限度避免对人的生命安全、身体健康、精神和心理健康造成伤害或潜在威胁,尊重人格尊严和个人隐私,保障科技活动参与者的知情权和选择权。使用实验动物应符合"减少、替代、优化"等要求。

3. 坚持公平公正 科技活动应尊重宗教信仰、文化传统等方面的差异,公平、公正、包容地对待不同社会群体,防止歧视和偏见。

4. 合理控制风险 科技活动应客观评估和审慎对待不确定性和技术应用的风险,力求规避、防范可能引发的风险,防止科技成果误用、滥用,避免危及社会安全、公共安全、生物安全和生态安全。

5. 保持公开透明 科技活动应鼓励利益相关方和社会公众合理参与,建立涉及重大、敏感伦理问题的科技活动披露机制。公布科技活动相关信息时应提高透明度,做到客观真实。

中国科技伦理原则与国外人工智能伦理准则的关键词关系见表15-2③。

---

① 付素琴,郝辰业,彭骏. 人工智能应用于医院药学服务领域的文献计量学分析[J]. 中国药房,2024,35(4):494-499.
② 谢伟. 人工智能在医药研发中的创新应用[J]. 中国信息界,2024(1):31-34.
③ 国家人工智能标准化总体组,全国信标委人工智能分委会. 人工智能伦理治理标准化指南(2023版)[M]. 北京:中国电子技术标准化研究院,2023.

表 15 - 2　科技伦理原则与人工智能伦理准则

《关于加强科技伦理治理的意见》科技伦理原则	人工智能伦理准则	关键域
1. 增进人类福祉	（1）以人为本（for human）	福祉、尊严、自主自由等
	（2）可持续性（sustainability）	远期人工智能、环境友好、向善性等
2. 尊重生命权利	（3）合作（collaboration）	跨文化交流、协作等
	（4）隐私（privacy）	知情与被通知、个人数据权利、隐私保护设计等
3. 坚持公平公正	（5）公平（fairness）	知情与被通知、个人数据权利、隐私保护设计等
	（6）共享（share）	公正、平等、包容性、合理分配、无偏见与不歧视等
4. 合理控制风险	（7）外部安全（security）	网络安全、保密、风险控制、物理安全、主动防御等
	（8）内部安全（safety）	可控性、鲁棒性、可靠性、冗余、稳定性等
5. 保持公开透明	（9）透明（Transparency）	可解释、可预测、定期披露和开源、可追溯等
	（10）可问责（Accountability）	责任、审查和监管等

（二）伦理关注点

人工智能伦理的核心是"人与机"关系，本质上是一种由机器应用而引发的伦理问题。[①] 人工智能在药物研发中产生伦理问题原因是智能机器介入并改变了传统药物研发的"人与物"关系，形成新的"人与机"关系。因此，人工智能在药物研发的伦理关注点应循着"人工智能"技术特点展开。

一般认为，人工智能包括三大要素：数据、算法和算力。人工智能伦理主要是数据和算法方面的挑战数据方面的伦理挑战主要是数据安全、隐私保护等。隐私保护已经成为人工智能企业最大的社会责任，而数据安全成为国家安全的新课题。欧盟通过法规如《一般数据保护条例》（General Data Protection Regulation，GDPR）和相应标准如卢森堡的 GDPR - CARPA 认证标准（GDPR - Certified Assurance Report - based Processing Activities Certification Criteria），将这一社会价值原则纳入了对技术研发、产品制造和企业经营的要求中。[②] 美国《加利福尼亚州消费者隐私保护法案》（California Consumer Privacy Act，CC-PA）同样高举"隐私保护"大旗，但同时强调对于允许收集个人信息的消费者，收集的企业可以提供经济激励；同时合理排除了仅提供数据服务的企业、非营利机构和没有达到适用门槛的中小企业三类主体，避免造成中小企业合规负担过重、抑制企业创新活力。[③] 中国已经快速发布了《中华人民共和国数据安全法》和《中华人民共和国个人信息保护法》等，为数据安全和隐私保护提供法律法规资源。在医疗数据的采集与处理过程中，数据集的代表性对避免种族、社会阶层和性别等方面的偏见至关重要，因此，通过建立完善的数据保护机制，可以有效减轻数据偏见对药物研发结果的负面影响，从而确保人工智能技术应用中的公平性与公正性。[④] 但是，过度依赖人工智能系统可能引发新的伦理风险，例如，数据滥用、数据频繁共享而失效。越来越多的资料显示，在数据处理和存储过程中，宜使用先进的加密技术（如联邦算法）对数据进行匿名化和去身份化等进行清洗，有助于在保障数据共享的同时降低数据泄露的风险，从而进一步保护患者隐私。[⑤] 同时，在数据共享过程中，必须保证数据处理的透明度和可解释性，如说明使用何种隐私保护技术进行怎样的处理，不仅有助于维护患者的知情权和自主权，还

① 潘恩荣，曹先瑞. 面向未来工程教育的人工智能伦理谱系 [J]. 高等工程教育研究，2021 (6)：38 - 43.
② European Commission. General data protection regulation（GDPR）[EB/OL]. https：//gdpr - info. eu/.
③ 陈慧慧. 比较视角看 CCPA 的立法导向和借鉴意义 [J]. 信息安全与通信保密，2019 (12)：26 - 36.
④ 汪琛，孙启贵，徐飞. 基于价值嵌入的医疗人工智能伦理规制研究 [J]. 中国科技论坛，2022 (8)：172 - 180.
⑤ 李坤鹏，王泽朋，周玉，等. 人工智能在肿瘤基因表达数据中的应用研究进展 [J]. 中国医学物理学杂志，2024，41 (3)：389 - 396.

能够增强公众对人工智能系统的信任。[①]

算法方面的伦理挑战主要是算法可信度、算法可解释性和算法公平性等。早期的算法主要基于符号主义思想，基于明示的规则进行识别、判断和选择。因此，通过对算法的分析，可以分辨是否存在某种算法歧视或不公平，算法的可信度和可解释性较高。然而，基于深度学习技术的人工智能算法具有明显的"黑箱"性质。由此引发了令人不安的人工智能可信性和可解释性的挑战。对于深度学习技术及 GPT 大模型技术而言，尽管在药物研发方面具有广阔的应用前景，但是"黑箱"性质引发的可信和可解释性问题，以及由此进一步衍生出来的可信任问题和算法公平性问题始终存在。通过技术创新，如因果结构的机器学习模型，可以在确保数据处理准确性的同时，提高系统的可解释性。[②] 在算法设计中应融入伦理原则，以防止算法偏见对药物研发结果的影响，是一种非常有吸引力的想法；此举不仅能提高数据处理的伦理标准，还能增强人工智能技术应用的社会接受度和合法性。[③]

总的来说，人工智能技术在药物研发中的应用逐渐成为医药行业发展的重要推动力。随着生成式人工智能和深度学习技术的进步，尤其是基于 GPT 的大模型的出现，人工智能在多个药物研发环节中表现出卓越的效率和准确性如中医药开发管理、药物靶标鉴定、药物设计以及临床试验等。随之而来的是数据安全、隐私保护、算法可信性、算法可解释性和算法公平性等多方面的挑战。[④] 这些挑战反映了药物研发领域人工智能技术在实际应用中所需解决的问题，也是未来药物创新与政策支持亟待关注的重点领域。

思考题

答案解析

1. 简述国外医药企业伦理思想给我们的启示。
2. 面对不断发展的药学事业，论述我国药师的角色如何实现转变。
3. 药物设计如何融入"负责任创新"理念？
4. 简述在医药领域应用人工智能时需要进行的伦理考量。

（赵迎欢　潘恩荣　刘战雄）

书网融合……

本章小结　　　微课　　　习题

---

① 梁璐. 交互与共享：人工智能医疗决策的伦理向度［J］. 医学与哲学，2023，44（10）：19 – 24.

② 江婧，曹东，鄢来均. 可解释人工智能医疗应用的伦理问题［J］. 中国医学伦理学，2022，35（12）：1322 – 1328.

③ 黄崑，徐晓婷，黎安润泽，等. 近 5 年图情 SSCI 期刊人工智能伦理研究文献分析与启示［J］. 现代情报，2021，41（6）：161 – 171.

④ 柴人杰，滕皋军. 人工智能在医药领域的应用与挑战［J］. 药学进展，2023，47（10）：721 – 723.

附录　医药伦理学若干文献

一、国内有关道德规范文献资料

忘欲探艺
—《伤寒杂病论》自序
（东汉）张仲景

余每览越人入虢之诊，望齐侯之色，未尝不慨然叹其才秀也。怪当今居世之士，曾不留神医药，精究方术，上以疗君亲之疾，下以救贫贱之厄，中以保身长全，以养其生；但竞逐荣势，企踵权豪，孜孜汲汲，惟名利是务；崇饰其末，忽弃其本，华其外而悴其内。皮之不存，毛将安附焉。卒然遭邪风之气，婴非常之疾，患及祸至，而方震栗，降志屈节，钦望巫祝，告穷归天，束手受败。赍百年之寿命，持至贵之重器，委付凡医，恣其所措。咄嗟呜呼！厥身已毙，神明消灭，变为异物，幽潜重泉，徒为啼泣。痛乎！举世昏迷，莫能觉悟，不惜其命，若是轻生，彼何荣势之云哉！而进不能爱人知人，退不能爱身知己，遇灾值祸，身居厄地，蒙蒙昧昧，蠢若游魂。哀乎！趋世之士，驰竞浮华，不固根本，忘躯徇物，危若冰谷，至于是也。

《千金方·论大医精诚》
（唐）孙思邈

世有愚者，读方三年，便谓天下无病可治，及治病三年，乃知天下无方可用。故学者必须博及医源，精勤不倦，不得道听途说，而言医道已了，深自误哉！凡大医治病，必当安神定志，无欲无求，先发大慈恻隐之心，誓愿普救含灵之苦。若有疾厄来求救者，不得问其贵贱贫富，长幼妍媸，怨亲善友，华夷愚智，普同一等，皆如至亲之想，亦不得瞻前顾后，自虑吉凶，护惜身命。见彼苦恼，若己有之，深心凄怆，勿避险恶，昼夜寒暑，饥渴疲劳，一心赴救，无作工夫形迹之心。如此乃为苍生大医，反此则是含灵巨贼……其有患疮痍下痢，臭秽不可瞻视，人所恶见者，但发惭愧凄怜忧恤之意，不得起一念蒂芥之心，是吾之志也。

夫大医之体，欲得澄神内视，望之俨然，宽欲汪汪，不皎不昧。省病诊疾，至意深心，详察形候，丝毫勿失，处判针药，无得参差，虽曰病宜速救，要须临事不惑，唯当审谛覃思，不得于性命之上，率而自逞俊快，邀射名誉，甚不仁矣！又到病家，纵绮罗满目，勿左右顾眄；丝竹凑耳，无得似有所娱；珍馐迭荐，食如无味；醽醁兼陈，看有若无。

夫为医之法，不得多语调笑，谈谑喧哗，道说是非，议论人物，炫耀声名，訾毁诸医，自矜己德，偶然治瘥一病，则昂头戴面，而有自许之貌，谓天下无双，此医人之膏肓也。老君曰：人行阳德，天自报之，人行阴恶，鬼神害之。寻此二途，阴阳报施，岂诬也哉？所以医人不得恃己所长，专心经略财物，但作救苦之心，于冥冥道中，自感多福者耳。又不得以彼富贵，处以珍贵之药，令彼难求，自衒功能，谅非忠恕之道。志存救济，故以曲碎论之。学者不可耻言之鄙俚也！

医家十要
—《万病回春·医家病家之要》
（明）龚廷贤

一存仁心，乃是良箴，博施济众，惠泽斯深。
二通儒道，儒医世宝，道理贵明，群书当考。
三精脉理，宜分表里，指下既明，沉疴可起。
四识病原，生死敢言，医家至此，始称专门。
五知运气，以明岁序，补泻温凉，按时处治。
六明经络，认病不错，脏腑洞然，今之扁鹊。
七识药性，立方应病，不辨温凉，恐伤性命。
八会炮制，火候详细，太过不及，安危所系。

九莫嫉妒，因人好恶，天理昭然，速当悔悟。

十勿重利，当存仁义，贫富虽殊，药施无二。

《外科正宗》
（明）陈实功

一戒：凡病家大小贫富人等，请观者便可往之，勿得迟延厌弃，欲往而不往，不为平易，药金毋论轻重有无，当尽力一例施与，自然阴骘日增，无伤方寸。

二戒：凡视妇女及孀妇尼僧人等，必候侍者在旁，然后入房诊视，倘旁无伴，不可自看，假有不便之患，更宜真诚窥睹，虽对内人不可谈，此因闺阃故也。

三戒：不得出脱病家珠珀珍贵等送家合药，以虚存假换，如果该用，令彼自制入之。倘服不效，自无疑谤，亦不得称赞彼家物色之好，凡此等非君子也。

四戒：凡救世者，不可行乐登山，携酒游玩，又不可非时离去家中，凡有抱病至者，必当亲视用意发药，又要依经写出药贴。必不可杜撰药方，受人驳问。

五戒：凡娼妓及私伙家请看，亦当正己视如良家子女，不可他意见戏，以取不正，视必便回。贫窘者药金可壁，看君只可与药，不可再去，以希邪淫之报。

一要：先知儒理，然后方知医理，或内或外，勤读先古明医确论之书，须旦夕手不释卷，一一黎明融化机变，印之在心，慧之于目，凡临证时自无差谬矣。

二要：选买药品，必遵雷公炮灸，药有依方俏合者，又有因病随时加减者，汤散宜近备，心丹须预制，常药愈久愈灵，线药越陈越异，药不吝珍，终久必济。

三要：凡乡井同道之士，不可生轻侮傲慢之心，切要谦和谨慎，年尊者恭敬之，有学者师事之，骄傲者逊让之，不及者荐拔之，如此无自谤怨，信和为贵也。

四要：治家与治病同，人之惜元气，研丧太过，百病生焉，轻则支离身体，重则丧命。治家若不固根本而奢华，费用太过，轻则无积重则贫窘。

五要：人之受命于天，不可负天之命，凡欲进取，当知彼心顺否，体认天道顺逆，凡顺服，人缘相庆，逆取，子孙不吉，为人何不轻利远害，以防还报之业也？

六要：凡里中亲友人情，除婚丧疾病庆贺外，其余家务，至于馈送来往之礼，不可求奇好胜。凡飧只可一鱼一菜，一则省费，二则惜禄，谓广求不如俭用。

七要：贫穷之家，及游食僧道衙门差人等，凡来看病，不可要他药钱，只当奉药。再遇穷难者，当量力微赠，方为仁术，不然有药而无火食者，命亦难保也。

八要：凡有所蓄，随其大小，便当置买产业以为根本，不可收买玩器，及不紧物件，浪费钱财。又不可做钱会酒会，有妨生意，必当一例禁之，自谤怨。

九要：凡室中所用各样物具，俱要精备齐整，不得临时缺少。又古今前贤书籍，及近时明公新刊医理词说，必寻参看以资学问，此诚方可家之本务也。

十要：凡奉官衙所请，必要速去，无得怠缓，要诚意恭敬，告明病源，开具方药，病愈之后，不得图求扁礼，亦不得言说民情，至生罪戾。闲不近公，自当守法。

药师信条

技术须迅速而精密以利业务的发展

动作须活泼而谨慎以免忙中的错误

施行仁术以尽慈善之义务

依照药典以重病民之生命

制造调配确实以增新医之声誉

清洁整齐弗怠以释外人之疑虑

不许冒充医师以清职业之界限

不许诽谤他人以丧自己之人格

非礼之心勿存养成规矩的态度

非义之利勿取养成正当的行为

勿卖假药须清白的辨别

勿买仇货须切实的觉悟

弗配害人之处方本良心而尽天职

弗售毒杀之药品恃药律以保民生

遵守旧道德以除一切之不正

遵守新生活以除一切之恶习

疑事切弗自专以减过失

余暇多看书报以广知识

凡事须亲自操作以免隔阂之弊

每日须摘记要以免穷思之苦

——《广济医刊》第 12 卷（1935）

中国医药企业伦理准则实施
倡议书

（2013 - 10 - 29）

各会员单位及医药工商企业：

为确保患者在医疗活动中的利益最大化，亚太经合组织（APEC）于 2011 年 9 月在墨西哥推出了生物医药领域的商业道德准则（即《墨西哥城原则》），号召经济体各成员所有生物医药行业利益相关者拥护共同的道德标准，其中包括公司、行业协会、专业组织以及管理单位和反腐败单位。《墨西哥城原则》的中文译本定名为《医药企业伦理准则》。

作为 APEC 成员，我国推行《医药企业伦理准则》，对于加强药品安全监管工作、打击商业贿赂、改善利益相关方之间的商业道德行为具有重要意义。

为切实保障人民群众的生命健康，促进中国医药行业的健康发展，今向业界全体同仁发出倡议。

遵循《医药企业伦理准则》以医疗保健和患者为中心、诚信、独立、合法、透明和责任的六大原则，完善企业规章制度，自觉遵守《医药企业伦理准则》各项条款。

（一）遵守法律法规，恪守职业道德

自觉遵守和执行国家法律、法规，严格执行药品管理法和药品生产、经营质量管理规范的各项规定。恪守职业道德操守，积极履行社会责任，发展产业，贡献国家，服务民生。

（二）强化安全标准，确保药品质量

企业应遵守有关药品研发、生产、销售、物流、商业化和安全方面的标准，严把质量关，按照道德规范从事药品推广流通，向消费者提供更安全、更有效的药品，确保人民群众的生命健康权益。

（三）加强行业自律，坚持诚信经营

强化自律意识，完善诚信体系。提供真实、准确的信息，规范市场行为。维护消费者的合法权益，维护社会公共利益，使诚信经营理念落实到企业生产经营的全过程。自觉接受消费者、政府监管部门和新闻媒体的监督及企业之间、行业之间的相互监督。

我们同时强烈呼吁政府继续强化医药卫生体制改革，进一步完善药品招标采购制度，改革药品价格形成机制、医保支付制度和医院用药管理制度。政府有关部门应当严格执法、依法行政，保障遵守商业道德准则企业的合法权益和正当利益；从制度、体制、机制上净化我国医药市场，建立有利于医药产业健康发展的良好的市场环境。

倡导单位：

中国化学制药工业协会

中国医药保健品进出口商会

中国医药工业科研开发促进会

中国外商投资企业协会药品研制和开发行业委员会

中国中药协会

中国医药商业协会

中国非处方药物协会

中国医药企业发展促进会

中国医药企业文化建设协会

医药企业伦理准则

（2013 – 06 – 14）

医药行业在伦理层面的互动有助于确保患者在医疗活动中利益的最大化。为了使医务人员、其他利益相关者达到这一标准，医药行业企业（以下简称"企业"）应遵循以下六点原则：

1. 以医疗保健和患者为中心——我们所做的一切是为了造福患者。

2. 诚信——我们所做一切事情时应当合乎道德、诚实，尊重他人。

3. 独立——各方人士所做的自主决策，应当免受不良影响。

4. 合法——我们所做的一切应当理由正当、合法，并秉承这些精神原则和价值观。

5. 透明——我们观念开放、行为公开化，同时尊重合法的商业思想和知识产权。

6. 责任——我们愿意为自己的行为和相互关系负责。

文献来源：http：//www.cpia.org.cn/contents/53/177382.html ［EB/OL］．［2014 – 07 – 29］

二、国内有关医药法律法规

中华人民共和国刑法（节录）

（1979 年 7 月 1 日第五届全国人民代表大会第二次会议通过，

2023 年 12 月 29 日中华人民共和国刑法修正案（十二）修正。）

生产、销售伪劣商品罪

第一百四十条 【生产、销售伪劣产品罪】生产者、销售者在产品中掺杂、掺假，以假充真，以次充好或者以不合格产品冒充合格产品，销售金额五万元以上不满二十万元的，处二年以下有期徒刑或者拘役，并处或者单处销售金额百分之五十以上二倍以下罚金；销售金额二十万元以上不满五十万元的，处二年以上七年以下有期徒刑，并处销售金额百分之五十以上二倍以下罚金；销售金额五十万元以上不满二百万元的，处七年以上有期徒刑，并处销售金额百分之五十以上二倍以下罚金；销售金额二百万元以上的，处十五年有期徒刑或者无期徒刑，并处销售金额百分之五十以上二倍以下罚金或者没收财产。

第一百四十一条 【生产、销售、提供假药罪】生产、销售假药的，处三年以下有期徒刑或者拘役，并处罚金；对人体健康造成严重危害或者有其他严重情节的，处三年以上十年以下有期徒刑，并处罚金；致人死亡或者有其他特别严重情节的，处十年以上有期徒刑、无期徒刑或者死刑，并处罚金或者没收财产。

药品使用单位的人员明知是假药而提供给他人使用的，依照前款的规定处罚。

第一百四十二条 【生产、销售、提供劣药罪】生产、销售劣药，对人体健康造成严重危害的，处三年以上十年以下有期徒刑，并处罚金；后果特别严重的，处十年以上有期徒刑或者无期徒刑，并处罚金或者没收财产。

药品使用单位的人员明知是劣药而提供给他人使用的，依照前款的规定处罚。

第一百四十二条之一 【妨害药品管理罪】违反药品管理法规，有下列情形之一，足以严重危害人体健康的，处三年以下有期徒刑或者拘役，并处或者单处罚金；对人体健康造成严重危害或者有其他严重情节的，处三年以上七年以下有期徒刑，并处罚金：

（一）生产、销售国务院药品监督管理部门禁止使用的药品的；

（二）未取得药品相关批准证明文件生产、进口药品或者明知是上述药品而销售的；

（三）药品申请注册中提供虚假的证明、数据、资料、样品或者采取其他欺骗手段的；

（四）编造生产、检验记录的。

有前款行为，同时又构成本法第一百四十一条、第一百四十二条规定之罪或者其他犯罪的，依照处罚较重的规定定罪处罚。

第一百四十三条　【生产、销售不符合安全标准的食品罪】生产、销售不符合食品安全标准的食品，足以造成严重食物中毒事故或者其他严重食源性疾病的，处三年以下有期徒刑或者拘役，并处罚金；对人体健康造成严重危害或者有其他严重情节的，处三年以上七年以下有期徒刑，并处罚金；后果特别严重的，处七年以上有期徒刑或者无期徒刑，并处罚金或者没收财产。

第一百四十四条　【生产、销售有毒、有害食品罪】在生产、销售的食品中掺入有毒、有害的非食品原料的，或者销售明知掺有有毒、有害的非食品原料的食品的，处五年以下有期徒刑，并处罚金；对人体健康造成严重危害或者有其他严重情节的，处五年以上十年以下有期徒刑，并处罚金；致人死亡或者有其他特别严重情节的，依照本法第一百四十一条的规定处罚。

第一百四十五条　【生产、销售不符合标准的卫生器材罪】生产不符合保障人体健康的国家标准、行业标准的医疗器械、医用卫生材料，或者销售明知是不符合保障人体健康的国家标准、行业标准的医疗器械、医用卫生材料，足以严重危害人体健康的，处三年以下有期徒刑或者拘役，并处销售金额百分之五十以上二倍以下罚金；对人体健康造成严重危害的，处三年以上十年以下有期徒刑，并处销售金额百分之五十以上二倍以下罚金；后果特别严重的，处十年以上有期徒刑或者无期徒刑，并处销售金额百分之五十以上二倍以下罚金或者没收财产。

第一百四十六条　【生产、销售不符合安全标准的产品罪】生产不符合保障人身、财产安全的国家标准、行业标准的电器、压力容器、易燃易爆产品或者其他不符合保障人身、财产安全的国家标准、行业标准的产品，或者销售明知是以上不符合保障人身、财产安全的国家标准、行业标准的产品，造成严重后果的，处五年以下有期徒刑，并处销售金额百分之五十以上二倍以下罚金；后果特别严重的，处五年以上有期徒刑，并处销售金额百分之五十以上二倍以下罚金。

第一百四十七条　【生产、销售伪劣农药、兽药、化肥、种子罪】生产假农药、假兽药、假化肥，销售明知是假的或者失去使用效能的农药、兽药、化肥、种子，或者生产者、销售者以不合格的农药、兽药、化肥、种子冒充合格的农药、兽药、化肥、种子，使生产遭受较大损失的，处三年以下有期徒刑或者拘役，并处或者单处销售金额百分之五十以上二倍以下罚金；使生产遭受重大损失的，处三年以上七年以下有期徒刑，并处销售金额百分之五十以上二倍以下罚金；使生产遭受特别重大损失的，处七年以上有期徒刑或者无期徒刑，并处销售金额百分之五十以上二倍以下罚金或者没收财产。

第一百四十八条　【生产、销售不符合卫生标准的化妆品罪】生产不符合卫生标准的化妆品，或者销售明知是不符合卫生标准的化妆品，造成严重后果的，处三年以下有期徒刑或者拘役，并处或者单处销售金额百分之五十以上二倍以下罚金。

第一百四十九条　【对生产、销售伪劣商品行为的法条适用原则】生产、销售本节第一百四十一条至第一百四十八条所列产品，不构成各该条规定的犯罪，但是销售金额在五万元以上的，依照本节第一百四十条的规定定罪处罚。

生产、销售本节第一百四十一条至第一百四十八条所列产品，构成各该条规定的犯罪，同时又构成本节第一百四十条规定之罪的，依照处罚较重的规定定罪处罚。

第一百五十条　【单位犯本节规定之罪的处罚规定】单位犯本节第一百四十条至第一百四十八条规定之罪的，对单位判处罚金，并对其直接负责的主管人员和其他直接责任人员，依照各该条的规定处罚。

文献来源：http：//www.chnlawyer.net/law/subs/xingfa.html.（2024-02-02）[2024-10-21]

中华人民共和国药品管理法

（1984年9月20日第六届全国人民代表大会常务委员会第七次会议通过　2001年2月28日第九届全国人民代表大会常务委员会第二十次会议第一次修订　根据2013年12月28日第十二届全国人民代表大会常务委员会第六次会议《关于修改〈中华人民共和国海洋环境保护法〉等七部法律的决定》第一次修正　根据2015年4月24日第十二届全国人民代表大会常务委员会第十四次会议《关于修改〈中华人民共和国药品管理法〉的决定》第二次修正　2019年8月26日第十三届全国人民代表大会常务委员会第十二次会议第二次修订）

目　录

第一章　总　则

第一条　为了加强药品管理，保证药品质量，保障公众用药安全和合法权益，保护和促进公众健康，制定本法。

第二条　在中华人民共和国境内从事药品研制、生产、经营、使用和监督管理活动，适用本法。

本法所称药品，是指用于预防、治疗、诊断人的疾病，有目的地调节人的生理机能并规定有适应症或者功能主治、用法和用量的物质，包括中药、化学药和生物制品等。

第三条　药品管理应当以人民健康为中心，坚持风险管理、全程管控、社会共治的原则，建立科学、严格的监督管理制度，全面提升药品质量，保障药品的安全、有效、可及。

第四条　国家发展现代药和传统药，充分发挥其在预防、医疗和保健中的作用。

国家保护野生药材资源和中药品种，鼓励培育道地中药材。

第五条　国家鼓励研究和创制新药，保护公民、法人和其他组织研究、开发新药的合法权益。

第六条　国家对药品管理实行药品上市许可持有人制度。药品上市许可持有人依法对药品研制、生产、经营、使用全过程中药品的安全性、有效性和质量可控性负责。

第七条　从事药品研制、生产、经营、使用活动，应当遵守法律、法规、规章、标准和规范，保证全过程信息真实、准确、完整和可追溯。

第八条　国务院药品监督管理部门主管全国药品监督管理工作。国务院有关部门在各自职责范围内负责与药品有关的监督管理工作。国务院药品监督管理部门配合国务院有关部门，执行国家药品行业发展规划和产业政策。

省、自治区、直辖市人民政府药品监督管理部门负责本行政区域内的药品监督管理工作。设区的市级、县级人民政府承担药品监督管理职责的部门（以下称药品监督管理部门）负责本行政区域内的药品监督管理工作。县级以上地方人民政府有关部门在各自职责范围内负责与药品有关的监督管理工作。

第九条　县级以上地方人民政府对本行政区域内的药品监督管理工作负责，统一领导、组织、协调本行政区域内的药品监督管理工作以及药品安全突发事件应对工作，建立健全药品监督管理工作机制和信息共享机制。

第十条　县级以上人民政府应当将药品安全工作纳入本级国民经济和社会发展规划，将药品安全工作经费列入本级政府预算，加强药品监督管理能力建设，为药品安全工作提供保障。

第十一条　药品监督管理部门设置或者指定的药品专业技术机构，承担依法实施药品监督管理所需的审评、检验、核查、监测与评价等工作。

第十二条　国家建立健全药品追溯制度。国务院药品监督管理部门应当制定统一的药品追溯标准和规范，推进药品追溯信息互通互享，实现药品可追溯。

国家建立药物警戒制度，对药品不良反应及其他与用药有关的有害反应进行监测、识别、评估和控制。

第十三条　各级人民政府及其有关部门、药品行业协会等应当加强药品安全宣传教育，开展药品安全法律法规等知识的普及工作。

新闻媒体应当开展药品安全法律法规等知识的公益宣传，并对药品违法行为进行舆论监督。有关药品的宣传报道应当全面、科学、客观、公正。

第十四条　药品行业协会应当加强行业自律，建立健全行业规范，推动行业诚信体系建设，引导和督促会员依法开展药品生产经营等活动。

第十五条　县级以上人民政府及其有关部门对在药品研制、生产、经营、使用和监督管理工作中做出突出贡献的单位和个人，按照国家有关规定给予表彰、奖励。

第二章　药品研制和注册

第十六条　国家支持以临床价值为导向、对人的疾病具有明确或者特殊疗效的药物创新，鼓励具有新的治疗机理、治疗严重危及生命的疾病或者罕见病、对人体具有多靶向系统性调节干预功能等的新药研制，推动药品技术进步。

国家鼓励运用现代科学技术和传统中药研究方法开展中药科学技术研究和药物开发，建立和完善符合中药特点的技术评价体系，促进中药传承创新。

国家采取有效措施，鼓励儿童用药品的研制和创新，支持开发符合儿童生理特征的儿童用药品新品种、剂型和规格，对儿童用药品予以优先审评审批。

第十七条　从事药品研制活动，应当遵守药物非临床研究质量管理规范、药物临床试验质量管理规范，保证药品研制全过程持续符合法定要求。

药物非临床研究质量管理规范、药物临床试验质量管理规范由国务院药品监督管理部门会同国务院有关部门制定。

第十八条　开展药物非临床研究，应当符合国家有关规定，有与研究项目相适应的人员、场地、设备、仪器和管理制度，保证有关数据、资料和样品的真实性。

第十九条　开展药物临床试验，应当按照国务院药品监督管理部门的规定如实报送研制方法、质量指标、药理及毒理试验结果等有关数据、资料和样品，经国务院药品监督管理部门批准。国务院药品监督管理部门应当自受理临床试验申请之日起六十个工作日内决定是否同意并通知临床试验申办者，逾期未通知的，视为同意。其中，开展生物等效性试验的，报国务院药品监督管理部门备案。

开展药物临床试验，应当在具备相应条件的临床试验机构进行。药物临床试验机构实行备案管理，具体办法由国务院药品监督管理部门、国务院卫生健康主管部门共同制定。

第二十条　开展药物临床试验，应当符合伦理原则，制定临床试验方案，经伦理委员会审查同意。

伦理委员会应当建立伦理审查工作制度，保证伦理审查过程独立、客观、公正，监督规范开展药物临床试验，保障受试者合法权益，维护社会公共利益。

第二十一条　实施药物临床试验，应当向受试者或者其监护人如实说明和解释临床试验的目的和风险等详细情况，取得受试者或者其监护人自愿签署的知情同意书，并采取有效措施保护受试者合法权益。

第二十二条　药物临床试验期间，发现存在安全性问题或者其他风险的，临床试验申办者应当及时调整临床试验方案、暂停或者终止临床试验，并向国务院药品监督管理部门报告。必要时，国务院药品监督管理部门可以责令调整临床试验方案、暂停或者终止临床试验。

第二十三条　对正在开展临床试验的用于治疗严重危及生命且尚无有效治疗手段的疾病的药物，经医学观察可能获益，并且符合伦理原则的，经审查、知情同意后可以在开展临床试验的机构内用于其他病情相同的患者。

第二十四条　在中国境内上市的药品，应当经国务院药品监督管理部门批准，取得药品注册证书；但是，未实施审批管理的中药材和中药饮片除外。实施审批管理的中药材、中药饮片品种目录由国务院药品监督管理部门会同国务院中医药主管部门制定。

申请药品注册，应当提供真实、充分、可靠的数据、资料和样品，证明药品的安全性、有效性和质量可控性。

第二十五条　对申请注册的药品，国务院药品监督管理部门应当组织药学、医学和其他技术人员进行审评，对药品的安全性、有效性和质量可控性以及申请人的质量管理、风险防控和责任赔偿等能力进行审查；符合条件的，颁发药品注册证书。

国务院药品监督管理部门在审批药品时，对化学原料药一并审评审批，对相关辅料、直接接触药品的包装材料和容器一并审评，对药品的质量标准、生产工艺、标签和说明书一并核准。

本法所称辅料，是指生产药品和调配处方时所用的赋形剂和附加剂。

第二十六条　对治疗严重危及生命且尚无有效治疗手段的疾病以及公共卫生方面急需的药品，药物临床试验已有数据显示疗效并能预测其临床价值的，可以附条件批准，并在药品注册证书中载明相关事项。

第二十七条　国务院药品监督管理部门应当完善药品审评审批工作制度，加强能力建设，建立健全沟通交流、专家咨询等机制，优化审评审批流程，提高审评审批效率。

批准上市药品的审评结论和依据应当依法公开，接受社会监督。对审评审批中知悉的商业秘密应当保密。

第二十八条　药品应当符合国家药品标准。经国务院药品监督管理部门核准的药品质量标准高于国家药品标准的，按照经核准的药品质量标准执行；没有国家药品标准的，应当符合经核准的药品质量标准。

国务院药品监督管理部门颁布的《中华人民共和国药典》和药品标准为国家药品标准。

国务院药品监督管理部门会同国务院卫生健康主管部门组织药典委员会，负责国家药品标准的制定和修订。

国务院药品监督管理部门设置或者指定的药品检验机构负责标定国家药品标准品、对照品。

第二十九条 列入国家药品标准的药品名称为药品通用名称。已经作为药品通用名称的，该名称不得作为药品商标使用。

第三章 药品上市许可持有人

第三十条 药品上市许可持有人是指取得药品注册证书的企业或者药品研制机构等。

药品上市许可持有人应当依照本法规定，对药品的非临床研究、临床试验、生产经营、上市后研究、不良反应监测及报告与处理等承担责任。其他从事药品研制、生产、经营、储存、运输、使用等活动的单位和个人依法承担相应责任。

药品上市许可持有人的法定代表人、主要负责人对药品质量全面负责。

第三十一条 药品上市许可持有人应当建立药品质量保证体系，配备专门人员独立负责药品质量管理。

药品上市许可持有人应当对受托药品生产企业、药品经营企业的质量管理体系进行定期审核，监督其持续具备质量保证和控制能力。

第三十二条 药品上市许可持有人可以自行生产药品，也可以委托药品生产企业生产。

药品上市许可持有人自行生产药品的，应当依照本法规定取得药品生产许可证；委托生产的，应当委托符合条件的药品生产企业。药品上市许可持有人和受托生产企业应当签订委托协议和质量协议，并严格履行协议约定的义务。

国务院药品监督管理部门制定药品委托生产质量协议指南，指导、监督药品上市许可持有人和受托生产企业履行药品质量保证义务。

血液制品、麻醉药品、精神药品、医疗用毒性药品、药品类易制毒化学品不得委托生产；但是，国务院药品监督管理部门另有规定的除外。

第三十三条 药品上市许可持有人应当建立药品上市放行规程，对药品生产企业出厂放行的药品进行审核，经质量受权人签字后方可放行。不符合国家药品标准的，不得放行。

第三十四条 药品上市许可持有人可以自行销售其取得药品注册证书的药品，也可以委托药品经营企业销售。药品上市许可持有人从事药品零售活动的，应当取得药品经营许可证。

药品上市许可持有人自行销售药品的，应当具备本法第五十二条规定的条件；委托销售的，应当委托符合条件的药品经营企业。药品上市许可持有人和受托经营企业应当签订委托协议，并严格履行协议约定的义务。

第三十五条 药品上市许可持有人、药品生产企业、药品经营企业委托储存、运输药品的，应当对受托方的质量保证能力和风险管理能力进行评估，与其签订委托协议，约定药品质量责任、操作规程等内容，并对受托方进行监督。

第三十六条 药品上市许可持有人、药品生产企业、药品经营企业和医疗机构应当建立并实施药品追溯制度，按照规定提供追溯信息，保证药品可追溯。

第三十七条 药品上市许可持有人应当建立年度报告制度，每年将药品生产销售、上市后研究、风险管理等情况按照规定向省、自治区、直辖市人民政府药品监督管理部门报告。

第三十八条 药品上市许可持有人为境外企业的，应当由其指定的在中国境内的企业法人履行药品上市许可持有人义务，与药品上市许可持有人承担连带责任。

第三十九条 中药饮片生产企业履行药品上市许可持有人的相关义务，对中药饮片生产、销售实行全过程管理，建立中药饮片追溯体系，保证中药饮片安全、有效、可追溯。

第四十条 经国务院药品监督管理部门批准，药品上市许可持有人可以转让药品上市许可。受让方应当具备保障药品安全性、有效性和质量可控性的质量管理、风险防控和责任赔偿等能力，履行药品上市许可持有人义务。

第四章 药品生产

第四十一条 从事药品生产活动，应当经所在地省、自治区、直辖市人民政府药品监督管理部门批准，取得药品生产许可证。无药品生产许可证的，不得生产药品。

药品生产许可证应当标明有效期和生产范围，到期重新审查发证。

第四十二条 从事药品生产活动，应当具备以下条件：

（一）有依法经过资格认定的药学技术人员、工程技术人员及相应的技术工人；

（二）有与药品生产相适应的厂房、设施和卫生环境；

（三）有能对所生产药品进行质量管理和质量检验的机构、人员及必要的仪器设备；

（四）有保证药品质量的规章制度，并符合国务院药品监督管理部门依据本法制定的药品生产质量管理规范要求。

第四十三条 从事药品生产活动，应当遵守药品生产质量管理规范，建立健全药品生产质量管理体系，保证药品生产全过程持续符合法定要求。

药品生产企业的法定代表人、主要负责人对本企业的药品生产活动全面负责。

第四十四条　药品应当按照国家药品标准和经药品监督管理部门核准的生产工艺进行生产。生产、检验记录应当完整准确，不得编造。

中药饮片应当按照国家药品标准炮制；国家药品标准没有规定的，应当按照省、自治区、直辖市人民政府药品监督管理部门制定的炮制规范炮制。省、自治区、直辖市人民政府药品监督管理部门制定的炮制规范应当报国务院药品监督管理部门备案。不符合国家药品标准或者不按照省、自治区、直辖市人民政府药品监督管理部门制定的炮制规范炮制的，不得出厂、销售。

第四十五条　生产药品所需的原料、辅料，应当符合药用要求、药品生产质量管理规范的有关要求。

生产药品，应当按照规定对供应原料、辅料等的供应商进行审核，保证购进、使用的原料、辅料等符合前款规定要求。

第四十六条　直接接触药品的包装材料和容器，应当符合药用要求，符合保障人体健康、安全的标准。

对不合格的直接接触药品的包装材料和容器，由药品监督管理部门责令停止使用。

第四十七条　药品生产企业应当对药品进行质量检验。不符合国家药品标准的，不得出厂。

药品生产企业应当建立药品出厂放行规程，明确出厂放行的标准、条件。符合标准、条件的，经质量受权人签字后方可放行。

第四十八条　药品包装应当适合药品质量的要求，方便储存、运输和医疗使用。

发运中药材应当有包装。在每件包装上，应当注明品名、产地、日期、供货单位，并附有质量合格的标志。

第四十九条　药品包装应当按照规定印有或者贴有标签并附有说明书。

标签或者说明书应当注明药品的通用名称、成份、规格、上市许可持有人及其地址、生产企业及其地址、批准文号、产品批号、生产日期、有效期、适应症或者功能主治、用法、用量、禁忌、不良反应和注意事项。标签、说明书中的文字应当清晰，生产日期、有效期等事项应当显著标注，容易辨识。

麻醉药品、精神药品、医疗用毒性药品、放射性药品、外用药品和非处方药的标签、说明书，应当印有规定的标志。

第五十条　药品上市许可持有人、药品生产企业、药品经营企业和医疗机构中直接接触药品的工作人员，应当每年进行健康检查。患有传染病或者其他可能污染药品的疾病的，不得从事直接接触药品的工作。

第五章　药品经营

第五十一条　从事药品批发活动，应当经所在地省、自治区、直辖市人民政府药品监督管理部门批准，取得药品经营许可证。从事药品零售活动，应当经所在地县级以上地方人民政府药品监督管理部门批准，取得药品经营许可证。无药品经营许可证的，不得经营药品。

药品经营许可证应当标明有效期和经营范围，到期重新审查发证。

药品监督管理部门实施药品经营许可，除依据本法第五十二条规定的条件外，还应当遵循方便群众购药的原则。

第五十二条　从事药品经营活动应当具备以下条件：

（一）有依法经过资格认定的药师或者其他药学技术人员；

（二）有与所经营药品相适应的营业场所、设备、仓储设施和卫生环境；

（三）有与所经营药品相适应的质量管理机构或者人员；

（四）有保证药品质量的规章制度，并符合国务院药品监督管理部门依据本法制定的药品经营质量管理规范要求。

第五十三条　从事药品经营活动，应当遵守药品经营质量管理规范，建立健全药品经营质量管理体系，保证药品经营全过程持续符合法定要求。

国家鼓励、引导药品零售连锁经营。从事药品零售连锁经营活动的企业总部，应当建立统一的质量管理制度，对所属零售企业的经营活动履行管理责任。

药品经营企业的法定代表人、主要负责人对本企业的药品经营活动全面负责。

第五十四条　国家对药品实行处方药与非处方药分类管理制度。具体办法由国务院药品监督管理部门会同国务院卫生健康主管部门制定。

第五十五条　药品上市许可持有人、药品生产企业、药品经营企业和医疗机构应当从药品上市许可持有人或者具有药品生产、经营资格的企业购进药品；但是，购进未实施审批管理的中药材除外。

第五十六条　药品经营企业购进药品，应当建立并执行进货检查验收制度，验明药品合格证明和其他标识；不符合规定要求的，不得购进和销售。

第五十七条 药品经营企业购销药品，应当有真实、完整的购销记录。购销记录应当注明药品的通用名称、剂型、规格、产品批号、有效期、上市许可持有人、生产企业、购销单位、购销数量、购销价格、购销日期及国务院药品监督管理部门规定的其他内容。

第五十八条 药品经营企业零售药品应当准确无误，并正确说明用法、用量和注意事项；调配处方应当经过核对，对处方所列药品不得擅自更改或者代用。对有配伍禁忌或者超剂量的处方，应当拒绝调配；必要时，经处方医师更正或者重新签字，方可调配。

药品经营企业销售中药材，应当标明产地。

依法经过资格认定的药师或者其他药学技术人员负责本企业的药品管理、处方审核和调配、合理用药指导等工作。

第五十九条 药品经营企业应当制定和执行药品保管制度，采取必要的冷藏、防冻、防潮、防虫、防鼠等措施，保证药品质量。

药品入库和出库应当执行检查制度。

第六十条 城乡集市贸易市场可以出售中药材，国务院另有规定的除外。

第六十一条 药品上市许可持有人、药品经营企业通过网络销售药品，应当遵守本法药品经营的有关规定。具体管理办法由国务院药品监督管理部门会同国务院卫生健康主管部门等部门制定。

疫苗、血液制品、麻醉药品、精神药品、医疗用毒性药品、放射性药品、药品类易制毒化学品等国家实行特殊管理的药品不得在网络上销售。

第六十二条 药品网络交易第三方平台提供者应当按照国务院药品监督管理部门的规定，向所在地省、自治区、直辖市人民政府药品监督管理部门备案。

第三方平台提供者应当依法对申请进入平台经营的药品上市许可持有人、药品经营企业的资质等进行审核，保证其符合法定要求，并对发生在平台的药品经营行为进行管理。

第三方平台提供者发现进入平台经营的药品上市许可持有人、药品经营企业有违反本法规定行为的，应当及时制止并立即报告所在地县级人民政府药品监督管理部门；发现严重违法行为的，应当立即停止提供网络交易平台服务。

第六十三条 新发现和从境外引种的药材，经国务院药品监督管理部门批准后，方可销售。

第六十四条 药品应当从允许药品进口的口岸进口，并由进口药品的企业向口岸所在地药品监督管理部门备案。海关凭药品监督管理部门出具的进口药品通关单办理通关手续。无进口药品通关单的，海关不得放行。

口岸所在地药品监督管理部门应当通知药品检验机构按照国务院药品监督管理部门的规定对进口药品进行抽查检验。

允许药品进口的口岸由国务院药品监督管理部门会同海关总署提出，报国务院批准。

第六十五条 医疗机构因临床急需进口少量药品的，经国务院药品监督管理部门或者国务院授权的省、自治区、直辖市人民政府批准，可以进口。进口的药品应当在指定医疗机构内用于特定医疗目的。

个人自用携带入境少量药品，按照国家有关规定办理。

第六十六条 进口、出口麻醉药品和国家规定范围内的精神药品，应当持有国务院药品监督管理部门颁发的进口准许证、出口准许证。

第六十七条 禁止进口疗效不确切、不良反应大或者因其他原因危害人体健康的药品。

第六十八条 国务院药品监督管理部门对下列药品在销售前或者进口时，应当指定药品检验机构进行检验；未经检验或者检验不合格的，不得销售或者进口：

（一）首次在中国境内销售的药品；

（二）国务院药品监督管理部门规定的生物制品；

（三）国务院规定的其他药品。

第六章　医疗机构药事管理

第六十九条 医疗机构应当配备依法经过资格认定的药师或者其他药学技术人员，负责本单位的药品管理、处方审核和调配、合理用药指导等工作。非药学技术人员不得直接从事药剂技术工作。

第七十条 医疗机构购进药品，应当建立并执行进货检查验收制度，验明药品合格证明和其他标识；不符合规定要求的，不得购进和使用。

第七十一条　医疗机构应当有与所使用药品相适应的场所、设备、仓储设施和卫生环境，制定和执行药品保管制度，采取必要的冷藏、防冻、防潮、防虫、防鼠等措施，保证药品质量。

第七十二条　医疗机构应当坚持安全有效、经济合理的用药原则，遵循药品临床应用指导原则、临床诊疗指南和药品说明书等合理用药，对医师处方、用药医嘱的适宜性进行审核。

医疗机构以外的其他药品使用单位，应当遵守本法有关医疗机构使用药品的规定。

第七十三条　依法经过资格认定的药师或者其他药学技术人员调配处方，应当进行核对，对处方所列药品不得擅自更改或者代用。对有配伍禁忌或者超剂量的处方，应当拒绝调配；必要时，经处方医师更正或者重新签字，方可调配。

第七十四条　医疗机构配制制剂，应当经所在地省、自治区、直辖市人民政府药品监督管理部门批准，取得医疗机构制剂许可证。无医疗机构制剂许可证的，不得配制制剂。

医疗机构制剂许可证应当标明有效期，到期重新审查发证。

第七十五条　医疗机构配制制剂，应当有能够保证制剂质量的设施、管理制度、检验仪器和卫生环境。

医疗机构配制制剂，应当按照经核准的工艺进行，所需的原料、辅料和包装材料等应当符合药用要求。

第七十六条　医疗机构配制的制剂，应当是本单位临床需要而市场上没有供应的品种，并应当经所在地省、自治区、直辖市人民政府药品监督管理部门批准；但是，法律对配制中药制剂另有规定的除外。

医疗机构配制的制剂应当按照规定进行质量检验；合格的，凭医师处方在本单位使用。经国务院药品监督管理部门或者省、自治区、直辖市人民政府药品监督管理部门批准，医疗机构配制的制剂可以在指定的医疗机构之间调剂使用。

医疗机构配制的制剂不得在市场上销售。

第七章　药品上市后管理

第七十七条　药品上市许可持有人应当制定药品上市后风险管理计划，主动开展药品上市后研究，对药品的安全性、有效性和质量可控性进行进一步确证，加强对已上市药品的持续管理。

第七十八条　对附条件批准的药品，药品上市许可持有人应当采取相应风险管理措施，并在规定期限内按照要求完成相关研究；逾期未按照要求完成研究或者不能证明其获益大于风险的，国务院药品监督管理部门应当依法处理，直至注销药品注册证书。

第七十九条　对药品生产过程中的变更，按照其对药品安全性、有效性和质量可控性的风险和产生影响的程度，实行分类管理。属于重大变更的，应当经国务院药品监督管理部门批准，其他变更应当按照国务院药品监督管理部门的规定备案或者报告。

药品上市许可持有人应当按照国务院药品监督管理部门的规定，全面评估、验证变更事项对药品安全性、有效性和质量可控性的影响。

第八十条　药品上市许可持有人应当开展药品上市后不良反应监测，主动收集、跟踪分析疑似药品不良反应信息，对已识别风险的药品及时采取风险控制措施。

第八十一条　药品上市许可持有人、药品生产企业、药品经营企业和医疗机构应当经常考察本单位所生产、经营、使用的药品质量、疗效和不良反应。发现疑似不良反应的，应当及时向药品监督管理部门和卫生健康主管部门报告。具体办法由国务院药品监督管理部门会同国务院卫生健康主管部门制定。

对已确认发生严重不良反应的药品，由国务院药品监督管理部门或者省、自治区、直辖市人民政府药品监督管理部门根据实际情况采取停止生产、销售、使用等紧急控制措施，并应当在五日内组织鉴定，自鉴定结论作出之日起十五日内依法作出行政处理决定。

第八十二条　药品存在质量问题或者其他安全隐患的，药品上市许可持有人应当立即停止销售，告知相关药品经营企业和医疗机构停止销售和使用，召回已销售的药品，及时公开召回信息，必要时应当立即停止生产，并将药品召回和处理情况向省、自治区、直辖市人民政府药品监督管理部门和卫生健康主管部门报告。药品生产企业、药品经营企业和医疗机构应当配合。

药品上市许可持有人依法应当召回药品而未召回的，省、自治区、直辖市人民政府药品监督管理部门应当责令其召回。

第八十三条　药品上市许可持有人应当对已上市药品的安全性、有效性和质量可控性定期开展上市后评价。必要时，国务院药品监督管理部门可以责令药品上市许可持有人开展上市后评价或者直接组织开展上市后评价。

经评价，对疗效不确切、不良反应大或者因其他原因危害人体健康的药品，应当注销药品注册证书。

已被注销药品注册证书的药品,不得生产或者进口、销售和使用。

已被注销药品注册证书、超过有效期等的药品,应当由药品监督管理部门监督销毁或者依法采取其他无害化处理等措施。

第八章　药品价格和广告

第八十四条　国家完善药品采购管理制度,对药品价格进行监测,开展成本价格调查,加强药品价格监督检查,依法查处价格垄断、哄抬价格等药品价格违法行为,维护药品价格秩序。

第八十五条　依法实行市场调节价的药品,药品上市许可持有人、药品生产企业、药品经营企业和医疗机构应当按照公平、合理和诚实信用、质价相符的原则制定价格,为用药者提供价格合理的药品。

药品上市许可持有人、药品生产企业、药品经营企业和医疗机构应当遵守国务院药品价格主管部门关于药品价格管理的规定,制定和标明药品零售价格,禁止暴利、价格垄断和价格欺诈等行为。

第八十六条　药品上市许可持有人、药品生产企业、药品经营企业和医疗机构应当依法向药品价格主管部门提供其药品的实际购销价格和购销数量等资料。

第八十七条　医疗机构应当向患者提供所用药品的价格清单,按照规定如实公布其常用药品的价格,加强合理用药管理。具体办法由国务院卫生健康主管部门制定。

第八十八条　禁止药品上市许可持有人、药品生产企业、药品经营企业和医疗机构在药品购销中给予、收受回扣或者其他不正当利益。

禁止药品上市许可持有人、药品生产企业、药品经营企业或者代理人以任何名义给予使用其药品的医疗机构的负责人、药品采购人员、医师、药师等有关人员财物或者其他不正当利益。禁止医疗机构的负责人、药品采购人员、医师、药师等有关人员以任何名义收受药品上市许可持有人、药品生产企业、药品经营企业或者代理人给予的财物或者其他不正当利益。

第八十九条　药品广告应当经广告主所在地省、自治区、直辖市人民政府确定的广告审查机关批准;未经批准的,不得发布。

第九十条　药品广告的内容应当真实、合法,以国务院药品监督管理部门核准的药品说明书为准,不得含有虚假的内容。

药品广告不得含有表示功效、安全性的断言或者保证;不得利用国家机关、科研单位、学术机构、行业协会或者专家、学者、医师、药师、患者等的名义或者形象作推荐、证明。

非药品广告不得有涉及药品的宣传。

第九十一条　药品价格和广告,本法未作规定的,适用《中华人民共和国价格法》、《中华人民共和国反垄断法》、《中华人民共和国反不正当竞争法》、《中华人民共和国广告法》等的规定。

第九章　药品储备和供应

第九十二条　国家实行药品储备制度,建立中央和地方两级药品储备。

发生重大灾情、疫情或者其他突发事件时,依照《中华人民共和国突发事件应对法》的规定,可以紧急调用药品。

第九十三条　国家实行基本药物制度,遴选适当数量的基本药物品种,加强组织生产和储备,提高基本药物的供给能力,满足疾病防治基本用药需求。

第九十四条　国家建立药品供求监测体系,及时收集和汇总分析短缺药品供求信息,对短缺药品实行预警,采取应对措施。

第九十五条　国家实行短缺药品清单管理制度。具体办法由国务院卫生健康主管部门会同国务院药品监督管理部门等部门制定。

药品上市许可持有人停止生产短缺药品的,应当按照规定向国务院药品监督管理部门或者省、自治区、直辖市人民政府药品监督管理部门报告。

第九十六条　国家鼓励短缺药品的研制和生产,对临床急需的短缺药品、防治重大传染病和罕见病等疾病的新药予以优先审评审批。

第九十七条　对短缺药品,国务院可以限制或者禁止出口。必要时,国务院有关部门可以采取组织生产、价格干预和扩大进口等措施,保障药品供应。

药品上市许可持有人、药品生产企业、药品经营企业应当按照规定保障药品的生产和供应。

第十章 监督管理

第九十八条 禁止生产（包括配制，下同）、销售、使用假药、劣药。

有下列情形之一的，为假药：

（一）药品所含成份与国家药品标准规定的成份不符；

（二）以非药品冒充药品或者以他种药品冒充此种药品；

（三）变质的药品；

（四）药品所标明的适应症或者功能主治超出规定范围。

有下列情形之一的，为劣药：

（一）药品成份的含量不符合国家药品标准；

（二）被污染的药品；

（三）未标明或者更改有效期的药品；

（四）未注明或者更改产品批号的药品；

（五）超过有效期的药品；

（六）擅自添加防腐剂、辅料的药品；

（七）其他不符合药品标准的药品。

禁止未取得药品批准证明文件生产、进口药品；禁止使用未按照规定审评、审批的原料药、包装材料和容器生产药品。

第九十九条 药品监督管理部门应当依照法律、法规的规定对药品研制、生产、经营和药品使用单位使用药品等活动进行监督检查，必要时可以对为药品研制、生产、经营、使用提供产品或者服务的单位和个人进行延伸检查，有关单位和个人应当予以配合，不得拒绝和隐瞒。

药品监督管理部门应当对高风险的药品实施重点监督检查。

对有证据证明可能存在安全隐患的，药品监督管理部门根据监督检查情况，应当采取告诫、约谈、限期整改以及暂停生产、销售、使用、进口等措施，并及时公布检查处理结果。

药品监督管理部门进行监督检查时，应当出示证明文件，对监督检查中知悉的商业秘密应当保密。

第一百条 药品监督管理部门根据监督管理的需要，可以对药品质量进行抽查检验。抽查检验应当按照规定抽样，并不得收取任何费用；抽样应当购买样品。所需费用按照国务院规定列支。

对有证据证明可能危害人体健康的药品及其有关材料，药品监督管理部门可以查封、扣押，并在七日内作出行政处理决定；药品需要检验的，应当自检验报告书发出之日起十五日内作出行政处理决定。

第一百零一条 国务院和省、自治区、直辖市人民政府的药品监督管理部门应当定期公告药品质量抽查检验结果；公告不当的，应当在原公告范围内予以更正。

第一百零二条 当事人对药品检验结果有异议的，可以自收到药品检验结果之日起七日内向原药品检验机构或者上一级药品监督管理部门设置或者指定的药品检验机构申请复验，也可以直接向国务院药品监督管理部门设置或者指定的药品检验机构申请复验。受理复验的药品检验机构应当在国务院药品监督管理部门规定的时间内作出复验结论。

第一百零三条 药品监督管理部门应当对药品上市许可持有人、药品生产企业、药品经营企业和药物非临床安全性评价研究机构、药物临床试验机构等遵守药品生产质量管理规范、药品经营质量管理规范、药物非临床研究质量管理规范、药物临床试验质量管理规范等情况进行检查，监督其持续符合法定要求。

第一百零四条 国家建立职业化、专业化药品检查员队伍。检查员应当熟悉药品法律法规，具备药品专业知识。

第一百零五条 药品监督管理部门建立药品上市许可持有人、药品生产企业、药品经营企业、药物非临床安全性评价研究机构、药物临床试验机构和医疗机构药品安全信用档案，记录许可颁发、日常监督检查结果、违法行为查处等情况，依法向社会公布并及时更新；对有不良信用记录的，增加监督检查频次，并可以按照国家规定实施联合惩戒。

第一百零六条 药品监督管理部门应当公布本部门的电子邮件地址、电话，接受咨询、投诉、举报，并依法及时答复、核实、处理。对查证属实的举报，按照有关规定给予举报人奖励。

药品监督管理部门应当对举报人的信息予以保密，保护举报人的合法权益。举报人举报所在单位的，该单位不得以解除、变更劳动合同或者其他方式对举报人进行打击报复。

第一百零七条 国家实行药品安全信息统一公布制度。国家药品安全总体情况、药品安全风险警示信息、重大药品安全事件及其调查处理信息和国务院确定需要统一公布的其他信息由国务院药品监督管理部门统一公布。药品安全风险警示信息和重大药品安全事件及其调查处理信息的影响限于特定区域的，也可以由有关省、自治区、直辖市人民政府药品监督管理部门公布。未经授权不得发布上述信息。

公布药品安全信息，应当及时、准确、全面，并进行必要的说明，避免误导。

任何单位和个人不得编造、散布虚假药品安全信息。

第一百零八条 县级以上人民政府应当制定药品安全事件应急预案。药品上市许可持有人、药品生产企业、药品经营企业和医疗机构等应当制定本单位的药品安全事件处置方案，并组织开展培训和应急演练。

发生药品安全事件，县级以上人民政府应当按照应急预案立即组织开展应对工作；有关单位应当立即采取有效措施进行处置，防止危害扩大。

第一百零九条 药品监督管理部门未及时发现药品安全系统性风险，未及时消除监督管理区域内药品安全隐患的，本级人民政府或者上级人民政府药品监督管理部门应当对其主要负责人进行约谈。

地方人民政府未履行药品安全职责，未及时消除区域性重大药品安全隐患的，上级人民政府或者上级人民政府药品监督管理部门应当对其主要负责人进行约谈。

被约谈的部门和地方人民政府应当立即采取措施，对药品监督管理工作进行整改。

约谈情况和整改情况应当纳入有关部门和地方人民政府药品监督管理工作评议、考核记录。

第一百一十条 地方人民政府及其药品监督管理部门不得以要求实施药品检验、审批等手段限制或者排斥非本地区药品上市许可持有人、药品生产企业生产的药品进入本地区。

第一百一十一条 药品监督管理部门及其设置或者指定的药品专业技术机构不得参与药品生产经营活动，不得以其名义推荐或者监制、监销药品。

药品监督管理部门及其设置或者指定的药品专业技术机构的工作人员不得参与药品生产经营活动。

第一百一十二条 国务院对麻醉药品、精神药品、医疗用毒性药品、放射性药品、药品类易制毒化学品等有其他特殊管理规定的，依照其规定。

第一百一十三条 药品监督管理部门发现药品违法行为涉嫌犯罪的，应当及时将案件移送公安机关。

对依法不需要追究刑事责任或者免予刑事处罚，但应当追究行政责任的，公安机关、人民检察院、人民法院应当及时将案件移送药品监督管理部门。

公安机关、人民检察院、人民法院商请药品监督管理部门、生态环境主管部门等部门提供检验结论、认定意见以及对涉案药品进行无害化处理等协助的，有关部门应当及时提供，予以协助。

第十一章　法律责任

第一百一十四条 违反本法规定，构成犯罪的，依法追究刑事责任。

第一百一十五条 未取得药品生产许可证、药品经营许可证或者医疗机构制剂许可证生产、销售药品的，责令关闭，没收违法生产、销售的药品和违法所得，并处违法生产、销售的药品（包括已售出和未售出的药品，下同）货值金额十五倍以上三十倍以下的罚款；货值金额不足十万元的，按十万元计算。

第一百一十六条 生产、销售假药的，没收违法生产、销售的药品和违法所得，责令停产停业整顿，吊销药品批准证明文件，并处违法生产、销售的药品货值金额十五倍以上三十倍以下的罚款；货值金额不足十万元的，按十万元计算；情节严重的，吊销药品生产许可证、药品经营许可证或者医疗机构制剂许可证，十年内不受理其相应申请；药品上市许可持有人为境外企业的，十年内禁止其药品进口。

第一百一十七条 生产、销售劣药的，没收违法生产、销售的药品和违法所得，并处违法生产、销售的药品货值金额十倍以上二十倍以下的罚款；违法生产、批发的药品货值金额不足十万元的，按十万元计算，违法零售的药品货值金额不足一万元的，按一万元计算；情节严重的，责令停产停业整顿直至吊销药品批准证明文件、药品生产许可证、药品经营许可证或者医疗机构制剂许可证。

生产、销售的中药饮片不符合药品标准，尚不影响安全性、有效性的，责令限期改正，给予警告；可以处十万元以上五十万元以下的罚款。

第一百一十八条 生产、销售假药，或者生产、销售劣药且情节严重的，对法定代表人、主要负责人、直接负责的主管人员和其他责任人员，没收违法行为发生期间自本单位所获收入，并处所获收入百分之三十以上三倍以下的罚款，终身禁止从事药品生产经营活动，并可以由公安机关处五日以上十五日以下的拘留。

对生产者专门用于生产假药、劣药的原料、辅料、包装材料、生产设备予以没收。

第一百一十九条 药品使用单位使用假药、劣药的，按照销售假药、零售劣药的规定处罚；情节严重的，法定代表人、主要负责人、直接负责的主管人员和其他责任人员有医疗卫生人员执业证书的，还应当吊销执业证书。

第一百二十条 知道或者应当知道属于假药、劣药或者本法第一百二十四条第一款第一项至第五项规定的药品，而为其提供储存、运输等便利条件的，没收全部储存、运输收入，并处违法收入一倍以上五倍以下的罚款；情节严重的，并处违法收入五倍以上十五倍以下的罚款；违法收入不足五万元的，按五万元计算。

第一百二十一条 对假药、劣药的处罚决定，应当依法载明药品检验机构的质量检验结论。

第一百二十二条 伪造、变造、出租、出借、非法买卖许可证或者药品批准证明文件的，没收违法所得，并处违法所得一倍以上五倍以下的罚款；情节严重的，并处违法所得五倍以上十五倍以下的罚款，吊销药品生产许可证、药品经营许可证、医疗机构制剂许可证或者药品批准证明文件，对法定代表人、主要负责人、直接负责的主管人员和其他责任人员，处二万元以上二十万元以下的罚款，十年内禁止从事药品生产经营活动，并可以由公安机关处五日以上十五日以下的拘留；违法所得不足十万元的，按十万元计算。

第一百二十三条 提供虚假的证明、数据、资料、样品或者采取其他手段骗取临床试验许可、药品生产许可、药品经营许可、医疗机构制剂许可或者药品注册等许可的，撤销相关许可，十年内不受理其相应申请，并处五十万元以上五百万元以下的罚款；情节严重的，对法定代表人、主要负责人、直接负责的主管人员和其他责任人员，处二万元以上二十万元以下的罚款，十年内禁止从事药品生产经营活动，并可以由公安机关处五日以上十五日以下的拘留。

第一百二十四条 违反本法规定，有下列行为之一的，没收违法生产、进口、销售的药品和违法所得以及专门用于违法生产的原料、辅料、包装材料和生产设备，责令停产停业整顿，并处违法生产、进口、销售的药品货值金额十五倍以上三十倍以下的罚款；货值金额不足十万元的，按十万元计算；情节严重的，吊销药品批准证明文件直至吊销药品生产许可证、药品经营许可证或者医疗机构制剂许可证，对法定代表人、主要负责人、直接负责的主管人员和其他责任人员，没收违法行为发生期间自本单位所获收入，并处所获收入百分之三十以上三倍以下的罚款，十年直至终身禁止从事药品生产经营活动，并可以由公安机关处五日以上十五日以下的拘留：

（一）未取得药品批准证明文件生产、进口药品；

（二）使用采取欺骗手段取得的药品批准证明文件生产、进口药品；

（三）使用未经审评审批的原料药生产药品；

（四）应当检验而未经检验即销售药品；

（五）生产、销售国务院药品监督管理部门禁止使用的药品；

（六）编造生产、检验记录；

（七）未经批准在药品生产过程中进行重大变更。

销售前款第一项至第三项规定的药品，或者药品使用单位使用前款第一项至第五项规定的药品的，依照前款规定处罚；情节严重的，药品使用单位的法定代表人、主要负责人、直接负责的主管人员和其他责任人员有医疗卫生人员执业证书的，还应当吊销执业证书。

未经批准进口少量境外已合法上市的药品，情节较轻的，可以依法减轻或者免予处罚。

第一百二十五条 违反本法规定，有下列行为之一的，没收违法生产、销售的药品和违法所得以及包装材料、容器，责令停产停业整顿，并处五十万元以上五百万元以下的罚款；情节严重的，吊销药品批准证明文件、药品生产许可证、药品经营许可证，对法定代表人、主要负责人、直接负责的主管人员和其他责任人员处二万元以上二十万元以下的罚款，十年直至终身禁止从事药品生产经营活动：

（一）未经批准开展药物临床试验；

（二）使用未经审评的直接接触药品的包装材料或者容器生产药品，或者销售该类药品；

（三）使用未经核准的标签、说明书。

第一百二十六条 除本法另有规定的情形外，药品上市许可持有人、药品生产企业、药品经营企业、药物非临床安全性评价研究机构、药物临床试验机构等未遵守药品生产质量管理规范、药品经营质量管理规范、药物非临床研究质量管理规范、药物临床试验质量管理规范等的，责令限期改正，给予警告；逾期不改正的，处十万元以上五十万元以下的罚款；情节严重的，处五十万元以上二百万元以下的罚款，责令停产停业整顿直至吊销药品批准证明文件、药品生产许可证、药品经营许可证等，药物非临床安全性评价研究机构、药物临床试验机构等五年内不得开展药物非临床安全性评价研究、药物临床试验，对法定代表人、主要负责人、直接负责的主管人员和其他责任人员，没收违法行为发生期间自本单位所获收入，并处所获收入百分之十以上百分之五十以下的罚款，十年直至终身禁止从事药品生产经营等活动。

第一百二十七条 违反本法规定，有下列行为之一的，责令限期改正，给予警告；逾期不改正的，处十万元以上五十万元以下的罚款：

（一）开展生物等效性试验未备案；

（二）药物临床试验期间，发现存在安全性问题或者其他风险，临床试验申办者未及时调整临床试验方案、暂停或者终止临床试验，或者未向国务院药品监督管理部门报告；

（三）未按照规定建立并实施药品追溯制度；

（四）未按照规定提交年度报告；

（五）未按照规定对药品生产过程中的变更进行备案或者报告；

（六）未制定药品上市后风险管理计划；

（七）未按照规定开展药品上市后研究或者上市后评价。

第一百二十八条 除依法应当按照假药、劣药处罚的外，药品包装未按照规定印有、贴有标签或者附有说明书，标签、说明书未按照规定注明相关信息或者印有规定标志的，责令改正，给予警告；情节严重的，吊销药品注册证书。

第一百二十九条 违反本法规定，药品上市许可持有人、药品生产企业、药品经营企业或者医疗机构未从药品上市许可持有人或者具有药品生产、经营资格的企业购进药品的，责令改正，没收违法购进的药品和违法所得，并处违法购进药品货值金额二倍以上十倍以下的罚款；情节严重的，并处货值金额十倍以上三十倍以下的罚款，吊销药品批准证明文件、药品生产许可证、药品经营许可证或者医疗机构执业许可证；货值金额不足五万元的，按五万元计算。

第一百三十条 违反本法规定，药品经营企业购销药品未按照规定进行记录，零售药品未正确说明用法、用量等事项，或者未按照规定调配处方的，责令改正，给予警告；情节严重的，吊销药品经营许可证。

第一百三十一条 违反本法规定，药品网络交易第三方平台提供者未履行资质审核、报告、停止提供网络交易平台服务等义务的，责令改正，没收违法所得，并处二十万元以上二百万元以下的罚款；情节严重的，责令停业整顿，并处二百万元以上五百万元以下的罚款。

第一百三十二条 进口已获得药品注册证书的药品，未按照规定向允许药品进口的口岸所在地药品监督管理部门备案的，责令限期改正，给予警告；逾期不改正的，吊销药品注册证书。

第一百三十三条 违反本法规定，医疗机构将其配制的制剂在市场上销售的，责令改正，没收违法销售的制剂和违法所得，并处违法销售制剂货值金额二倍以上五倍以下的罚款；情节严重的，并处货值金额五倍以上十五倍以下的罚款；货值金额不足五万元的，按五万元计算。

第一百三十四条 药品上市许可持有人未按照规定开展药品不良反应监测或者报告疑似药品不良反应的，责令限期改正，给予警告；逾期不改正的，责令停产停业整顿，并处十万元以上一百万元以下的罚款。

药品经营企业未按照规定报告疑似药品不良反应的，责令限期改正，给予警告；逾期不改正的，责令停产停业整顿，并处五万元以上五十万元以下的罚款。

医疗机构未按照规定报告疑似药品不良反应的，责令限期改正，给予警告；逾期不改正的，处五万元以上五十万元以下的罚款。

第一百三十五条 药品上市许可持有人在省、自治区、直辖市人民政府药品监督管理部门责令其召回后，拒不召回的，处应召回药品货值金额五倍以上十倍以下的罚款；货值金额不足十万元的，按十万元计算；情节严重的，吊销药品批准证明文件、药品生产许可证、药品经营许可证，对法定代表人、主要负责人、直接负责的主管人员和其他责任人员，处二万元以上二十万元以下的罚款。药品生产企业、药品经营企业、医疗机构拒不配合召回的，处十万元以上五十万元以下的罚款。

第一百三十六条 药品上市许可持有人为境外企业的，其指定的在中国境内的企业法人未依照本法规定履行相关义务的，适用本法有关药品上市许可持有人法律责任的规定。

第一百三十七条 有下列行为之一的，在本法规定的处罚幅度内从重处罚：

（一）以麻醉药品、精神药品、医疗用毒性药品、放射性药品、药品类易制毒化学品冒充其他药品，或者以其他药品冒充上述药品；

（二）生产、销售以孕产妇、儿童为主要使用对象的假药、劣药；

（三）生产、销售的生物制品属于假药、劣药；

（四）生产、销售假药、劣药，造成人身伤害后果；

（五）生产、销售假药、劣药，经处理后再犯；

（六）拒绝、逃避监督检查，伪造、销毁、隐匿有关证据材料，或者擅自动用查封、扣押物品。

第一百三十八条 药品检验机构出具虚假检验报告的，责令改正，给予警告，对单位并处二十万元以上一百万元以下的罚款；对直接负责的主管人员和其他直接责任人员依法给予降级、撤职、开除处分，没收违法所得，并处五万元以下的罚款；情节严重的，撤销其检验资格。药品检验机构出具的检验结果不实，造成损失的，应当承担相应的赔偿责任。

第一百三十九条　本法第一百一十五条至第一百三十八条规定的行政处罚，由县级以上人民政府药品监督管理部门按照职责分工决定；撤销许可、吊销许可证件的，由原批准、发证的部门决定。

第一百四十条　药品上市许可持有人、药品生产企业、药品经营企业或者医疗机构违反本法规定聘用人员的，由药品监督管理部门或者卫生健康主管部门责令解聘，处五万元以上二十万元以下的罚款。

第一百四十一条　药品上市许可持有人、药品生产企业、药品经营企业或者医疗机构在药品购销中给予、收受回扣或者其他不正当利益的，药品上市许可持有人、药品生产企业、药品经营企业或者代理人给予使用其药品的医疗机构的负责人、药品采购人员、医师、药师等有关人员财物或者其他不正当利益的，由市场监督管理部门没收违法所得，并处三十万元以上三百万元以下的罚款；情节严重的，吊销药品上市许可持有人、药品生产企业、药品经营企业营业执照，并由药品监督管理部门吊销药品批准证明文件、药品生产许可证、药品经营许可证。

药品上市许可持有人、药品生产企业、药品经营企业在药品研制、生产、经营中向国家工作人员行贿的，对法定代表人、主要负责人、直接负责的主管人员和其他责任人员终身禁止从事药品生产经营活动。

第一百四十二条　药品上市许可持有人、药品生产企业、药品经营企业的负责人、采购人员等有关人员在药品购销中收受其他药品上市许可持有人、药品生产企业、药品经营企业或者代理人给予的财物或者其他不正当利益的，没收违法所得，依法给予处罚；情节严重的，五年内禁止从事药品生产经营活动。

医疗机构的负责人、药品采购人员、医师、药师等有关人员收受药品上市许可持有人、药品生产企业、药品经营企业或者代理人给予的财物或者其他不正当利益的，由卫生健康主管部门或者本单位给予处分，没收违法所得；情节严重的，还应当吊销其执业证书。

第一百四十三条　违反本法规定，编造、散布虚假药品安全信息，构成违反治安管理行为的，由公安机关依法给予治安管理处罚。

第一百四十四条　药品上市许可持有人、药品生产企业、药品经营企业或者医疗机构违反本法规定，给用药者造成损害的，依法承担赔偿责任。

因药品质量问题受到损害的，受害人可以向药品上市许可持有人、药品生产企业请求赔偿损失，也可以向药品经营企业、医疗机构请求赔偿损失。接到受害人赔偿请求的，应当实行首负责任制，先行赔付；先行赔付后，可以依法追偿。

生产假药、劣药或者明知是假药、劣药仍然销售、使用的，受害人或者其近亲属除请求赔偿损失外，还可以请求支付价款十倍或者损失三倍的赔偿金；增加赔偿的金额不足一千元的，为一千元。

第一百四十五条　药品监督管理部门或者其设置、指定的药品专业技术机构参与药品生产经营活动的，由其上级主管机关责令改正，没收违法收入；情节严重的，对直接负责的主管人员和其他直接责任人员依法给予处分。

药品监督管理部门或者其设置、指定的药品专业技术机构的工作人员参与药品生产经营活动的，依法给予处分。

第一百四十六条　药品监督管理部门或者其设置、指定的药品检验机构在药品监督检验中违法收取检验费用的，由政府有关部门责令退还，对直接负责的主管人员和其他直接责任人员依法给予处分；情节严重的，撤销其检验资格。

第一百四十七条　违反本法规定，药品监督管理部门有下列行为之一的，应当撤销相关许可，对直接负责的主管人员和其他直接责任人员依法给予处分：

（一）不符合条件而批准进行药物临床试验；

（二）对不符合条件的药品颁发药品注册证书；

（三）对不符合条件的单位颁发药品生产许可证、药品经营许可证或者医疗机构制剂许可证。

第一百四十八条　违反本法规定，县级以上地方人民政府有下列行为之一的，对直接负责的主管人员和其他直接责任人员给予记过或者记大过处分；情节严重的，给予降级、撤职或者开除处分：

（一）瞒报、谎报、缓报、漏报药品安全事件；

（二）未及时消除区域性重大药品安全隐患，造成本行政区域内发生特别重大药品安全事件，或者连续发生重大药品安全事件；

（三）履行职责不力，造成严重不良影响或者重大损失。

第一百四十九条　违反本法规定，药品监督管理等部门有下列行为之一的，对直接负责的主管人员和其他直接责任人员给予记过或者记大过处分；情节较重的，给予降级或者撤职处分；情节严重的，给予开除处分：

（一）瞒报、谎报、缓报、漏报药品安全事件；

（二）对发现的药品安全违法行为未及时查处；

（三）未及时发现药品安全系统性风险，或者未及时消除监督管理区域内药品安全隐患，造成严重影响；

（四）其他不履行药品监督管理职责，造成严重不良影响或者重大损失。

第一百五十条 药品监督管理人员滥用职权、徇私舞弊、玩忽职守的，依法给予处分。

查处假药、劣药违法行为有失职、渎职行为的，对药品监督管理部门直接负责的主管人员和其他直接责任人员依法从重给予处分。

第一百五十一条 本章规定的货值金额以违法生产、销售药品的标价计算；没有标价的，按照同类药品的市场价格计算。

第十二章 附 则

第一百五十二条 中药材种植、采集和饲养的管理，依照有关法律、法规的规定执行。

第一百五十三条 地区性民间习用药材的管理办法，由国务院药品监督管理部门会同国务院中医药主管部门制定。

第一百五十四条 中国人民解放军和中国人民武装警察部队执行本法的具体办法，由国务院、中央军事委员会依据本法制定。

第一百五十五条 本法自 2019 年 12 月 1 日起施行。

文献来源：https：//www. kmzyw. com. cn/news/20190828/1566974656000. 2049. html ［2019－08－28］

三、国际组织及国际会议制定的有关医药道德规范资料

The Nuremberg Code（纽伦堡法典）

1. The voluntary consent of the human subject is absolutely essential.

2. The experiment should be such as to yield fruitful results for the good of society, unprocurable by other methods of means of study, and not random and unnecessary in nature.

3. The experiment should be designed and based on the results of animal experimentation and a knowledge of the natural history of the disease or other problem under study that the anticipated results will justify the performance of the experiment.

4. The experiment should be so conducted as to avoid all unnecessary physical and mental suffering and injury.

5. No experiment should be conducted where there is a priori reason to believe that death or disabling injury will occur except, perhaps, in those experiments where the experimental physicians also serve as subjects.

6. The degree of risk to be taken should never exceed that determined by the humanitarian importance of the problem to be solved by the experiment.

7. Proper preparations should be made and adequate facilities provided to protect the experimental subject against even remote possibilities of injury, disability, or death.

8. The experiment should be conducted only by scientifically qualified persons. The highest degree of skill and care should be required through all stages of the experiment of those who conduct or engage in the experiment.

9. During the course of the experiment the human subject should be at liberty to bring the experiment to an end if he has reached the physical or mental state where continuation of the experiment seems to him to be impossible.

10. During the course of the experiment the scientist in charge must be prepared to terminate the experiment at any stage, if he has probable cause to believe, in the exercise of the good faith, superior skill, and careful judgment required of him that a continuation of the experiment is likely to result in injury, disability, or death to the experimental subject.

日内瓦宣言

1948 年国际医学会议讨论认为希波克拉低誓言所提出的道德精神应加以尊重，但按目前医学发展情况，对原来希氏誓言应加以修订，为此，当时提出了名为日内瓦协议法。1949 年世界医学协会采纳了医学伦理学日内瓦协议法，于 1969 年又进行了修订，遂即形成了《日内瓦宣言》，全文如下：

在我被吸收为医学事业中的一员时，我严肃地保证将我的一生奉献于为人类服务。

我对我的教师给予他们应该受到的尊敬和感恩。

我将用我的良心和尊严来行使我的职业。

我的病人的健康将是我道德考虑的。

我将尊重病人所交给我的秘密。

我将极尽所能来保持医学职业的荣誉和可贵的传统。

我的同道均是我的兄弟。

我不允许宗教、国籍、政治派别或地位来干扰我的职责和我与病人之间的关系。

我对病人的生命，从其孕育之初，就保持最高的尊重，即使在威胁下，我决不将我的医学知识用于违反人道主义规范的事情。

我出自内心和以我的荣誉，庄严地做此保证。

世界医学会《赫尔辛基宣言》
——涉及人类参与者的医学研究伦理原则

WMA DECLARATION OF HELSINKI – ETHICAL PRINCIPLES FOR MEDICAL RESEARCH INVOLVING HUMAN PARTICIPANTS

历年宣言修订

赫尔辛基宣言在第 18 届世界医学协会大会（赫尔辛基，芬兰，1964 年 6 月）采用，并在下列大会中进行了修订：

· 第 29 届世界医学协会大会，东京，日本，1975 年 10 月

· 第 35 届世界医学协会大会，威尼斯，意大利，1983 年 10 月

· 第 41 届世界医学协会大会，香港，中国，1989 年 9 月

· 第 48 届世界医学协会大会，西索莫塞特（Somerset West），南非，1996 年 10 月

· 第 52 届世界医学协会大会，爱丁堡，苏格兰，2000 年 10 月

· 第 53 届世界医学协会大会，华盛顿，美国，2002 年

· 第 55 届世界医学协会大会，东京，日本，2004 年

· 第 59 届世界医学协会大会，首尔，韩国，2008 年 10 月

· 第 64 届世界医学协会大会，福塔莱萨，巴西，2013 年 10 月

第 75 届世界医学会大会，赫尔辛基，芬兰，2024 年 10 月

PREAMBLE

1. The World Medical Association（WMA）has developed the Declaration of Helsinki as a statement of ethical principles for medical research involving human participants, including research using identifiable human material or data. The Declaration is intended to be read as a whole, and each of its constituent paragraphs should be applied with consideration of all other relevant paragraphs.

2. While the Declaration is adopted by physicians, the WMA holds that these principles should be upheld by all individuals, teams, and organizations involved in medical research, as these principles are fundamental to respect for and protection of all research participants, including both patients and healthy volunteers.

GENERAL PRINCIPLES

3. The WMA Declaration of Geneva binds the physician with the words, "The health and well–being of my patient will be my first consideration," and the WMA International Code of Medical Ethics declares "The physician must commit to the primacy of patient health and well–being and must offer care in the patient's best interest."

4. It is the duty of the physician to promote and safeguard the health, well–being and rights of patients, including those who are involved in medical research. The physician's knowledge and conscience are dedicated to the fulfilment of this duty.

5. Medical progress is based on research that ultimately must include participants. Even well–proven interventions should be evaluated continually through research for their safety, effectiveness, efficiency, accessibility, and quality.

6. Medical research involving human participants is subject to ethical standards that promote and ensure respect for all participants and protect their health and rights. Since medical research takes place in the context of various structural inequities, researchers should carefully consider how the benefits, risks, and burdens are distributed. Meaningful engagement with potential and enrolled participants and their communities should occur before, during, and following medical research. Researchers should enable potential and enrolled participants and their communities to share their priorities and values; to participate in research design, implementation, and other relevant activities; and to engage in understanding and disseminating results.

7. The primary purpose of medical research involving human participants is to generate knowledge to understand the causes, development and effects of diseases; improve preventive, diagnostic and therapeutic interventions; and ultimately to advance individual and public health. These purposes can never take precedence over the rights and interests of individual research participants.

8. While new knowledge and interventions may be urgently needed during public health emergencies, it remains essential to uphold the ethical principles in this Declaration during such emergencies.

9. It is the duty of physicians who are involved in medical research to protect the life, health, dignity, integrity, autonomy, privacy, and confidentiality of personal information of research participants. The responsibility for the protection of research participants must always rest with physicians or other researchers and never with the research participants, even though they have given consent.

10. Physicians and other researchers must consider the ethical, legal and regulatory norms and standards for research involving human participants in the country or countries in which the research originated and where it is to be performed, as well as applicable international norms and standards. No national or international ethical, legal or regulatory requirement should reduce or eliminate any of the protections for research participants set forth in this Declaration.

11. Medical research should be designed and conducted in a manner that avoids or minimizes harm to the environment and strives for environmental sustainability.

12. Medical research involving human participants must be conducted only by individuals with the appropriate ethics and scientific education, training and qualifications. Such research requires the supervision of a competent and appropriately qualified physician or other researcher. Scientific integrity is essential in the conduct of medical research involving human participants. Involved individuals, teams, and organizations must never engage in research misconduct.

13. Groups that are underrepresented in medical research should be provided appropriate access to participation in research.

14. Physicians who combine medical research with medical care should involve their patients in research only to the extent that this is justified by its potential preventive, diagnostic or therapeutic value and if the physician has good reason to believe that participation in the research will not adversely affect the health of the patients who serve as research participants.

15. Appropriate compensation and treatment for participants who are harmed as a result of participating in research must be ensured.

Risks, Burdens, and Benefits

16. In medical practice and in medical research, most interventions involve risks and burdens. Medical research involving human participants may only be conducted if the importance of the objective outweighs the risks and burdens to the research participants.

17. All medical research involving human participants must be preceded by careful assessment of predictable risks and burdens to the individuals and groups involved in the research in comparison with foreseeable benefits to them and to other individuals or groups affected by the condition under investigation. Measures to minimize the risks and burdens must be implemented. The risks and burdens must be continuously monitored, assessed, and documented by the researcher.

18. Physicians and other researchers may not engage in research involving human participants unless they are con/dent that the risks and burdens have been adequately assessed and can be satisfactorily managed. When the risks and burdens are found to outweigh the potential benefits or when there is conclusive proof When the risks and burdens are found to outweigh the potential benefits or when there is conclusive proof of definitive outcomes, physicians and other researchers must assess whether to continue, modify or immediately stop the research.

Individual, Group, and Community Vulnerability

19. Some individuals, groups, and communities are in a situation of more vulnerability as research participants due to factors that may befixed or contextual and dynamic, and thus are at greater risk of being wronged or incurring harm. When such individuals, groups, and communities have distinctive health needs, their exclusion from medical research can potentially perpetuate or exacerbate their disparities. Therefore, the harms of exclusion must be considered and weighed against the harms of inclusion. In order to be fairly and responsibly included in research, they should receive specifically considered support and protections.

20. Medical research with individuals, groups, or communities in situations of particular vulnerability is only justified if it is responsive to their health needs and priorities and the individual, group, or community stands to benefit from the resulting knowledge, practices, or interventions. Researchers should only include those in situations of particular vulnerability when the research cannot be

carried out in a less vulnerable group or community, or when excluding them would perpetuate or exacerbate their disparities.

Scientific Requirements and Research Protocols

21. Medical research involving human participants must have a scientifically sound and rigorous design and execution that are likely to produce reliable, valid, and valuable knowledge and avoid research waste. The research must conform to generally accepted scientific principles, be based on a thorough knowledge of the scientific literature, other relevant sources of information, and adequate laboratory and, as appropriate, animal experimentation. The welfare of animals used for research must be respected.

22. The design and performance of all medical research involving human participants must be clearly described and justified in a research protocol. The protocol should contain a statement of the ethical considerations involved and should indicate how the principles in this Declaration have been addressed. The protocol should include information regarding aims, methods, anticipated benefits and potential risks and burdens, qualifications of the researcher, sources of funding, any potential conflicts of interest, provisions to protect privacy and confidentiality, incentives for participants, provisions for treating and/or compensating participants who are harmed as a consequence of participation, and any other relevant aspects of the research. In clinical trials, the protocol must also describe any post – trial provisions.

Research Ethics Committees

23. The protocol must be submitted for consideration, comment, guidance, and approval to the concerned research ethics committee before the research This committee must be transparent in its functioning and must have the independence and authority to resist undue influence from the researcher, the sponsor, or others. The committee must have sufficient resources to fulfill its duties, and its members and staff must collectively have adequate education, training, qualifications, and diversity to effectively evaluate each type of research it reviews. The committee must have sufficient familiarity with local circumstances and context, and include at least one member of the general public. It must take into consideration the ethical, legal, and regulatory norms and standards of the country or countries in which the research is to be performed as well as applicable international norms and standards, but these must not be allowed to reduce or eliminate any of the protections for research participants set forth in this Declaration. When collaborative research is performed internationally, the research protocol must be approved by research ethics committees in both the sponsoring and host countries. The committee must have the right to monitor, recommend changes to, withdraw approval for, and suspend ongoing research. Where monitoring is required, the researcher must provide information to the committee and/or competent data and safety monitoring entity, especially about any serious adverse events. No amendment to the protocol may be made without consideration and approval by the committee. After the end of the research, the researchers must submit a final report to the committee containing a summary of the findings and conclusions.

Privacy and Confidentiality

24. Every precaution must be taken to protect the privacy of research participants and the confidentiality of their personal information.

Free and Informed Consent

25. Free and informed consent is an essential component of respect for individual autonomy. Participation by individuals capable of giving informed consent in medical research must be voluntary. Although it may be appropriate to consult family members or community representatives, individuals capable of giving informed consent may not be enrolled in research unless they freely agree.

26. In medical research involving human participants capable of giving informed consent, each potential participant must be adequately informed in plain language of the aims, methods, anticipated benefits and potential risks and burdens, qualifications of the researcher, sources of funding, any potential conflicts of interest, provisions to protect privacy and confidentiality, incentives for participants, provisions for treating and/or compensating participants who are harmed as a consequence of participation, and any other relevant aspects of the research. The potential participant must be informed of the right to refuse to participate in the research or to withdraw consent to participate at any time without reprisal. Special attention should be given to the specific information and communication needs of individual potential participants as well as to the methods used to deliver the information. After ensuring that the potential participant has understood the information, the physician or another qualified individual must then seek the potential participant's freely given informed consent, formally documented on paper or electronically. If the consent cannot be expressed on paper or electronically, the non – written consent must be formally witnessed and documented. All medical research participants should be given the option of being informed about the general outcome and results of the research.

27. When seeking informed consent for participation in research the physician or other researcher must be particularly cautious

if the potential participant is in a dependent relationship with them or may consent under duress. In such situations, the informed consent must be sought by an appropriately qualified individual who is independent of this relationship.

28. In medical research involving human participants incapable of giving free and informed consent, the physician or other qualified individual must seek informed consent from the legally authorized representative, considering preferences and values expressed by the potential participant. Those persons incapable of giving free and informed consent are in situations of particular vulnerability and are entitled to the corresponding safeguards. In addition to receiving the protections for the particularly vulnerable, those incapable of giving consent must only be included if the research is likely to either personally benefit them or if it entails only minimal risk and minimal burden.

29. When a potential research participant who is incapable of giving free and informed consent is able to give assent to decisions about participation in research, the physician or other qualified individual must seek that assent in addition to the consent of the legally authorized representative, considering any preferences and values expressed by the potential participant. The potential participant's dissent should be respected.

30. Research involving participants who are physically or mentally incapable of giving consent (for example, unconscious patients) may be done only if the physical or mental condition that prevents giving informed consent is a necessary characteristic of the research group. In such circumstances the physician or other qualified individual must seek informed consent from the legally authorized representative. If no such representative is available and if the research cannot be delayed, the research may proceed without informed consent provided that the specific reasons for involving participants with a condition that renders them unable to give informed consent have been stated in the research protocol and the research has been approved by a research ethics committee. Free and informed consent to remain in the research must be obtained as soon as possible from a legally authorized representative or, if they regain capacity to give consent, from the participant.

31. The physician or other researcher must fully inform potential participants which aspects of their care are related to the research. The refusal of a patient to participate in research or the patient's decision to withdraw from research must never adversely affect the patient – physician relationship or provision of the standard of care.

32. Physicians or other qualified individuals must obtain free and informed consent from research participants for the collection, processing, storage, and foreseeable secondary use of biological material and identifiable or re – identifiable data. Any collection and storage of data or biological material from research participants for multiple and indefinite uses should be consistent with requirements set forth in the WMA Declaration of Taipei, including the rights of individuals and the principles of governance. A research ethics committee must approve the establishment and monitor ongoing use of such databases and biobanks. Where consent is impossible or impracticable to obtain, secondary research on stored data or biological material may be done only after consideration and approval of a research ethics committee.

Use of Placebo

33. The benefits, risks, burdens, and effectiveness of a new intervention must be tested against those of the best proven intervention (s), except in the following circumstances: If no proven intervention exists, the use of placebo, or no intervention, is acceptable; or If for compelling and scientifically sound methodological reasons the use of any intervention other than the best proven one (s), the use of placebo, or no intervention is necessary to determine the efficacy or safety of an intervention; and the participants who receive any intervention other than the best proven one (s), placebo, or no intervention will not be subject to additional risks of serious or irreversible harm as a result of not receiving the best proven intervention. Extreme care must be taken to avoid abuse of this option.

Post – Trial Provisions

34. In advance of a clinical trial, post – trial provisions must be arranged by sponsors and researchers to be provided by themselves, healthcare systems, or governments for all participants who still need an intervention identified as beneficial and reasonably safe in the trial. Exceptions to this requirement must be approved by a research ethics committee. Specific information about post – trial provisions must be disclosed to participants as part of informed consent.

Research Registration, Publication, and Dissemination of Results

35. Medical research involving human participants must be registered in a publicly accessible database before recruitment of thefirst participant.

36. Researchers, authors, sponsors, editors, and publishers all have ethical obligations with regard to the publication and dis-

semination of the results of research. Researchers have a duty to make publicly available the results of their research on human participants and are accountable for the timeliness, completeness, and accuracy of their reports. All parties should adhere to accepted guidelines for ethical reporting. Negative and inconclusive as well as positive results must be published or otherwise made publicly available. Sources of funding, institutional affiliations, and conflicts of interest must be declared in the publication. Reports of research not in accordance with the principles of this Declaration should not be accepted for publication.

Unproven Interventions in Clinical Practice

37. When an unproven intervention is utilized in an attempt to restore health or alleviate su9ering for an individual patient because approved options are inadequate or ine9ective and enrollment in a clinical trial is not possible, it should subsequently be made the object of research designed to evaluate safety andefficacy. Physicians participating in such interventions must first seek expert advice, weigh possible risks, burdens, and bene/ts, and obtain informed consent. They must also record and share data when appropriate and avoid compromising clinical trials. These interventions must never be undertaken to circumvent the protections for research participants set forth in this Declaration.

Disclaimer: ⓒ 2024 World Medical Association. All Rights Reserved. All intellectual property rights in the Declaration of Helsinki are vested in the World Medical Association. The WMA has granted JAMA exclusive rights

文献来源：https：//pdf – it. dev. acw. website/please – and – thank – you？url = https：//www. wma. net/policies – post/wma – declaration – of – helsinki/&pdfName = wma – declaration – of – helsinki.［2024 – 10 – 20］

四、国外有关医药道德规范

希波克拉底誓言

仰赖医神阿波罗·埃斯克雷比斯及天地诸神为证，鄙人敬谨宣誓愿以自身能力及判断力所及，遵守此约。凡授我艺者敬之如父母，作为终身同业伴侣，彼有急需我接济之。视彼儿女，犹我兄弟，如欲受业，当免费并无条件传授之。凡我所知无论口授书传俱传之吾子，吾师之子及发誓遵守此约之生徒，此外不传与他人。

我愿尽余之能力与判断力所及，遵守为病家谋利益之信条，并检束一切堕落及害人行为，我不得将危害药品给予他人，并不做该项之指导，虽有人请求亦必不与之。尤不为妇人施堕胎手术。我愿以此纯洁与神圣之精神，终身执行我职务。凡患结石者，我不施手术，此则有待于专家为之。

无论至于何处，遇男或女，贵人及奴婢，我之唯一之目的，为病家谋幸福，并检点吾身，不做各种害人及恶劣行为，尤不做诱奸之事。凡我见所闻，无论有无业务关系，我认为应守秘密者，我愿保守秘密。倘使我严守上述誓言时，请求神祇让我生命与医术能得无上光荣，我苟违誓，天地鬼神实共殛之。

迈蒙尼提斯祷文

永生之上天既命予善顾世人生命之康健，惟愿予爱护医道之心策予前进，无时或已。毋令贪欲、吝念、虚荣、名利侵扰予怀，善此种种胥属真理与慈善之敌，足以使予受其诱惑而忘却为人类谋幸福之高尚目标。

愿吾视病人如受难之同胞。

愿天赐予以精力、时间与机会，俾得学业日进，见闻日广，盖知也无涯，涓涓日积，方成江河。且世间医术日新，觉今是而昨非，至明日又悟今日之非矣。

神乎，汝既命予善视世人之生死，则予谨以此身许职，予今为予之职业祷告上天：

事功艰且巨，愿神全我功。

若无神佑助，人力每有穷。

启我爱医术，复爱世间人。

存心好名利，真理日沉沦。

愿绝名利心，服务一念诚。

神请求体健，尽力医病人。

无分爱与憎，不问富与贫。

凡诸疾病者，一视如同仁。

胡佛兰德（Hufeland）医德十二箴

1. 医生活着不是为自己，而是为了别人，这是职业的性质所决定的。

不要追求名誉和个人利益，而要用忘我的工作来救活别人。救死扶伤，治病救人，不应怀有别的个人目的。

2. 在病人面前，该考虑的仅仅是他的病情，而不是病人的地位和钱财。

应该掂量一下有钱人的一撮金钱和穷人感激的泪水，你要的是哪一个？

3. 在医疗实践中应当时刻记住病人是你服务的靶子，并不是你所摆弄的弓和箭，绝不能去玩弄他们。

思想里不要有偏见，医疗中切勿用狭隘的眼光去考虑问题。

4. 把你那博学和时兴的东西搁在一边。学习如何通过你的言语和行动来赢得病人的信任。而这些并不是表面的、偶然的或是虚伪的。切不可口若悬河，故弄玄虚。

5. 在晚上应当想一想白天发生的一切事情，把你一天中所得到的经验和观察到的东西记录下来，这样做有利于病人，有益于社会。

6. 一次慎重仔细的临床查房，比频繁而又粗疏的临床检查好得多。

不要怕降低你的威信而拒绝病人经常的邀请。

7. 即使病人膏肓无药救治时，你还应该维持他的生命，为解除当时的痛苦来尽你的义务。如果放弃，就意味着不人道。当你不能救他时，也应该去安慰他。要争取延长他的生命，哪怕是很短的时间。这是作为一个医生的应有表现。

不要告诉病人他的病情已处于无望的情况。要通过你谨慎的言语和态度，来避免他对真实的病情的猜测。

8. 应尽可能地减少病人的医疗费用。当你挽救他的生命而又拿走了他维持生活的费用，那有什么意义呢？

9. 医生需要获得公众的好评。无论你有多大学问，多光彩的行为，除非你得到人的信任，否则不能获得大众有利的好评。

你必须了解人和人们的心理状态，一个对生命感到兴趣的你，就应当听取那质朴的真理，就应当承认丢面子的过失，这需要高贵的品质和善良的性格。

避免闲扯，沉默更为好些。

不需再告诉你了，你应该去反对热衷赌博、酗酒、纵欲和为名誉而焦虑。

10. 尊重和爱护你的同行。如不可能，最低限度地应该忍让。不要谈论别人，宣扬别人的不足是聪明人的耻辱。只言片语地谈论别人的缺点和小小的过失，可能使别人的名誉造成永久损害，应当考虑到这种后果。

每个医生在医疗上都有他自己的特点和方法，不宜去作轻率的判断。要尊重比你年长的医生和爱护比你年轻的医生，要发扬他们的长处，当你还没有看过这个病人，你应当拒绝评论他们所采取的治疗。

11. 一次会诊不要请很多人，最多三名。要选合适的人参加。讨论中应该考虑的是病人的安全，不必做其它的争论。

12. 当一个病人离开他的经治医生来和你商量时，你不要欺瞒他。应叫他听原来医生的话，只有发现那医生违背原则并确信在某方面的治疗有错误时，再去评论他，这才是公平的，特别在涉及对他的行为和素质的评论时更应如此。

美国国际制药联合会药师伦理规范

FIP statement of professional standards：The code of Ethics for Pharmacists

1. The pharmacist's responsibility is the good of the individual.

Obligations：

—to be objective；

—to put the good of the individual before personal or commercial interests，

—to promote the individuals right of access to safe and effective treatment.

2. The pharmacist shows the same dedication to all.

Obligations：

—to show respect for life and human dignity，

—to not discriminate between people，

—to strive to teat and inform each individual according to personal circumstances.

3. The pharmacist respects the individual's right of freedom of choice of treatment.

Obligations：

—to ensure that where the pharmacist is involved in developing care and treatment plans, this is done in consultation with the individual.

4. The pharmacist respects and safeguards the in individual's right to confidentiality.

Obligation:

—to not disseminate information, which identifies the individual, without informed
consent or due case.

5. The pharmacist cooperates with colleagues and other professionals and respects their values
and abilities.

Obligation:

—to cooperate with colleagues and other professionals and agencies in efforts to promote
good health and treat and prevent ill health.

6. The pharmacist acts with honesty and integrity in professional relationships.

Obligations:

—to act with conviction of conscience,

—to avoid practices, behavior or work conditions that could impair professional
judgement.

7. The pharmacist serves the needs of the individual, the community and society.

Obligation:

—to recognise the responsibilities associated with serving the needs of the individual on
one hand and society at large on the other.

8. The pharmacist maintains and develops professional knowledge and skills.

Obligation:

—to ensures competency in each pharmaceutical service provided, by continually
updating knowledge and skills.

9. The pharmacist ensure continuity of care in the event of labor disputes, pharmacy closure
or conflict with personal moral beliefs.

Obligations:

—to refer the patient to another pharmacist.

—to ensure that when a pharmacy closes, the patients are informed of the pharmacy to
which their records, if held, have been transferred.

参考文献

［1］陈小平．人工智能伦理导引［M］．合肥：中国科学技术大学出版社，2021．

［2］古天龙．人工智能伦理导论［M］．北京：高等教育出版社，2022．

［3］REGULATION（EU）No 536/2014 OF THE EUROPEAN PARLIAMENT AND OF THE COUNCIL of 16 April 2014 on clinical trials on medicinal products for human use，and repealing Directive 2001/20/EC. Official Journal of the European Union，27. 5. 2014，2024. 8. 2.

［4］沈善洪．中国伦理思想史［M］．北京：人民文学出版社，2005．

［5］时君楠，梁钻姬，赖云峰，等．发展和应用监管科学：中国、美国、欧盟和日本的药品监管机构的经验［J］．中国食品药品监管杂志，2020（5）：38－55．

［6］吴淑霞，杨淑娇，吴祖泽．美国、欧盟、日本细胞治疗监管政策研究［J］．中国医药生物技术，2016，11（6）：491．

［7］识林．欧盟委员会最终发布关于先进治疗医药产品的 GMP 标准［EB/OL］．（2017－11－27）［2024－09－21］. http：//www. phirda. com/artilce_ 3026. html.

［8］韩玉龙．古希腊医德思想研究［D］．天津：天津医科大学，2018．

［9］向玉乔．马斯洛的人本主义幸福观探析［J］．贵州师范大学学报社会科学版，2010（3）：1－5．

［10］魏芬芳，孙宇昕，冷金诺，等．对欧盟临床试验法规 Reg.（EU）No536/2014 的解读与思考［J］．中国新药杂志，2017，26（16）：1865－1872．

［11］GORDON E APPELBE，JOY WINGFIELD. Pharmacy Law and Ethics［M］.6th ed. 1997.

［12］董晓丽，宫建．真实世界药物评价的伦理价值与伦理问题［J］．医药导报，2022，41（1）：44－47．

［13］罗国杰．伦理学［M］．北京：人民出版社，1995．

［14］万俊人．现代西方伦理学史［M］．北京：北京大学出版社，1990．

［15］史志诚．1956 年欧洲"反应停"事件［C］//毒理学史研究文集（第六集）．［出版者不详］，2006：12－15．

［16］王兴娇，赵迎欢．基于药品审评视角的我国药品安全责任缺失及应对措施［J］．中国新药与临床杂志，2018，37（05）：267－271．

［17］焦诠，李森，王发等．药业伦理学［M］．南京：南京大学出版社，1992．

［18］王兴娇，赵迎欢．我国药物临床试验安全责任分属、问题及应对措施［J］．中国新药与临床杂志，2017，36（09）：518－521．

［19］魏英敏．伦理学简明教程［M］．北京：北京大学出版社，1982．

［20］章海山．西方伦理思想史［M］．沈阳：辽宁人民出版社，1984．

［21］American College of Clinical Pharmacy . ACCP WHITE PAPER：Ethical Issues Related to Clinical Pharmacy Research［J］. Pharmacotherapy，1993，13（5）：523－530.

［21］RESNIK D B，RANELLI P L，RESNIK S P. The Conflict Between Ethics and Business in Community Pharmacy：What About Patient Counseling?［J］. Journal of Business Ethics，2000，28（2）：179－186.

［23］ DESSING R P. Ethics applied to pharmacy practice ［J］. Pharmacy World and Science Volume, 2000, 22（1）：10 － 16.

［24］ BROESEKER A E, JONES M M. An interdisciplinary mock trial involving pharmacy, law, and ethics ［J］. Ann Pharmacother, 1999, 33（7 － 8）：850 － 858.

［25］ 赵迎欢. 医药伦理学 ［M］. 北京：中国医药科技出版社，2019.

［26］ 王泽应. 百年伦理学研究回溯 ［J］. 伦理学，2001，（1）：76 － 82.

［27］ 魏英敏. 中西伦理学理论形态，道德范畴的比较研究 ［J］. 伦理学，2001，2：31 － 37.

［28］ 陈琦，郭歆. 药物粉碎—从微米到纳米有多远 ［J］. 光明日报，2001，6，4.

［29］ 谢波. 迎接纳米医学时代 ［J］. 中国医药报，2001，1，4.

［30］ TIMMERMANS J, ZHAO Y, VAN DEN HOVEN J. Ethics And Nanopharmacy：Value Sensitive Design of New Drugs ［J］. NanoEthics2011, 5（3）：269 － 283.

［31］ 赵迎欢，陈凡. "后基因组时代"的生物技术伦理 ［J］. 医药世界，2004（4）：23 － 26.